Pädiatrische
Intensivmedizin V

Schriftenreihe Intensivmedizin Notfallmedizin Anästhesiologie

Band 41

INA

Herausgeber:
Peter Lawin, Volker von Loewenich,
Paul Schölmerich, Horst Stoeckel
und Volker Zumtobel

Georg Thieme Verlag Stuttgart · New York

Pädiatrische Intensivmedizin V

Symposium in Ulm/Donau

Herausgegeben von F. Pohlandt

90 Abbildungen, 15 Tabellen

1983
Georg Thieme Verlag Stuttgart · New York

CIP-Kurztitelaufnahme der Deutschen Bibliothek

Pädiatrische Intensivmedizin : Symposium.
– Stuttgart ; New York : Thieme
ISSN 0721-5371
Bd. 1 mit d. Erscheinungsort: Stuttgart
5. In Ulm/Donau. – 1983.
 Schriftenreihe Intensivmedizin, Notfallmedizin,
 Anästhesiologie ; Bd. 41)
NE: GT

Wichtiger Hinweis: Medizin als Wissenschaft ist ständig im Fluß. Forschung und klinische Erfahrung erweitern unsere Kenntnisse, insbesondere was Behandlung und medikamentöse Therapie anbelangt. Soweit in diesem Werk eine Dosierung oder eine Applikation erwähnt wird, darf der Leser zwar darauf vertrauen, daß Autoren, Herausgeber und Verlag größte Mühe darauf verwandt haben, daß diese Angabe genau dem Wissensstand bei Fertigstellung des Werkes entspricht. Dennoch ist jeder Benutzer aufgefordert, die Beipackzettel der verwendeten Präparate zu prüfen, um in eigener Verantwortung festzustellen, ob die dort gegebene Empfehlung für Dosierungen oder die Beachtung von Kontraindikationen gegenüber der Angabe in diesem Buch abweicht. Eine solche Prüfung ist besonders wichtig bei selten verwendeten Präparaten oder solchen, die neu auf den Markt gebracht worden sind.

Geschützte Warennamen (Warenzeichen) werden *nicht* besonders kenntlich gemacht. Aus dem Fehlen eines solchen Hinweises kann also nicht geschlossen werden, daß es sich um einen freien Warennamen handele.

Alle Rechte, insbesondere das Recht der Vervielfältigung und Verbreitung sowie der Übersetzung, vorbehalten. Kein Teil des Werkes darf in irgendeiner Form (durch Photokopie, Mikrofilm oder ein anderes Verfahren) ohne schriftliche Genehmigung des Verlages reproduziert oder unter Verwendung elektronischer Systeme verarbeitet, vervielfältigt oder verbreitet werden.

© 1983 Georg Thieme Verlag, Rüdigerstraße 14, D-7000 Stuttgart 30
Printed in Germany – Druck: J. Illig, Göppingen

ISBN 3-13-645301-8
ISSN 0342-4448

Herausgeber der Schriftenreihe

Lawin, P., Prof. Dr.
Direktor der Klinik für Anästhesiologie und operative Intensivmedizin der
Universität Münster
Jungeblodtplatz 1, 4400 Münster

von Loewenich, V., Prof. Dr.
Leiter der Abteilung für Neonatologie am Zentrum der Kinderheilkunde der
Universität Frankfurt
Theodor-Stern-Kai 7, 6000 Frankfurt/Main 70

Schölmerich, P., Prof. Dr.
Direktor der II. Medizinischen Universitätsklinik und Poliklinik Mainz
Langenbeckstraße 1, 6500 Mainz

Stoeckel, H., Prof. Dr.
Direktor des Instituts für Anästhesiologie der Universität Bonn
Sigmund-Freud-Straße 25, 5300 Bonn 1, Venusberg

Zumtobel, V., Prof. Dr.
Direktor der Chirurgischen Klinik des St.-Josef-Hospitals, Universitätsklinik
Gudrunstraße 56, 4630 Bochum 1

Bandherausgeber

Pohlandt, F., Priv.-Doz. Dr.
Universitätskinderklinik Ulm
Prittwitzstraße 43, 7900 Ulm/Donau

VI
Anschriften

Albrecht, T., Dr.
Landeskinderklinik Neunkirchen-Kohlhof
D-6680 Neunkirchen/Saar

Altemeyer, K.-H., Dr.
Zentrum für Anästhesiologie der
Universität Ulm
Steinhövelstraße 9, D-7900 Ulm

Althaus, W., Dr.
Landeskinderklinik Neunkirchen-Kohlhof
D-6680 Neunkirchen/Saar

Apitz, J., Prof. Dr.
Universitätskinderklinik Tübingen
Rümelinstraße 23, D-7400 Tübingen

Beitzke, A., Univ.-Doz. Dr.
Universitätskinderklinik Graz
Auenbruggerplatz, A-8036 Graz

Benda, Gerda, I., Dr.
University of Oregon, Health Sciences
Center, Dept. of Pediatrics
Portland OR, USA

Bernsau, U., Priv.-Doz. Dr.
Kinderklinik der Medizinischen
Hochschule Hannover
Karl-Wiechert-Allee, D-3000 Hannover 61

Blankenagel, Anita, Dr.
Klinikum der Universität Heidelberg
Sektion Sozialophthalmologie
Bergheimer Straße 20, D-6900 Heidelberg

Bleckmann, D., Dr.
Universitätskinderklinik Essen
Hufelandstraße 55, D-4300 Essen

Börnke, Michaela, Dr.
Klinikum der Johann-Wolfgang Goethe-
Universität, Zentrum der Kinderheilkunde
Theodor-Stern-Kai 7, D-6000 Frankfurt
am Main 70

Bohlayer, R., Dr.
Universitätskinderklinik, Freiburg
Mathildenstraße 1, D-7800 Freiburg
im Breisgau

Braun, O.H., Prof. Dr.
Städt. Krankenhaus, Kinderklinik
D-7530 Pforzheim

Breucking, E., Dr.
Zentrum für Anästhesiologie der
Universität Ulm
Steinhövelstraße 9, D-7900 Ulm/Donau

Brunner, H., Dr.
Kinderklinik St. Vincenz Krankenhaus
Am Busdorf 4a, D-4790 Paderborn

Bühlmeyer, K., Prof. Dr.
Deutsches Herzzentrum München
Lothstraße 11, D-8000 München 2

Bulla, Monika, Dr.
Universitätskinderklinik Köln
Joseph-Stelzmann-Straße 9, D-5000 Köln 41

Burghard, R., Dr.
Universitätskinderklinik Ulm
Prittwitzstraße 43, D-7900 Ulm/Donau

Dick, W., Prof. Dr.
Zentrum für Anästhesiologie
der Universität Ulm
Steinhövelstraße 9, D-7900 Ulm/Donau

Eißner, Dagmar, Prof. Dr.
Klinikum der Joh. Gutenberg-Universität
Institut für klinische Strahlenkunde –
Nuklearmedizin
Langenbeckstraße 1, D-6500 Mainz

Emmrich, P., Prof. Dr.
Klinikum der Johannes Gutenberg-
Universität, Kinderklinik
Langenbeckstraße 1, D-6500 Mainz

Enders, Gisela, Prof. Dr.
Virologisch.-Med.-diagn. Institut
Prof. Dr. med. Gisela Enders
D-7000 Stuttgart

Engel, R.C., Dr.
University of Oregon, Health Sciences
Center, Dept. of Pediatrics
Portland OR, USA

Engelhardt, W., Dr.
RWTH Aachen, Abt. Kinderheilkunde
Goethestraße 27–29, D-5100 Aachen

Ewald, U., Dr.
Kinderklinik des Universitätskrankenhauses
Uppsala
S-75014 Uppsala

Felgenhauer, K., Prof. Dr.
Universitäts-Nervenklinik Göttingen
Robert-Koch-Straße 40, D-3400 Göttingen

Felsenhorst, R., Dr.
Klinikum der Stadt Mannheim, Fakultät der
klin. Medizin der Universität Heidelberg
Kinderklinik
Theodor-Kutzer-Ufer, D-6800 Mannheim

Fösel, Th., Dr.
Zentrum für Anästhesiologie der
Universität Ulm
Steinhövelstraße 9, D-7900 Ulm/Donau

Freudenberg, V., Dr.
Städt. Kinderklinik Kassel
Mönchebergstraße 41–43, D-3500 Kassel

Freund, Gisela, Dr.
RWTH Aachen, Abt. Kinderheilkunde
Goethestraße 27–29, D-5100 Aachen

Gillor, A., Dr.
Universitätskinderklinik Köln
Joseph-Stelzmann-Straße 9, D-5000 Köln 41

Gleske, B., Dr.
Universitätskinderklinik Freiburg
Mathildenstraße 1, D-7800 Freiburg im Breisgau

Grütte, F.K., Dr.
Zentralinstitut für Ernährung
Arthur-Scheunert-Allee 114–116
DDR-1505 Bergholz-Rehbrücke

Günther, H., Priv.-Doz. Dr.
Universitätskinderklinik Köln
Joseph-Stelzmann-Straße 9, D-5000 Köln 41

Hahn, K., Prof. Dr.
Klinikum der Johannes Gutenberg-Universität, Institut für klinische Strahlenkunde – Nuklearmedizin
Langenbeckstraße 1, D-6500 Mainz

Hammarlund, Karen, Dr.
Kinderklinik des Universitätskrankenhauses Uppsala
S-75014 Uppsala

Hanssler, L., Dr.
Universitätskinderklinik Essen
Hufelandstraße 55, D-4300 Essen

Heine, W., Prof. Dr.
Kinderklinik des Bereichs Medizin der
Wilhelm-Pieck-Universität Rostock
Rembrandtstraße 16/17, DDR-2500 Rostock

Helge, H., Prof. Dr.
Freie Universität Berlin, Uni-Klinikum
Charlottenburg, Kinderklinik
Heubnerweg 6, D-1000 Berlin 19

Heller, K., Dr.
Universitätskinderklinik Münster
Robert-Koch-Straße 3, D-4400 Münster

Heller-Jeschke, Adelheid
Universitätskinderklinik Münster
Robert-Koch-Straße 3, D-4400 Münster

Herrschaft, Agnes, cand. med.
Klinikum der Universität Heidelberg
Kinderklinik
Im Neuenheimer Feld 150,
D-6900 Heidelberg

Hieronimi, Gertrud, Dr.
Olgahospital, Kinderklinik
Bismarckstraße 8, D-7000 Stuttgart 1

Hörnchen, H., Priv.-Doz. Dr.
RWTH Aachen, Abt. Kinderheilkunde
Goethestraße 27–29, D-5100 Aachen

Hohenauer, L., Univ.-Prof. Dr.
Landeskinderkrankenhaus
Krankenhausstraße 26, A-4020 Linz

Hook, G., Dr.
Olgahospital, Kinderklinik
Bismarckstraße 8, D-7000 Stuttgart 1

Howieson, J., Dr.
University of Oregon, Health Sciences
Center, Dept. of Pediatrics
Portland OR, USA

Irtel v. Brenndorf, A., Dr.
Olgahospital, Kinderklinik
Bismarckstraße 87, D-7000 Stuttgart 1

Jonzon, A., Priv.-Doz. Dr.
Kinderklinik des Universitätskrankenhauses Uppsala
S-75014-Uppsala

Jorch, G., Dr.
Universitätskinderklinik Münster
Robert-Koch-Straße 3, D-4400 Münster

Jüngst, B.-K., Prof. Dr.
Klinikum der Johannes Gutenberg-Universität, Kinderklinik
Langenbeckstraße 1, D-6500 Mainz

Kachel, W., Dr.
Klinikum der Stadt Mannheim, Fakultät
der klin. Med. der Universität Heidelberg
Kinderklinik
Theodor-Kutzer-Ufer, D-6800 Mannheim

Kaiser, D., Prof. Dr.
Freie Universität Berlin, Uni-Klinikum
Charlottenburg, Kinderklinik
Heubnerweg 6, D-1000 Berlin 19

Kartheiser, Chantal, Dr.
Universitätskinderklinik Bonn
Adenauerallee 119, D-5300 Bonn 1

Keuth, U., Prof. Dr.
Landeskinderklinik Neunkirchen-Kohlhof
D-6680 Neunkirchen/Saar

Kiszel, J., Dr.
Semmelweis Universität, I. Frauenklinik,
Neonatal intensive Zentrum
Baross u 27, H-1088 Budapest

Klabuschnigg, A., Dr.
Krankenhaus der Barmherzigen Brüder
Kinderabteilung
A-7000 Eisenstadt

Kochs, Gisela, Dr.
Universitätskinderklinik Bonn
Adenauerallee 119, D-5300 Bonn

Korányi, G., Dr.
Péterfu S. u. Kórház Gyermekosztály,
Péterfy S. u. 14, H-1076 Budapest VII

Kowalewski, Sabina, Prof. Dr.
Universitätskinderklinik Bonn
Adenauerallee 119, D-5300 Bonn 1

Kühl, G., Dr.
Klinikum der Universität Heidelberg
Kinderklinik
Im Neuenheimer Feld 150,
D-6900 Heidelberg

Kupferschmid, Chr., Dr.
Universitätskinderklinik Ulm
Prittwitzstraße 43, D-7900 Ulm/Donau

Kusenbach, G., Dr.
Universitätskinderklinik Köln
Joseph-Stelzmann-Straße 9, D-5000 Köln 41

Lang, D., Priv.-Doz. Dr.
Universitätskinderklinik Ulm
Prittwitzstraße 43, D-7900 Ulm/Donau

v. Lilien, T., Dr.
Universitätskinderklinik Köln
Joseph-Stelzmann-Straße 9, D-5000 Köln

Linderkamp, O., Priv.-Doz. Dr.
Kinderklinik der Universität München im
Dr. von Haunerschen Kinderspital
Lindwurmstraße 4, D-8000 München 2

Loewe, K., Dr.
Klinikum der Stadt Mannheim, Fakultät der
klin. Medizin der Universität Heidelberg
Kinderklinik
Theodor-Kutzer-Ufer, D-6800 Mannheim

v. Loewenich, V., Prof. Dr.
Klinikum der Johann Wolfgang Goethe-
Universität, Zentrum der Kinderheilkunde
Theodor-Stern-Kai 7, D-6000 Frankfurt am
Main 70

Lorenz, H.P., Dr.
Deutsches Herzzentrum München
Lothstraße 11, D-8000 München 2

Ludwig, B., Dr.
Klinikum der Johannes Gutenberg-Uni-
versität, Abt. f. Neuroradiologie
Langenbeckstraße 1, D-6500 Mainz

Machay, T., Dr.
Semmelweis Universität, I. Frauenklinik
Neonatal intensive Zentrum
Baross u 27, H-1088 Budapest

Meiselman, H.J., Dr.
Dep. of Physiology and Biophysics, Univ.
of Southern California, School of Medicine
2025 Zonat Avenue, Los Angeles
California 90033, USA

Mentzel, H., Prof. Dr.
Universitätskinderklinik Tübingen
Rümelinstraße 23, D-7400 Tübingen 1

Mischo, M., Dr.
Landeskinderklinik Neunkirchen-Kohlhof
D-6680 Neunkirchen/Saar

Müller, H., Chemotechniker
Klinikum der Universität Heidelberg
Kinderklinik
Im Neuenheimer Feld 150, D-6900 Heidelberg 1

Müller, M., Dr.
Landeskinderklinik Neunkirchen-Kohlhof
D-6680 Neunkirchen/Saar

Müller, W.D., Univ.-Doz. Dr.
Universitätskinderklinik Graz
Auenbruggerplatz, A-8036 Graz

Norstedt, T., Dr.
Kinderklinik des Universitätskrankenhauses
Uppsala
S-75014 Uppsala

Obladen, M., Prof. Dr.
Universitätskinderklinik Tübingen
Rümelinstraße 23, D-7400 Tübingen

Okonek, S., Prof. Dr.
II. Med. Klinik der Johannes Gutenberg-
Universität
Langenbeckstraße 1, 6500 Mainz

Olsen, L., Priv.-Doz. Dr.
Kinderklinik des Universitätskrankenhauses
Uppsala
S-75014 Uppsala

Park, W., Dr.
Freie Universität Berlin, Uni-Klinikum
Charlottenburg, Kinderklinik
Heubnerweg 6, D-1000 Berlin 19

Paust, H., Dr.
Freie Universität Berlin, Uni-Klinikum
Charlottenburg, Kinderklinik
Heubnerweg 6, D-1000 Berlin 19

Peltner, U., Dr.
Kinderklinik der Medizinischen Hochschule
Hannover
Karl-Wiechert-Allee 9, D-3000 Hannover 61

Plückthun, H., Prof. Dr.
Klinikum der Universität Heidelberg,
Kinderklinik
Im Neuenheimer Feld 150, D-6900 Heidelberg 1

Pohlandt, F., Priv.-Doz. Dr.
Universitätskinderklinik Ulm,
Prittwitzstraße 43, D-7900 Ulm/Donau

Pringsheim, W., Dr.
Universitätskinderklinik Freiburg
Mathildenstraße 1, D-7800 Freiburg im
Breisgau

Rating, D., Dr.
Freie Universität Berlin, Uni-Klinikum
Charlottenburg, Kinderklinik
Heubnerweg 6, D-1000 Berlin 19

Reinhold, P., Dr.
Universitätskinderklinik Münster
Robert-Koch-Straße 3, D-4400 Münster

Rochel, M., Dr.
Klinikum der Johannes Gutenberg-
Universität, Kinderklinik
Langenbeckstraße 1, D-6500 Mainz

Roebruck, P., Dr.
RWTH Aachen, Abt. med. Statistik und
Dokumentation
Goethestraße 27-29, D-5100 Aachen

Rondio, Z., Priv.-Doz. Dr.
Med. Institut für Anästhesiologie
Nat. Forschungsinstitut für Mutter + Kind
PL-01 211 Warschau

Rose, Th., Dr.
Universitätskinderklinik Tübingen
Rümelinstraße 23, D-7400 Tübingen 1

Roth, B., Dr.
Universitätskinderklinik Köln
Joseph-Stelzmann-Straße 9, D-5000 Köln 41

Salzmann, G., cand. med.
Klinikum der Johannes Gutenberg-Universität, Kinderklinik
Langenbeckstraße 1, D-6500 Mainz

Sedin, G., Priv.-Doz. Dr.
Kinderklinik des Universitätskrankenhauses
Uppsala
S-75014 Uppsala

Seiler, D., Dr.
Universitätsfrauenklinik
Pilgrimstein 3, D-3550 Marburg

Selke, K., Dr.
Universitätskinderklinik Köln
Joseph-Stelzmann-Straße 9, D-5000 Köln 41

Seri, I., Dr.
Semmelweis Universität, I. Frauenklinik
Neonatal intensive Zentrum
Baross u 27, H-1088 Budapest

Seyberth, H.W., Prof. Dr.
Klinikum der Universität Heidelberg
Kinderklinik
Im Neuenheimer Feld 150,
D-6900 Heidelberg 1

Simon, L., Dr.
Landeskinderklinik Neunkirchen-Kohlhof
D-6680 Neunkirchen/Saar

Schaab, Mathilde, cand. med.
Klinikum der Universität Heidelberg
Kinderklinik
Im Neuenheimer Feld 150,
D-6900 Heidelberg 1

Schachinger, H., Priv.-Doz. Dr.
Freie Universität Berlin, Uni-Klinikum
Charlottenburg, Kinderklinik
Heubnerweg 6, D-1000 Berlin 19

Scheerer, Ursula Dr.
Universitätskinderklinik Tübingen
Rümelinstraße 1, D-7500 Tübingen 1

Schlicker, H., Dr.
Klinikum der Stadt Mannheim, Fakultät der
klin. Med. der Universität Heidelberg
Kinderklinik
Theodor-Kutzer-Ufer, D-6800 Mannheim

Schmidt, Barbara, Dr.
Universitätskinderklinik Freiburg
Mathildenstraße 1, D-7800 Freiburg im
Breisgau

Schnarz, R., Dr.
Städt. Krankenhaus, Kinderklinik
D-7530 Pforzheim

Schober, P., Dr.
Universitätskinderklinik Graz
Auenbruggerplatz, A-8036 Graz

Schöber, J., Prof. Dr.
Deutsches Herzzentrum München
Lothstraße 11, D-8000 München 2

Schranz, D., Dr.
Klinikum der Johannes Gutenberg-Universität, Kinderklinik
Langenbeckstraße 1, D-6500 Mainz

Schreiber, R., Priv.-Doz. Dr.
Deutsches Herzzentrum München
Lothstraße 11, D-8000 München 2

Schröder, H., Dr.
Freie Universität Berlin, Uni-Klinikum
Charlottenburg, Kinderklinik
Heubnerweg 6, D-1000 Berlin 19

Schulz, V., Dr.
Medizinische Klinik der Universität Köln
D-5000 Köln

Schumacher, G., Dr.
Deutsches Herzzentrum München
Lothstraße 11, D-8000 München 2

Statz, A., Dr.
Universitätskinderklinik Köln
Joseph-Stelzmann-Straße 9, D-5000 Köln 41

Statz, Th., Dr.
Universitätskinderklinik Köln
Joseph-Stelzmann-Straße 9, D-5000 Köln 41

Staudt, F., Dr.
Kinderkrankenhaus St. Hedwig
Stadtstraße 3, D-7800 Freiburg im Breisgau

Stenzel, Käthe, Dr.
Klinikum der Universität Heidelberg
Kinderklinik
Im Neuenheimer Feld 150, D-6900 Heidelberg 1

Stockinger, W., Dr.
Klinikum der Universität Heidelberg
Kinderklinik
Im Neuenheimer Feld 150,
D-6900 Heidelberg

Stopfkuchen, H., Prof. Dr.
Klinikum der Johannes Gutenberg-
Universität, Kinderklinik
Langenbeckstraße 1, D-6500 Mainz

Storm, W., Dr.
Kinderklinik St. Vincenz Krankenhaus
Am Busdorf 4a, D-4790 Paderborn

Stornowski, Chr., Dr.
RWTH Aachen, Abt. Kinderheilkunde
Goethestraße 27–29, D-5100 Aachen

Straßburg, H.M., Dr.
Universitätskinderklinik Freiburg
Mathildenstraße 1, D-7800 Freiburg im Breisgau

Strömberg, B., Dr.
Kinderklinik des Universitätskrankenhauses
Uppsala
S-75014 Uppsala

Tieß, M., cand. med.
Kinderklinik des Bereiches Medizin der
Wilhelm-Pieck-Universität Rostock
Rembrandtstraße 16/17, DDR-2500 Rostock

Töllner, U., Priv.-Doz. Dr.
Universitätskinderklinik Ulm
Prittwitzstraße 43, D-7900 Ulm/Donau

Trop, Marija, Dr.
Universitätskinderklinik Graz
Auenbruggerplatz, A-8036 Graz

Tulassay, T., Dr.
Semmelweis Universität, I. Frauenklinik
Neonatal intensive Zentrum
Baross u 27, H-1088 Budapest

Ulmer, H.E., Priv.-Doz. Dr.
Klinikum der Universität Heidelberg
Kinderklinik
Im Neuenheimer Feld 150,
D-6900 Heidelberg

Völkel, U., Dr.
Universitätskinderklinik Münster
Robert-Koch-Straße 3, D-4400 Münster

Vogt, R., Dr.
Krankenhaus der Barmherzigen Brüder
Kinderabteilung
A-7000 Eisenstadt

Wehinger, H., Prof. Dr.
Städt. Kinderklinik Kassel
Mönchebergstraße 41/43, D-3500 Kassel

Weißenbacher, G., Dr.
Krankenhaus der Barmherzigen Brüder
Kinderabteilung
A-7000 Eisenstadt

Wille, L., Prof. Dr.
Klinikum der Universität Heidelberg
Kinderklinik
Im Neuenheimer Feld 150
D-6900 Heidelberg

Wolf, Anna, Dr.
Universitätskinderklinik Ulm
Prittwitzstraße 43, D-7900 Ulm/Donau

Wolf, D., Prof. Dr.
Klinikum der Universität Heidelberg
Kinderklinik
Im Neuenheimer Feld 150
D-6900 Heidelberg 1

Woweries, J., Dr.
Kinderklinik Neukölln der Freien
Universität Berlin
Mariendorferweg, D-1000 Berlin 44

Wu, P.Y.K., Prof. Dr.
Division of Neonatology, Dep. of Pediatrics,
University Southern California, Medical Center
1200 North State Street, Los Angeles
California 90033, USA

Wutzke, K., Dipl.-Chem.
Kinderklinik des Bereiches Medizin der
Wilhelm-Pieck-Universität Rostock
Rembrandtstraße 16/17, DDR-2500 Rostock

Zimmermann, H., Dr.
Kinderklinik der Med. Hochschule Hannover
Karl-Wiechert-Allee 9, D-3000 Hannover 61

Zöberlein, H.G., Dr.
Städt. Kinderklinik Kassel
Mönchebergstraße 41–43, D-3500 Kassel

Vorwort

Der vorliegende Band umfaßt die Beiträge, die im Juni 1982 in Ulm auf dem 8. Symposium für Pädiatrische Intensivmedizin als Vorträge und Poster zu hören und zu sehen waren. Die Abstrakts dieser Beiträge sind bereits veröffentlicht worden in Klin. Pädiat. 194: 182 (1982).

Ich danke den Autoren und dem Georg Thieme Verlag, daß dieser Band so rasch nach dem Symposium erscheinen konnte. Diese Aktualität ließ sich bei nur geringen Nachteilen durch den Einsatz von Satzspiegelvordrucken für die Autoren erreichen.

Als 1. Hauptthema des 8. Symposiums war zum ersten Mal Ernährung in der pädiatrischen Intensivmedizin gewählt worden. Für mich überraschend, beschäftigten sich die eingereichten Arbeiten zu diesem Thema ausschließlich mit Aspekten der Ernährung in der Neugeborenenzeit.

Das Thema Beatmungsmethoden bei Neugeborenen einschließlich der Nebenwirkungen wurde zum 5. Mal als Schwerpunkt behandelt. Das anhaltende Interesse an diesem Thema dokumentiert, daß die Entwicklung hier keineswegs abgeschlossen ist. Vollständig gegensätzliche Techniken, die auf dem Symposium vorgestellt wurden, betonen den Mangel an gesichertem Wissen über optimale Beatmungsformen. Ich hoffe, daß die Lektüre dieser kontroversen Artikel zur Überprüfung des eigenen Standpunktes und zu prospektiven kontrollierten Studien führt.

Ulm, Oktober 1982 *F. Pohlandt*

Inhaltsverzeichnis

I. Enterale und parenterale Ernährung

H. Paust, W. Park, H. Schröder
Vergleich zweier Fettemulsionen unter ergänzender parenteraler
Ernährung Frühgeborener 2

H. Paust, D. Rating, W. Park, H. Helge
Zur Verwertung parenteral verabreichter Fettemulsionen bei Frühgeborenen:
Erste Untersuchungen mit dem ^{13}C-Triolein Atemtest 7

A. Wolf, F. Pohlandt
Cholestatischer Ikterus und Sepsis beim Neugeborenen 10

A. Gillor, B. Roth, G. Kusenbach, K. Selke
Cortisolmangel bei intrahepatischer Cholestase mit Hypoglykämieneigung
bei Frühgeborenen.. 14

G. Sedin, K. Hammarlund, B. Strömberg
Klinische Signifikanz des Wasserverlustes durch die Haut des
Neugeborenen 17

K.H. Altemeyer, E. Breucking, Th. Fösel, W. Dick
Veränderungen der Stoffwechselregulation unter dem Einfluß von Narkose
und Operation im Kindesalter 21

J. Woweries, D. Kaiser
3-Komponenten-Elementar-Diät zur Therapie der protrahierten
Säuglings-Diarrhoe und des Kurzdarms-Syndroms 25

A. Klabuschnigg, G. Weißenbacher, R. Vogt
Enterale Zufuhr von Aminosäuregemischen zur ausschließlichen
Ernährung von Frühgeborenen................................. 28

W. Heine, M. Tieß, H.J. Stolpe, K. Wutzke, F.K. Grütte
^{15}N-Tracerstudien zum Stoffwechselverhalten der Bifidusflora 33

R. Schnarz, O.H. Braun
Die Ernährung von Neugeborenen mit nativer Muttermilch 36

L. Hohenauer
Erfahrungen mit der bakteriologischen Schnelltestung von abgepumpter
Muttermilch 39

L. Hohenauer
Zum Eiweißgehalt der Milch von Müttern unreifer Kinder 42

II. Beatmung von Neugeborenen – Methoden, Ergebnisse und Komplikationen

A. Jonzon, G. Sedin, T. Norstedt, Z. Rondio
Überdruckbeatmung und Hemmung der Spontanatmung 50

G. Sedin
   Hochfrequente Überdruckbeatmung in der Neugeborenen-
   Intensivbehandlung 54

U. Ewald, K. Hammarlund, L. Olsen, B. Strömberg, G. Sedin
   Überdruckbeatmung beim schwerkranken Neugeborenen 58

Th. Rose, U. Scheerer, H. Mentzel
   Ergebnisse der Beatmung von Neugeborenen, Methodik,
   Komplikationen, Zusatztherapie 62

W.D. Müller, M. Trop, P. Schober, A. Beitzke
   Ergebnisse der Low Frequency Ventilation (LFV) bei Neugeborenen
   mit IRDS 65

L. Simon, T. Albrecht, W. Althaus, U. Keuth, M. Mischo, M. Müller
   Erfahrungen mit niederfrequenter supportiver IMV-Beatmung bei
   Frühgeborenen 68

H. Zimmermann, U. Bernsau, U. Peltner
   Analyse postoperativer respiratorischer Probleme und methodische
   Verbesserungsvorschläge bei Neugeborenen mit posterolateraler
   Zwerchfellhernie 71

V. Freudenberg, H.G. Zöberlein, H. Wehinger
   Bronchopulmonale Dysplasie, prospektiv randomisierte Studie zur
   prophylaktischen Wirkung von Vitamin E 76

Th. Fösel, K.-H. Altemeyer, H. Heinrich, W. Dick
   Experimentelle Untersuchungen zur Genauigkeit verschiedener im
   Handel befindlicher CO_2-Monitore 77

K. Heller, U. Völkel, A. Heller-Jeschke, G. Jorch
   Atemphysiologische Untersuchungen bei Früh- und Neugeborenen ... 81

H. Hörnchen, G. Freund, W. Engelhardt, P. Roebruck
   Komplikationen bei maschineller Beatmung von Früh- und Neugeborenen
   I. Akute Komplikationen 84

H. Hörnchen, Chr. Stornowski, W. Engelhardt, P. Roebruck
   Komplikationen bei maschineller Beatmung von Früh- und Neugeborenen
   II. Bronchopulmonale Dysplasie 88

G. Jorch, K. Heller, P. Reinhold
   Langzeitbeatmung bei bronchopulmonaler Dysplasie
   Therapiekonzept und Ergebnisse 92

D. Bleckmann, L. Hanssler
   „Home Management" der bronchopulmonalen Dysplasie 95

III. Verbrauchskoagulopathie und Fibrinolysetherapie

R. Schmidt
   Verbrauchskoagulopathie — häufig behandelt, selten verifiziert 100

R. Schreiber, G. Schumacher, H.P. Lorenz, K. Bühlmeyer
   Fibrinolyse-Therapie von Gefäßverschlüssen im Kindesalter 104

IV. Probleme des Herz- und Kreislaufsystems

H.W. Seyberth, H. Müller, L. Wille, H.E. Ulmer, H. Plückthun, D. Wolf
Therapeutisches Drug Monitoring für Indometacin beim pharmakologischen Verschluß des persistierenden Ductus arteriosus des Frühgeborenen 108

R. Burghardt, F. Pohlandt, U. Töllner
Akutes Nierenversagen nach Indometacin bei Neugeborenen:
Analyse möglicher Ursachen 112

Chr. Kupferschmid, D. Lang
Hypertrophe/obstruktive Kardiomyopathie bei Frühgeborenen mit
Ateminsuffizienz 117

G. Kusenbach, A. Giller, B. Roth, H. Günther
Persistierende fetale Zirkulation nach Muskelrelaxation bei beatmeten
Frühgeborenen 120

B. Roth, V. Schulz, H. Günther
Therapie mit Natrium-Nitroprussid beim Neugeborenen 123

T. Tulassay, I. Seri, T. Machay, J. Kiszel
Die renale Wirkung von Dopamin bei Frühgeborenen mit
Atemnotsyndrom 126

V. Diagnostik des ZNS und neurologischer Verlauf nach intensiv-medizinischer Behandlung

H.M. Straßburg, R. Bohlayer, B. Gleske, W. Pringsheim
Klinische Befunde bei Frühgeborenen mit sonographisch nachgewiesener
intrakranieller Blutung 130

F. Staudt, J. Howieson, I.G. Benda, R.C. Engel
EEG mit intrakraniellen Blutungen von Neugeborenen: Ein Vergleich mit
klinischen Befunden und CT-Scan 134

W. Stockinger, M. Schaab, K. Stenzel, L. Wille
Die neurologische Entwicklung von Frühgeborenen mit einem Geburtsgewicht unter 1500 g... 137

M. Rochel, D. Eißner, K. Hahn, H. Stopfkuchen, D. Schranz,
P. Emmrich, B. Ludwig
Wertigkeit der cerebralen Sequenzszintigraphie in der Diagnostik des
dissoziierten Hirntodes im Kindesalter — Vergleich mit Angiographie,
CT, EEG und klinischen Parametern................................. 141

Ch. Kartheiser, G. Kochs, S. Kowalewski
Früh- und vorläufige Spätprognose von 18 Kindern nach intrauterinen
Transfusionen bei Morbus Haemolyticus Neonatorum (RH) 144

A. Statz, Th. Statz, K. Felgenhauer
Liquorproteine bei Früh- und Neugeborenen 147

VI. Diagnostik und Therapie von Infektionskrankheiten

G. Hook, G. Hieronimi, A. Irtel v. Brenndorff, G. Enders
Zur Epidemiologie von Rotavirus-Infektionen auf einer neonatologischen
Abteilung 152

G. Korányi
Leberabszesse als seltene Komplikation einer Infektion bei
Frühgeborenen 155

W. Storm, H. Brunner
Nachweis zirkulierender Chlamydien-Antigene bei Säuglingspneumonien
durch Gegenstromimmunelektrophorese 157

VII. Freie Themen

G. Kühl, A. Blankenagel, A. Herrschaft, L. Wille
Ist die retrolentale Fibroplasie ein aktuelles neonatologisches Problem ... 162

O. Linderkamp, H.J. Meiselman, P.Y.K. Wu
Hyperviskosität bei Neugeborenen 165

W. Kachel, H. Schlicker, R. Felsenhorst, K. Loewe
Schnelldiagnose des HMS durch Bestimmung der procoagulatorischen
Aktivität (PCA) im hypopharyngealen Absaugsekret 168

M. Bulla, B. Roth, A. Statz, T. v. Lilien, S. Okonek
Hämoperfusion in der Intensivtherapie der Paraquat-Intoxikation 171

M. Börnke, V. v. Loewenich
Nabelarterienkatheterismus und renaler Hochdruck
— Eine Nachuntersuchung — 174

H. Stopfkuchen, G. Salzmann, D. Schranz, B.-K. Jüngst, P. Emmrich
Wertigkeit der Bestimmung der herzspezifischen Kreatinphosphokinase
(CK-MB) zur Erfassung von Myokardkontusionen bei Kindern mit
Schädelhirntrauma und Polytrauma 178

H. Schachinger, D. Seiler
Konjunktivale pO_2-Messungen 181

Sachverzeichnis 185

I. Enterale und parenterale Ernährung

Vergleich zweier Fettemulsionen unter ergänzender parenteraler Ernährung Frühgeborener*

H.Paust,W.Park,H.Schröder

Für die parenterale Ernährung mit Fett stehen zwei Sojabohnenölemulsionen zur Verfügung:Intralipid(I) und Lipofundin S (LS).
Beide Präparate unterscheiden sich hinsichtlich des Emulgators
LS enthält Sojaphosphatid,I Eigelbphosphatid.Für LS wird eine
schnellere Elimination der Nahrungstriglyzeride aus der Blutbahn behauptet(4).Ziel der prospektiven,randomisierten Studie
ist es,die Beeinflussung der Konzentrationen der Triglyzeride
und freien Fettsäuren im Serum durch I bzw.LS bei ergänzend
parenteral ernährten Frühgeborenen zu untersuchen.In voraus-
gegangenen Studien konnten wir zeigen,daß bei einer Dosis von
maximal 2 g I /kg/24 h bei Frühgeborenen keine Hypertriglyzerid-
ämien auftreten(8,9). Daher halten wir es für vertretbar,die
i.v. Fettzufuhr auf 3 g/kg/24 h zu erhöhen.Die Dosierung entspricht den Empfehlungen des Committee on Nutrition der American Academy of Pediatrics(2).

METHODEN

70 Frühgeborene wurden ergänzend parenteral mit Glukose 10 %,
L-Aminosäuren (Aminovenös 10 %),Fett(Intralipid 10 % bzw. Lipofundin S 10 % mit Glycerin) und adaptierter Milch (Humana 1)
versorgt.Das Programm begann innerhalb der ersten 12-48 Lebens-
stunden.Die intravenöse Fettzufuhr wurde mit 10 ml/kg begonnen,
auf 30 ml am fünften,sechsten und siebten Tag gesteigert und
dann wieder bis zum elften Tag reduziert(Tab.1).

Tabelle 1 Nahrungsaufbau bei ergänzender parenteraler Ernährung(ml/kg/24 h).

Tag	Glukose 10%	Aminosr. 10%	Fettem. 10%	Milch
1	60	5	10	11
2	75	10	15	22
3	85	15	20	33
4	85	15	25	44
5	85	15	30	55
6	85	15	30	66
7	75	10	30	77
8	65	10	25	88
9	55	10	20	99
10	55	5	15	110
11	45	5	10	121
12	25	-	-	143
13	-	-	-	165
14	-	-	-	187

Die Konzentrationen der Serumtriglyzeride wurden enzymatisch bestimmt(Triglycerides 'Rapid',Roche Diagnostica).Die freien Fettsäuren wurden mit einer modifizierten Mikromethode untersucht(7).Die venösen Blutentnahmen von 0,12 ml Blut erfolgten bei Aufnahme und vom 1.-14.Behandlungstag im Rahmen der täglichen Laborkontrollen.Die Frühgeborenen waren drei Stunden nüchtern die parenterale Zufuhr erfolgte kontinuierlich ohne Unterbrechung über periphere Venen.Zur Aktivierung der Lipoproteinlipase gaben wir 100 IE Heparin/kg/24 h (6). Aufgenommen in das Untersuchungsprogramm wurden Frühgeborene nach schwerer postpartaler Asphyxie,mit einem pulmonalen hyalinen Membransyndrom und Sepsis.Azidose, Hypoxie,Hyperglykämie und Kreislaufinsuffizienz mußten bei Beginn der parenteralen Ernährung behoben sein.

*Mit Unterstützung der Deutschen Forschungsgemeinschaft.

Um einen möglichen Einfluß der Reife und des intrauterinen Ernährungszustandes auf die Fettklärung zu erfassen(1, 3,5) wurden die Frühgeborenen in drei Gruppen unterteilt:
A.Sehr unreife Frühgeborene(26-32 Wochen Gestationszeit),
B.reifere Frühgeborene(33-36 Wochen Gestationszeit) und
C.hypotrophe Frühgeborene   ,(Tab.2).

Tabelle 2   Klinische Daten

	A.Frühg.26-32 W.		B.Frühg.33-36 W.		C.Früh-Mangelg.	
	I	LS	I	LS	I	LS
Zahl	15	15	15	15	5	5
Geb.Gew.(g)	1280±250	1240±290	1920±320	1990±310	1380±350	1370±180
Gest.Alt.(W)	30 ±1,9	30 ±1,7	34 ±1,2	34 ±1,3	36 ±0,5	35 ±0,8
Asphyxie	10	9	6	5	3	4
Membransyn.	12	11	5	7	2	1
Sepsis	5	6	4	3	-	-
Exitus	3	2	-	-	-	-

Die Versorgung mit I oder LS erfolgte nach dem Zufallsprinzip. Die Prüfung auf Unterschiede wurde mit dem U-Test nach Wilcoxon,Mann und Whitney durchgeführt.

ERGEBNISSE

1.Triglyzeride:In allen drei Gruppen kommt es in Abhängigkeit von der intravenösen Fettzufuhr zu einem steilen Anstieg der Serumtriglyzeridkonzentrationen(Abb.1 u.2).Die höchsten Werte werden am fünften Tag bei 3 g Fett/kg mit im Mittel 1,66±0,72 mmol/l in der Gruppe A,I gefunden.Mit Reduzieren und Absetzen der Fettinfusionen kommt es wiederum zu einem Abfall der Triglyzeridwerte.Zwischen den mit I und LS versorgten Frühgeborenen ist kein signifikanter Unterschied zu ermitteln.Die mittleren Serumkonzentrationen in der Gruppe A liegen zwar etwas höher als in der Gruppe B,der Unterschied ist statistisch nicht zu sichern.Die Konzentrationen der hypotrophen Frühgeborenen(Gruppe C) liegen nur bei Aufnahme deutlich höher als die der eutrophen(Gruppe A und B,p<0,01),im weiteren Verlauf sind keine Unterschiede nachweisbar.
2.Freie Fettsäuren:Der Verlauf der Serumkonzentrationen der freien Fettsäuren gleicht dem der Triglyzeride.Am fünften Tag sind die höchsten Werte mit im Mittel 1,86±0,89 mmol/l in der Gruppe A,LS zu beobachten.In keiner Gruppe ist ein Unterschied zwischen mit I und LS behandelten Frühgeborenen nachzuweisen (Abb.3 u.4).Auch unter den Gruppen A,B und C sind die Unterschiede statistisch nicht signifikant.

DISKUSSION

Die Fettpartikel der Sojabohnenölemulsionen werden mit Hilfe der Lipoproteinlipase zu freien Fettsäuren und Glyzerin hydrolysiert.Die freien Fettsäuren werden im Fettgewebe als Triglyzeride gespeichert,in den Muskelzellen unter Energiegewinnung verbrannt oder an Albumin gebunden im Plasma transportiert und z.T.in der Leberzelle verstoffwechselt.Ein Teil gelangt als VLDL(endogene Triglyzeride) wiederum in die Blutbahn.Bei Serumtriglyzeridkonzentrationen über 2,3 mmol/l ist mit einer verstärkten Phagozytose der Fettpartikel durch Zellen des RES und der Leber zu rechnen(1).Hypertriglyzeridämien können auch zu einer Beeinträchtigung der Lungenfunktion führen(11).Unter den

Bedingungen einer ergänzenden parenteralen Langzeiternährung mit maximal 3g Fett/kg intravenös haben wir keine unterschiedliche Fettklärung bei sehr unreifen,reiferen und hypotrophen Frühgeborenen gefunden.Die Mittelwerte der Serumtriglyzeride lagen unter 2,3 mmol/l,so daß für die Zufuhr von 1-3 g Fett/kg bei kontinuierlicher Infusion über 24 Stunden keine Retentionshyperlipidämie zu erwarten ist und mit einer adäquaten Fettklärung gerechnet werden kann.Die Art der verwendeten Fettemulsion übte im Gegensatz zu Untersuchungen an gesunden erwachsenen Probanden(4) keinen Einfluß auf die Höhe der Konzentrationen der Triglyzeride und freien Fettsäuren im Serum aus.Die höchsten Konzentrationen an Triglyzeriden und freien Fettsäuren wurden bei den an Sepsis erkrankten Patienten beobachtet.Zu ähnlichen Ergebnissen kommen auch andere Untersucher(12).Bei einem an einer Sepsis erkrankten Frühgeborenen konnten wir einen ^{13}C-Triolein Atemtest durchführen.Das Frühgeborene zeigte eine deutlich erniedrigte Verbrennungsrate(10),mit der die hohen Konzentrationen der Triglyzeride und freien Fettsäuren erklärt

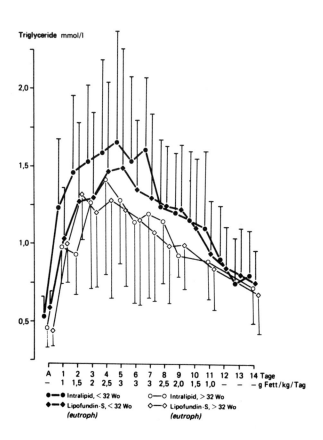

Abb.1:Triglyzeridkonzentrationen bei mit I bzw.LS ernährten eutrophen Frühgeborenen

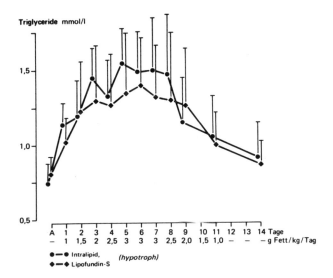

Abb.2: Triglyzeridkonzentrationen bei mit I bzw. LS ernährten hypotrophen Frühgeborenen

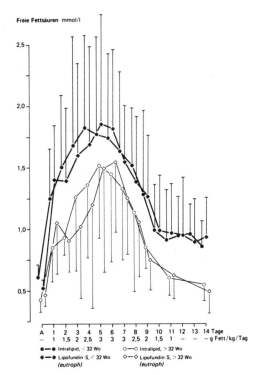

Abb.3: Freie Fettsäurenkonzentrationen bei mit I bzw. LS ernährten eutrophen Frühgeborenen

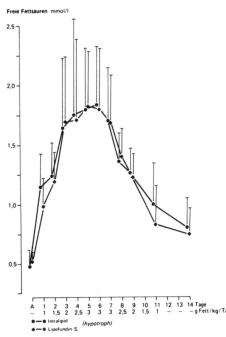

Abb.4: Freie Fettsäurenkonz. bei mit I bzw. LS ernährten hypotrophen Frühgeb.

werden können.Welcher der limitierende Faktor in der Utilisation der zugeführten Fette bei dieser Patientengruppe ist,bleibt unklar und bedarf weiterer Untersuchungen. Um Hyperlipidämien zu vermeiden,empfehlen wir Frühgeborenen mit Sepsis nicht mehr als 2 g Fett/kg/24 zu infundieren(8).Für die Überwachung der intravenösen Fettzufuhr eignet sich die tägliche Bestimmung der Serumtriglyzeridkonzentrationen. Bei Werten über 1,7-2,3 mmol/l sollte die Fettzufuhr reduziert oder unterbrochen werden.

LITERATUR

1 Andrew,G.,G.Chan,D.Schiff:Lipid metabolism in the neonate.I.J.Pediat.88 (1976)273
2 Committee on Nutrition,American Academy of Pediatrics:Use of intravenous fat emulsions in pediatric patients.Pediatrics 68(1981)738
3 Filler,R.M.,Y.Takada,Th.Carreras,T.Heim:Serum Intralipid levels in neonates during parenteral nutrition:The relation to gestational age.J. Pediat.Surg.15(1980)405
4 Förster,H.,R.Quadbeck,A.Anschütz:Untersuchungen zur Frage der Dosierung und zur Bedeutung von Fett bei parenteraler Ernährung.Infusionstherapie 6(1979)362
5 Gustafson,A.,I.Kjellmer,R.Olegard,L.Victorin:Nutrition in low-birthweight infants.I.Intravenous injection of fat emulsion.Acta paediat. scand.61(1972)149
6 Gustafson,A.,I.Kjellmer,R.Olegard,L.Victorin:Nutrition in low-birthweight infants.II.Repeated intravenous injections of fat emulsion.Acta paediat.scand.63(1974)177
7 Laurell,S.,G.Tibbling:Colorimetric micro-determination of free fatty acids in plasma.Clin.Chim.Acta 16(1967)57
8 Paust,H.,H.Schröder,C.Jakobs,G.Frauendienst:Fettstoffwechselparameter unter ergänzender parenteraler Ernährung Frühgeborener.Klin.Ernährung 1 (1980)105
9 Paust,H.,H.Schröder,W.Park,C.Jakobs,G.Frauendienst:Fat elimination in parenterally fed low-birth-weight infants.JPEN,in press
10 Paust,H.,D.Rating,W.Park,H.Helge:Zur Verwertung parenteral verabreichter Fettemulsionen bei Frühgeborenen:Erste Untersuchungen mit dem 13C-Triolein Atemtest.Dieses Heft
11 Pereira,G.,W.Fox,Ch.Stanley,L.Baker,J.Schwartz:Decreased oxygenation and hyperlipemia during intravenous fat infusions in premature infants. Pediatrics 66(1980)26
12 Pohlandt,F.,U.Töllner,H.U.Klör,W.Mohr:Biochemische und histologische Untersuchungen zur Verträglichkeit einer Fettemulsion in der parenteralen Ernährung von Neugeborenen.Anaesthes.u.Wiederbelebung 103(1977)171

Zur Verwertung parenteral verabreichter Fettemulsionen bei Frühgeborenen:
Erste Untersuchungen mit dem ^{13}C-Triolein Atemtest[+]

H.Paust, D.Rating, W.Park, H.Helge

Die jüngsten Entwicklungen auf dem Gebiet der Massenspektrometrie und die Verfügbarkeit von biochemischen Verbindungen, die mit stabilen Isotopen angereichert sind, geben dem Kliniker nicht invasive Methoden in die Hand, mit denen er die Stoffwechselwege einer Reihe von Substanzen verfolgen und in ihrer Dynamik beurteilen kann(3). Bisher wurden mit dem Kohlenstoffisotop ^{13}C markierte Triglyzeride zur Diagnostik der Fettmalabsorption verwendet(6). Ziel unserer Untersuchungen ist es, mit dem ^{13}C-Triolein Atemtest das Ausmaß und die Geschwindigkeit der Energiegewinnung aus Nahrungstriglyzeriden bei Frühgeborenen zu erfassen.

Methode

Als Tracer verwenden wir Triolein, dessen drei Fettsäureester an der C_1-Position mit dem stabilen Kohlenstoffisotop ^{13}C markiert sind(ergotron ag, Schweiz). Der Anreicherungsgrad beträgt 80%. Das mit emulgiertem Sojabohnenöl aufbereitete ^{13}C-Triolein(Vitrum, Schweden) wird in einer Dosis von 10 mg/kg intravenös verabreicht. Bei der Verbrennung (ß-Oxydation) entsteht $^{13}CO_2$, das über die Lunge abgeatmet wird. Es gibt Aufschluß über die während des Untersuchungszeitraums ablaufende Fettsäureverbrennung. Unter Verwendung einer Atemmaske und eines Ventils(Ambu Baby Beatmungsbeutelventil) werden pro Atemprobe etwa 150 ml Ausatmungsluft in einem Plastikbeutel aufgefangen. Die Untersuchung wird alle 15 min. in der ersten Stunde, dann alle 30 min. und von der vierten bis zur zehnten Stunde in ein-zweistündlichen Abständen durchgeführt. Die Konzentration des abgeatmeten $^{13}CO_2$ wird mit dem Massenspektrometer(Finnigan MAT 251) bestimmt und die kumulative ^{13}C-Elimination in Prozent der applizierten Menge berechnet(2). Wir haben sieben eutrophe Frühgeborene und ein hypotophes, reifes Neugeborenes untersucht. Das Schwangerschaftsalter lag zwischen 28 und 39 Wochen, das Körpergewicht zwischen 870 und 1850 g(Abb.2). Ein Frühgeborenes war an einer Sepsis erkrankt (1220g, 3o, 5 Wo.). Der Atemtest wurde während der ersten zwei bis drei Lebenstage durchgeführt. Zuvor wurde das Einverständnis der Eltern eingeholt. Die Frühgeborenen waren drei Stunden nüchtern, parenteral erhielten sie 8 g Glukose und 1,5 g Aminosäuren(Aminovenös 10%)/kg/24 h und 70 mg Sojabohnenöl mit 10 mg ^{13}C-Triolein als Bolusinjektion.

Ergebnisse

Abb.1 zeigt die $^{13}CO_2$-Exhalation von zwei Frühgeborenen. Nach der intravenösen Gabe kommt es zu einem raschen und steilen Anstieg der $^{13}CO_2$-Exhalation. Das Maximum der Abatmung wird nach 90 min. erreicht. Der Abfall erfolgt deutlich langsamer, bei dem Frühgeborenen aus der 31.Woche wird nach etwa sechs Stunden der Ausgangspunkt erreicht. Bei dem reiferen Frühgeborenen aus der 34. Woche erfolgt die Exhalation des Tracers bis zur 10.Stunde.
In Abb.2 ist die kumulative ^{13}C-Elimination in Prozent der verabreichten Dosis dargestellt. Nach 90 min. sind zwischen 4,9 und

[+]Mit Unterstützung der Deutschen Forschungsgemeinschaft

11,5 % der Testdosis eliminiert,nach vier Stunden zwischen 16 und 30 %.Bei einem Teil der Frühgeborenen ist die Elimination nach sechs Stunden mit Werten zwischen 18 und 32 % praktisch beendet,bei einem anderen Teil nach zehn Stunden mit Werten zwischen 27 und 44 %.

Diskussion

Das unmittelbare Erscheinen von $^{13}CO_2$ in der Ausatmungsluft (Abb.1) nach intravenöser Applikation des ^{13}C-Trioleins beweist die schnelle Eliminierung aus der Blutbahn und die sofortige Verbrennung der parenteral verabreichten Triglyzeride.Die Betrachtung der Verläufe der kumulativen ^{13}C-Elimination(Abb.2) zeigt,daß die Verbrennungsrate mit zunehmendem Reifegrad ansteigt. Dabei fallen das Frühgeborene mit der Sepsis(1220 g,30,5 Wo.) und das hypotrophe reife Neugeborene deutlich aus der Kurvenschar heraus.Ihre Verbrennungsrate ist nach vier Stunden mit 16% etwa halb so hoch wie die des Frühgeborenen aus der 34. Schwangerschaftswoche.Mit dieser wesentlich niedrigeren Oxydationsrate können die bei Frühgeborenen mit Sepsis zu beobachtenden erhöhten Konzentrationen der Triglyzeride und freien Fettsäuren im Serum(4,5) wahrscheinlich erklärt werden.Welcher der limitierende Faktor in der Utilisation der zugeführten Fette bei dieser Patientengruppe ist,bleibt unklar und bedarf weiterer Untersuchungen.Daß im Beobachtungszeitraum nicht 100% der gegebenen Dosis eliminiert wird,liegt zum einen daran,daß der Tracer sich im Fettpool des Organismus verteilt und am endogenen Fettsäurenkreislauf zwischen Leber,Fettdepots,Muskulatur und anderen Organen teilnimmt.Zum anderen ist bei den Frühgeborenen damit zu rechnen,daß ein Teil der Fettsäuren beim Aufbau des Fettgewebes Verwendung finden .Bei der Messung der Fettsäureoxydation Erwachsener mit radioaktiv markiertem Triolein und Tripalmitin wurden nur etwa 30% der verabfolgten Aktivität in 24 Stunden gefunden(1).Die Beobachtung,daß diese Verbrennungsrate bei Frühgeborenen bereits nach vier bis fünf Stunden erreicht wird(Abb.2),stimmt mit dem höheren Energiebedarf der Frühgeborenen überein.

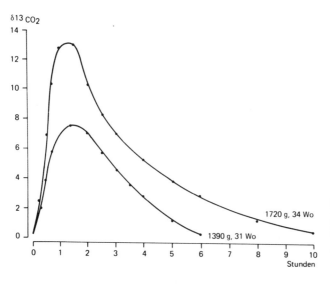

Abb.1: $^{13}CO_2$-Exhalation bei 2 Frühgeborenen nach i.v.Applikation von 10 mg ^{13}C-Triolein/kg.

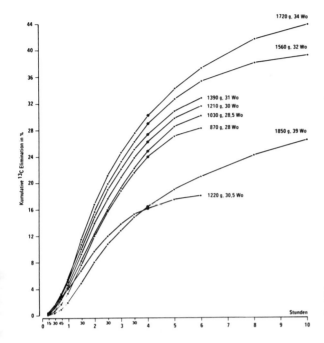

Abb.2: Kumulative ^{13}C-Elimination in Prozent der verabreichten Dosis bei 8 Frühgeborenen.

Zusammenfassung

Der ^{13}C-Triolein Atemtest stellt eine nicht invasive Methode dar, mit der die Fettutilisation von Früh- und Neugeborenen beurteilt werden kann. Erste Ergebnisse lassen eine Abhängigkeit der Verbrennungsrate vom Reifegrad vermuten. Bei einem an Sepsis erkrankten Frühgeborenen und bei einem hypotrophen Neugeborenen lagen die Verbrennungsraten deutlich niedriger als bei den anderen Patienten. Die Oxydationsraten sind wesentlich höher als beim Erwachsenen, was dem hohen Energiebedarf der Früh- und Neugeborenen entspricht.

Literatur

1 Eckart,J.,G.Tempel,A.Kaul,G.Witzke,P.Schürnbrand,H.Schaaf: Metabolism of radioactive-labeled fat emulsions in the postoperative and posttraumatic period. Am.J.Clin.Nutr.26(1973)578

2 Helge,H.,B.Gregg,C.Gregg,S.Knies,I.Nötges-Borgwardt,B.Weber,D.Neubert: $^{13}CO_2$ breath tests in normal and diabetic children following ingestion of 13C-glucose. In: Stable Isotopes, ed. T.A.Baillie. MacMillan Press Ltd., London,1978,227

3 Hofmann,A.F.,B.H.Lauterburg: Breath test with isotopes of carbon: progress and potential. J.Lab.Clin.Med.90(1977)405

4 Paust,H.,W.Park,H.Schröder: Vergleich zweier Fettemulsionen unter ergänzender parenteraler Ernährung Frühgeborener. In: Päd. Intensivmed. , INA , hrsg. F.Pohlandt, imDruck

5 Pohlandt,F.,U.Töllner,H.U.Klör,W.Mohr: Biochemische und histologische Untersuchungen zur Verträglichkeit einer Fettemulsion in der parenteralen Ernährung von Neugeborenen. Anaesthesiologie u.Wiederbelebung 103(1977)171

6 Watkins,J.B.,D.A.Schoeller,P.D.Klein,D.G.Ott,A.D.Newcomer,A.F.Hofmann: 13C-trioctanoin: a nonradioactive breath test to detect fat malabsorption. J.Lab.Clin.Med.90(1977)422

Cholestatischer Ikterus und Sepsis beim Neugeborenen

Anna Wolf, F. Pohlandt

Einleitung

Das klinische Bild der Cholestase bei Neugeborenen hat eine komplexe Ätiologie (2,4,6,12,15).

In der Pathogenese des nicht durch bekannte Ursachen ausgelösten "idiopathischen "Neugeborenenikterus" werden verschiedene ursächliche Faktoren wie Frühgeburtlichkeit (1,10,14,18), postpartale Asphyxie oder Schock (8,14,22), parenterale Ernährung (1,10,13,21,22) und Infektionen oder Sepsis (3,16,17) diskutiert. Unter diesen Faktoren wird in der Literatur der parenteralen Ernährung eine besondere Bedeutung beigemessen.

Eigene klinische Erfahrungen mit cholestatischem Ikterus bei Neugeborenen führten zu zwei Hypothesen:

1. Schwere Allgemeininfektionen sind der Hauptfaktor bei der Entstehung eines cholestatischen Ikterus.
2. Parenterale Ernährung hat keine Bedeutung in der Pathogenese der Cholestase des Neugeborenen.

Zur Prüfung dieser Hypothesen untersuchten wir retrospektiv je eine Gruppe von parenteral ernährten Neugeborenen mit und ohne Sepsis.

Material und Methoden

Gruppe 1 umfaßte 120 Neugeborene der Jahrgänge 1971 – 1981, die mindestens 7 Tage parenteral ernährt waren und bei denen schwere Allgemeininfektionen aufgetreten waren. Es wurde dann versucht, die 2. Gruppe aus 85 Neugeborenen ohne Infektionen so zusammenzustellen, daß zur 1. Gruppe im Hinblick auf die Verteilung der Geburtsjahre, der Geburtsgewichte, der Reife, der Apgarwerte und der Dauer der parenteralen Ernährung kein Unterschied bestand.

Die parenterale Ernährung wurde in beiden Gruppen gleichartig, mit 1,6 – 3,0 g eines Gemisches aus kristallinen l-Aminosäuren und mit 8 – 18 g Glucose pro kg KG täglich durchgeführt (11). Ein Teil der Kinder erhielt zusätzlich bis zu 4 g Fett/kg KG/Tag in Form von einer 10 %igen Fettemulsion (Intralipid^R).

Bakterielle Infektionen wurden anhand des klinischen Bildes (eingeschränkte Mikrozirkulation), der Blutbildveränderungen (Linksverschiebung) und positiver Blutkulturen diagnostiziert (20).

Die Diagnose eines cholestatischen Ikterus wurde bei einer Gesamtbilirubinkonzentration von über 4 mg % mit einem Anteil von über 40 % konjugiertem Bilirubin gestellt. Alle in den Jahren 1971 – 1981 beobachteten Neugeborene mit Cholestase wurden überprüft und in diese Studie aufgenommen, wenn die vorgenannten Kriterien erfüllt waren.

Die Patienten wurden im Hinblick auf Geburtsgewicht, Gestationsalter, Apgarnote bei Geburt, Dauer der parenteralen Ernährung und Gabe von Intralipid analysiert und die Häufigkeit der Cholestase in den 2 Gruppen geprüft.

Ergebnisse

Die in beiden Gruppen untersuchten Patienten zeigten im Hinblick auf Geburtsgewicht, Gestationsalter, Apgarnote bei Geburt und Anteil der Kinder, welche parenteral Fett erhielten, keinen signifikanten Unterschied (Tabelle).

Bezüglich der Gesamtdauer der parenteralen Ernährung gelang es nicht, ein völlig identisches Kontrollkollektiv zu finden: die erste Gruppe mit Infektionen wurde bei einer mittleren Dauer von 15 Tagen gegen 12 Tage in der zweiten Gruppe länger parenteral ernährt.

Tabelle: Klinische Angaben zu den untersuchten Patienten

	Parenteral ernährte Neugeborene	
	mit Infektion n = 120	ohne Infektion n = 85
Geburtsgewicht (g)[1]	1800 (795 - 6300)	2000 (850 - 3900)
Gestationsalter (Wochen)	34 (26 - 43)	36 (29 - 42)
Apgar 1 - 5 - 10 (Minuten)[2]	6 - 8 - 10	5 - 8 - 9
Gesamtdauer P.E. (Tage)[1]	15 (7 - 70)	12 (7 - 30)
Dauer der P.E. bis zum Auftreten der Cholestase (Tage)[1]	16 (1 - 35)	–
Intralipid (%)	70,8	72,9
Patienten mit Cholestase (n)	35	–

[1]Median (Bereich) [2]Median

Wenn auch die Gesamtdauer der parenteralen Ernährung bei Patienten mit Cholestase mit 21 Tagen länger war als in Gruppe 1 und 2, entsprach die mittlere Dauer der parenteralen Ernährung bis zum Auftreten des Ikterus mit nur 16 Tagen etwa der mittleren Dauer der parenteralen Ernährung in Gruppe 1 und 2 (Abb. 1).

Die Dauer der parenteralen Ernährung hatte keinen erkennbaren Einfluß auf die Entstehung einer Cholestase: 71,4 % der Neugeborenen entwickelten bereits in den ersten 3 Wochen der parenteralen Ernährung einen Ikterus. Bei Patienten

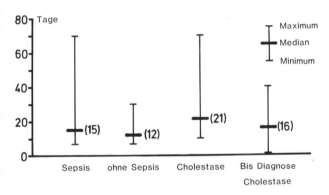

Abbildung 1: Dauer der parenteralen Ernährung in den verschiedenen Patientengruppen

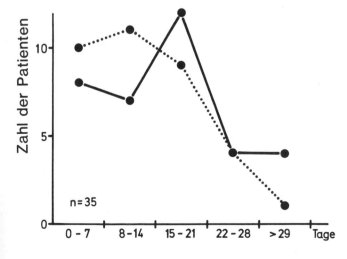

Abbildung 2: Dauer der parenteralen Ernährung bei 35 Neugeborenen mit Cholestase ●—●. Intervall zwischen Infektion und Erkennung der Cholestase ●·····●.

mit länger dauernder parenteralen Ernährung stieg der Anteil mit Cholestase nicht an (Abb. 2).

Die Verteilung der Cholestase-Fälle auf Gruppe 1 und 2 zeigt, daß alle 35 Neugeborene, die einen cholestatischen Ikterus entwickelten, sich in der Gruppe 1 befanden, daß sie ohne Ausnahme an einer vorangehenden Infektion oder Sepsis erkrankt waren (Tabelle).

Der cholestatische Ikterus trat unabhängig von der jeweiligen Dauer der parenteralen Ernährung bei der Mehrzahl der Patienten innerhalb der ersten 3 Wochen nach Beginn der Sepsis auf: 10 von 35 Kindern entwickelten in der ersten Woche, 11 Kinder in der 2. Woche und 9 Kinder in der 3. Woche nach Beginn der Sepsis eine Cholestase (Abb. 2).

Diskussion

Bezüglich der Ursache der im Neugeborenenalter auftretenden "idiopathischen" Cholestase werden in der Literatur unterschiedliche Hypothesen diskutiert. Eine einheitliche Pathogenese und der primär auslösende ätiopathogenetische Faktor konnten bisher nicht definiert werden (4,6,8,9,12).

Der Einfluß der parenteralen Ernährung auf die Entstehung des Krankheitsbildes wurde von vielen Autoren als entscheidend bezeichnet (1,13,19,22).

Im Schrifttum der letzten Jahre liegen hingegen neue Studien vor, welche darauf hinweisen, daß weder die Dauer der parenteralen Ernährung, noch die Zusammensetzung der verwendeten Lösungen für das Entstehen eines cholestatischen Ikterus verantwortlich gemacht werden können (10,14,18,21).

Unter den ursächlichen Faktoren scheint dagegen zwischen den schweren bakteriellen Infektionen des Neugeborenenalters und der Cholestase ein enger Zusammenhang zu bestehen. Bereits 1962 beobachteten Bernstein und Brown (3) das Auftreten von cholestatischem Ikterus bei Neugeborenen und Säuglingen, welche an Sepsis erkrankt waren, obwohl diese weder Aminosäuren noch Fett parenteral zugeführt bekamen. Hamilton (5) fand, daß in 20 - 60 % der Autopsien der an Sepsis versorbenen Neugeborenen ein cholestatischer Ikterus histologisch nachweisbar war. Die von Künzer (6) beschriebenen, an Cholestase erkrankten Neugeborenen, waren ohne Ausnahme an einer vorangehenden Sepsis oder schwerer bakteriellen Infektion erkrankt.

1979 führte Manginello (7) im Rahmen einer prospektiven Studie den Beweis, daß für die Entstehung der Cholestase bei Neugeborenen die Dauer der parenteralen Ernährung und die Zusammensetzung der verwendeten Lösungen keine Bedeutung haben. Die Tatsache, daß alle seine Patienten, welche eine Cholestase entwickelten, an einer Sepsis erkrankt waren und der Ikterus unter der antibiotischen Behandlung der Sepsis trotz fortgesetzter parenteralen Ernährung rückläufig war, läßt ihn auf die primäre Rolle der bakteriellen Infektionen im Auslösen des Ikterus schließen.

Unsere Ergebnisse sind mit der zuletzt genannten Literatur gut in Einklang zu bringen. Die von uns untersuchten Patientengruppen zeigten im Hinblick auf die Dauer der parenteralen Ernährung und Zusammensetzung der verabreichten Lösungen keinen Unterschied und waren auch bezüglich anderer, in der Pathogenese der Cholestase inkriminierten Faktoren, wie Gestationsalter, Geburtsgewicht und Apgarnote bei der Geburt identisch. Das Auftreten der Cholestase ausschließlich nach Infektionen, sowie das kurze Intervall zwischen Sepsis und Cholestase weisen auf die besondere Rolle der Infektionen in der Pathogenese der "idiopathischen" Cholestase des Neugeborenen hin. Eine parenterale Ernährung scheint dagegen im Auslösen des Krankheitsbildes keine oder nur eine untergeordnete Bedeutung zu haben.

Zusammenfassung

1. Im Auslösen des cholestatischen Ikterus des Neugeborenen sind die bakteriellen Infektionen von entscheidender Bedeutung.

2. Ein Einfluß von Gestationsalter, Geburtsgewicht oder Apgarnote bei Geburt auf die Entstehung des Krankheitsbildes konnte nicht nachgewiesen werden.

3. Für die Pathogenese des cholestatischen Ikterus bei Neugeborenen scheint eine parenterale Ernährung bis zu drei Wochen und die i. v. Zufuhr von Intralipid keine oder eine nur untergeordnete Bedeutung zu haben.

Literatur

1 Beale, E.F., R.M. Nelson, R.L. Bucciarelli, W.H. Donella, and D.V. Eitzman. Pediatrics 64:342 (1979)
2 Berk, P.D. and B.J. Norman. Am J Med 64:311 (1978)
3 Bernstein J. and A.K. Brown. Pediatrics 29:873 (1962)
4 Feist, D. Leber Magen Darm 9:43 (1979)
5 Hamilton, J.R. and A. Sass-Kortsak. J Pediatr 63:121 (1963)
6 Künzer jr., W., H. Niederhoff, A.H. Sutor, and W. Künzer. Klin Pädiat 192:254 (1980)
7 Manginello, F.P. and N.B. Javitt. J Pediatr 94:296 (1979)
8 Nakai, H. and B.H. Landing. Pediatrics 27:300 (1961)
9 Ohlen, J. Fortschr Med 100:645 (1982)
10 Pereira, G.R., M.S. Sherman, J. DiGiacomo, M. Ziegler, K. Roth, and D. Jacobowski. Am J Dis Child 135:842 (1981)
11 Pohlandt, F. In: Nutrition and metabolism of the fetus and infant, Visser H.K.A. (ed), Martinus Nijhoff Publishers b.v., The Hague, Boston, London, p 341 (1979)
12 Popper, H. Problems in intrahepatic cholestasis. 2nd intern. Symp., Florence 1978, p 1 (Karger, Basel 1979)
13 Postuma, R. and C.L. Trevenen. Pediatrics 63:110 (1979)
14 Rager, R. and M.J. Finegold. J Pediatr 86:264 (1975)
15 Sass-Kortsak, A. Pediatr Clin North Amer 21:777 (1974)
16 Seeler, R.A. and K. Hahn. Amer J Dis Child 118:553 (1969)
17 Soltész, G., J. Mestyán, and T. Dizseri. Acta Paediatr Acad Sci Hung 19:211 (1978)
18 Sondheimer, J.M., H. Bryan, W. Andrews, and G.G. Forstner. Pediatrics 62:984 (1978)
19 Touloukian, R.J. and J.H. Seashore. J Pediatr Surg 10:353 (1975)
20 Töllner, U. and F. Pohlandt. Eur J Pediat 123:243 (1976)
21 Vileisis, R.A., R.J. Inwood, and C.E. Hunt. J Pediatr 96:893 (1980)
22 Zarif, M.A., R.S. Pildes, P.B. Szanto, and D. Vidyasagar. Biol Neonate 29:66 (1976)

Cortisolmangel bei intrahepatischer Cholestase mit Hypoglykämieneigung bei Frühgeborenen

A. Gillor, B. Roth, G. Kusenbach, K. Selke,

Einleitung

Einer Cholestase in der Neugeborenen-Periode können mehrere Ätiologien zugrunde liegen.
Über das gemeinsame Auftreten von Cholestase und endokrinologischen Störungen bei Neugeborenen wurde in einigen Veröffentlichungen berichtet. So berichteten Hermann et al. (1) über Leberdysfunktion mit histologischen Veränderungen bei 2 Kindern mit neonatalem Hypopituitarismus. In der Literatur fanden sie mehrere solcher Fälle. Drop et al. (2) vermuteten einen Mangel von STH als Ursache für die Cholestase bei Hypopituitarismus. Leblanc und Mitarbeiter (3) fanden bei 3 Neugeborenen mit Cholestase und Hypoglykämie einen erniedrigten Cortisolspiegel. Bei 2 weiteren Neugeborenen mit diesem Symptomkomplex fanden sie einen Hypopituitarismus.

Wir möchten über 2 Frühgeborene berichten, bei denen wir einen gestörten Cortisolspiegel, Hypoglykämie und Cholestase fanden.
Die Cholestase ging nach Applikation von Steroiden zurück.

Patient 1

G.N. Männliches Frühgeborenes in der 28. SSW. Geburtsgewicht 950 g. Entwicklung eines beatmungsbedürftigen RDS mit Übergang in eine BPD. Dauer der apparativen Beatmung 124 Tage. Leichte physiologische Hyperbilirubinämie. Keine Applikation von Phototherapie.

Ab dem 80. LT zunehmende Cholestase, wiederholte hypoglykämische Anfälle, Hyperpigmentierung der Haut tritt auf.
Am 95. LT Bestimmung des Cortisolspiegels.
Ab dem 101. LT Steroidsubstitution. Darunter Normalisierung der Blutzuckerwerte, Cholestase geht zurück, Leber nimmt an Größe ab, Depigmentierung der Haut.
Absetzen der Steroid-Medikation am 160. LT.
Werte bleiben im Normbereich.

Patient 2

D.F. Weibliches Frühgeborenes in der 27. SSW. Geburtsgewicht 850 g. Postpartale Asphyxie. Entwicklung eines beatmungsbedürftigen RDS mit Übergang in eine BPD. Dauer der maschinellen Beatmung 74 Tage. Physiologische Hyperbilirubinämie erforderte Phototherapie. Normalisierung der Hyperbilirubinämie am 15. LT.

Ab dem 20. LT wiederholte hypoglykämische Anfälle, Zunahme der Lebergröße, zunehmende Cholestase, Zunahme der bräunlichen Verfärbung der Haut.
Am 40. LT Bestimmung des Cortisolspiegels.

Tabellarische Zusammenfassung

Patient 1

80. LT Zunehmende Cholestase, Hypoglykämie, Hyperpigmentierung der Haut, Lebergröße nimmt zu.

95. LT Cortisol:
7^{00} 38,1 ng/ml
12^{00} 292 ng/ml
22^{00} 45 ng/ml
2^{00} 157 ng/ml

Direktes Bilirubin: 5,1 mg/dl
Blutzucker   14-30 mg/dl
SGOT   102 U/l
SGPT   182 U/l
γ-GT   303 U/l

Lebergröße 6 cm unterhalb des RB
Hautfarbe hyperpigmentiert.

101. LT Steroidsubstitution

117. LT Direktes Bilirubin: 1,3 mg/dl
SGOT   48 U/l
SGPT   62 U/l
γ-GT   103 U/l
Blutzucker   60-90 mg/dl

Lebergröße 2,5 cm unterhalb des RB
Hautfarbe rosig

160. LT Absetzen der Steroid-Medikation

Werte bleiben im Normbereich

Patient 2

20. LT Zunehmende Cholestase, Lebergröße nimmt zu. Wiederholte hypoglykämische Anfälle, Zunahme der Hyperpigmentierung der Haut.

40. LT Cortisol: 7^{00} 39,0 ng/ml
12^{00} 35,3 ng/ml
22^{00} 17,2 ng/ml
2^{00} 77,8 ng/ml

52. LT Direktes Bilirubin   4,8 mg/dl
Blutzucker   20-40 mg/dl
SGOT   50 U/l
SGPT   58 U/l
γ-GT   72 U/l

Lebergröße 4 cm unterhalb des RB
Hautfarbe: zunehmende Pigmentierung

Steroidsubstitution

66. LT Direktes Bilirubin   2,1 mg/dl
SGOT   20 U/l
SGPT   24 U/l
γ-GT   37 U/l

Blutzucker 70-100 mg/dl

Lebergröße 2 cm unterhalb des RB
Hautfarbe rosig.

83. LT Absetzen der Steroid-Medikation

Werte bleiben im Normbereich

Ab dem 52. LT Steroidsubstitution. Darunter Normalisierung
der Blutzuckerwerte, zunehmende Depigmentierung der Haut.
Nach einer anfänglichen Zunahme der Cholestase und Lebergröße kommt es zu einer Abnahme der Lebergröße und Cholestase.
Absetzen der Steroid-Medikation am 83. LT.
Werte bleiben im Normbereich.

Diskussion

Unsere beiden Patienten zeigten nach der Steroid-Substitution
eine Normalisierung der Blutzuckerwerte, eine Depigmentierung
der Haut und eine Abnahme der Cholestase.
Die genaue Eingriffsstelle von Cortisol ist noch unklar. Möglicherweise greift Cortisol an mehreren Stellen ein. Der Zusammenhang zwischen Cortisol und Blutzucker ist bekannt.
Ein choleretischer Effekt von Cortisol wird vermutet. So fanden Telkkä und Kuusisto (4) einen reduzierten Gallenfluß nach
Adrenalektomie bei Ratten. Dumont und Erlinger (5) untersuchten den Effekt von Hydrocortison auf Gallenfluß und Gallensäureproduktion bei Ratten. Während einer Infusion von Hydrocortison stieg der Gallenfluß. Der Anstieg war dosisabhängig.
Allerdings wurden hohe Dosen von ca. 1 g/kg/die gegeben. Sie
vermuteten, daß der Anstieg vom kanalikulären Typ war: die
Gallensäureproduktion blieb unverändert.
Bauman et al. (6) konnten andererseits einen reduzierten Gallenfluß nur bei hypophysektomierten Ratten finden. Einige Autoren diskutieren ein HVL-Hormon, das den Gallenfluß und die
Gallensekretion reguliert. Es kann angenommen werden, daß
Langzeitbeatmung mit ihren eingreifenden Begleitmaßnahmen als
Dauer-Streß auf die Neugeborenen wirkt. Dieser Streß kann zur
erhöhten Ausschüttung von Nebennierenhormonen und eventuell
zur Erschöpfung der Nebennieren führen. Dies führt andererseits zur erhöhten Produktion von ACTH. Erhöhte ACTH-Produktion ist bekanntlich mit gesteigerter MSH-Produktion gekoppelt, was die Hyperpigmentierung der Haut erklärt.

Schlußfolgerung

Aufgrund der Literatur und unserer zwei Fälle sollte beim Zusammentreffen von Hypoglykämie, Cholestase und Hyperpigmentierung an eine Störung der HVL-NNR-Achse gedacht werden.

Literatur

(1) Hermann S.P., Baggenstoss A.H., Cloutier M.D.,
J. Pediatr. <u>87</u>, 892, 1975

(2) Drop S.L., Colle E., Guyda H.J., Acta Paediatr. Scand.
<u>68</u>, 277, 1979

(3) Leblanc A.L., Odiévre M., Hadchouel M., Gendrel D.,
Chaussain J.L., Ruppaport R., J. Pediatr. <u>99</u>, 577, 1981

(4) Telkkä A., Kuusisto A.N., Acta Endocrinol. <u>41</u>, 57, 1962

(5) Dumont M., Erlinger S., Biol.Gastroenterol. <u>6</u>, 197, 1973

(6) Bauman jr. J.W., Chang B.S., Hall F.R.,
Acta Endocrinol. <u>52</u>, 404, 1966

Klinische Signifikanz des Wasserverlustes durch die Haut des Neugeborenen

Gunnar Sedin, Priv.Doz.,Dr.Med., Karen Hammarlund,Dr.Med., und Bo Strömberg, Dr.Med..

Mit der Zunahme der überlebenden Kinder mit sehr niedrigem Geburtsgewicht seit Anfang der 70er Jahre stellten wir auch häufiger Störungen des Wasserhaushaltes fest, insbesondere Dehydrierung, obwohl keine Wasserverluste entdeckt werden konnten. Wir gingen davon aus, dass die insensiblen Wasserverluste bei den zu früh geborenen Kindern viel grösser als bei voll Termingeborenen sein könnten.

Wir konzentrierten unser Interesse auf die Wasserverluste durch die Haut, da Hey und Katz gezeigt hatten, dass der Wasserverlust durch die Haut ung. 75 % des totalen insensiblen Wasserverlustes bei voll Termingeborenen beträgt.

Früher benutzte Methoden wie z.B. ventilierte Kammer und gravimetrische Methoden waren für Untersuchungen des pflegebedürftigen Frühgeborenen nicht geeignet und eine neue Methode musste entwickelt werden, um diese Untersuchungen durchführen zu können. Diese Methode, die auf Messungen des Wasserdampfdruckgradienten unmittelbar über der Hautoberfläche baut, erlaubt direkte Messungen der Wasserverdunstung von der Hautoberfläche, schnelle Messungen, die in kurzen Zeitabständen wiederholt werden können und weder mit Unbehagen für das Kind noch mit Störungen der Pflegeroutine verbunden sind.

Die verdunstete Wassermenge pro Zeit- und Flächeneinheit kann gemessen werden, indem man den Wasserdampfdruck an zwei Punkten auf einer Linie im rechten Winkel zur und nahe der Hautoberfläche bestimmt. Durch Messung der relativen Feuchtigkeit und der Temperatur an jedem dieser beiden Punkte bestimmt man den Dampfdruckgradienten.

Unsere ersten Studien haben wir an voll Termingeborenen, appropriate for gestational age (AGA) Kindern während des ersten Tages nach der Geburt ausgeführt, während das Kind ruhig war und eine Körpertemperatur von 36,0 - 37,0^{0}C hatte. Wir haben die Verdunstungsgeschwindigkeit an 18 verschiedenen Hautoberflächen, die sämtliche Teile der Körperoberfläche vertreten, gemessen, und fanden die höchsten Verdunstungsgeschwindigkeiten an der Stirn und Handinnenfläche. Die Verdunstungsgeschwindigkeit am Bauch, an der Brust und am Unterschenkel waren bedeutend niedriger. Mittels der Grössen der untersuchten Flächen und ihrer Verdunstungsgeschwindigkeit berechneten wir die Durchschnittsverdunstung, transepidermal water loss (TEWL).

Die Korrelation zwischen dem TEWL und dem arithmetischen Mittelwert der Verdunstungsgeschwindigkeit von verschiedenen Kombinationen von Messpunkten wurde geprüft. Der TEWL konnte mit grösster Genauigkeit berechnet werden durch Verwendung der Messwerte der Wasserverdunstung dreier Messpunkte -Brust (a), Interskapulär (b) und am Gesäss (c) nach der Gleichung:

$$TEWL = 0.92\, ER_{(a, b, c)} + 1.37$$

Der Korrelationskoeffizient betrug 0.95.

Bei der Bestimmung von dem TEWL am ersten Lebenstag fanden wir, dass der

TEWL durch Körperaktivität und durch Körpertemperatur mehr als 37.1°C anstieg. Sämtliche nachfolgende Messungen wurden deshalb nur bei ruhigen Kindern mit einer Körpertemperatur von 36.0 bis 37.0°C durchgeführt. Wir bestimmten auch die Verdunstungsgeschwindigkeit interskapulär beim Früh-und Termingeborenen und fanden ein umgekehrtes lineares Verhältnis zur Umgebungsfeuchtigkeit.

Eine Untersuchung des TEWL während des ersten Lebenstages bei Kindern geboren nach unterschiedlicher Schwangerschaftsdauer ergab eine exponentielle Verbindung zwischen dem TEWL und der Schwangershaftsdauer bei AGA-Kindern. Bei den Kindern mit kürzester Schwangerschaftsdauer, geboren nach 25 Schwangerschaftswochen, erhielten wir TEWL-Werte die 15 Mal höher waren als bei Termingeborenen. Bei termingeborenen oder fast termingeborenen SGA-Kindern erhielten wir niedrigere TEWL als bei AGA-Kindern mit entsprechender Schwangerschaftsdauer. Untersuchungen der TEWL bei AGA- und SGA-Kindern, die nach verschiedener Schwangerschaftsdauer geboren wurden, ergaben bei jeder Untersuchungsgelegenheit während des ersten Lebensmonats eine exponentielle Verbindung zwischen dem TEWL und der Schwangerschaftsdauer. Der transepidermale Wasserverlust bei den Kindern mit kürzester Schwangerschaftsdauer nahm mit postnatalem Alter stufenweise ab, war aber nach vier Lebenswochen immer noch doppelt so gross wie bei Termingeborenen. Bei termingeborenen AGA-Kindern traten während des ersten Lebensmonats nur sehr geringe Veränderungen des transepidermalen Wasserverlustes auf.

Mittels Regressionsgleichungen der TEWL im Verhältnis zum Schwangerschaftsalter berechneten wir den insensiblen Wasserverlust durch die Haut pro Kilo Körpergewicht und 24 Stunden. Aus Tab.1 geht hervor, dass Kinder, die nach vollen 25-27 Schwangerschaftswochen geboren wurden, während der ersten 24 Stunden nach der Geburt ung. 129 g pro Kilo Körpergewicht verloren. Im Alter von 7 Tagen war der Wert knapp halb so gross. Auch bei Kindern, die nach 28-30 Schwangerschaftswochen geboren wurden, waren die Veränderungen gross während der ersten Lebenswoche. Bei den reiferen Kindern, die unmittelbar nach der Geburt einen geringeren insensiblen Wasserverlust hatten, sind die postnatalen Veränderungen kleiner. Bei Termingeborenen sind die Veränderungen unbedeutend.

Der insensible Wasserverlust bei Kindern, die entsprechend der Schwangerschaftsdauer klein sind, war unmittelbar nach der Geburt geringer als bei AGA-Kindern. Die Veränderungen des TEWL mit postnatalem Alter sind auch nicht so auffallend wie bei AGA-Kindern und nach ein paar Lebenswochen haben SGA-Kinder, die nach einer Schwangerschaftsdauer von 31-36 Wochen geboren wurden, einen grösseren insensiblen Wasserverlust durch die Haut als AGA-Kinder, geboren nach entsprechender Schwangerschaftsdauer.

Alle oben erwähnten Werte des insensiblen Wasserverlustes durch die Haut erhielten wir bei einer Umgebungsfeuchtigkeit von 50 %. Während der ersten Lebenstage waren die Wasserverluste durch die Haut bei den Kindern mit kürzester Schwangerschaftsdauer, grösser als die Urinproduktion. Der Wasserverlust durch die Haut ist also der wichtigste Wasserausscheidungsweg während der frühen postnatalen Abnahme des extrazellularen Volumens. Die grossen Wasserverluste durch die Haut unmittelbar nach der Geburt können erfolgreich vermindert werden, wenn die Kinder in einer höheren Umgebungsfeuchtigkeit gepflegt werden. Die Flüssigkeitsvolumina, die den Kindern zugeführt werden müssen, können dadurch auf gemässigtem Niveau gehalten werden.

Diese Untersuchung ist von dem schwedische Forschungsrat für Medizin (19x-04998) und Förenade Livs Forskningsfond,Stockholm, unterstützt worden.

Tabelle 1

Mittelwerte des insensiblen Wasserverlustes durch die Haut (g/kg Körpergewicht und 24 Stunden) bei 68 neugeborenen AGA-KINDERN bei 50% Umgebungsfeuchtigkeit

Schwanger-schaftsdauer (Wochen)	Anzahl	Geburts-gewicht (kg)	Postnatales Alter (Tage)				
			<1	7	14	21	28
25-27	9	0.860	129	43	32	28	24
28-30	13	1.340	42	24	18	15	15
31-36	22	2.110	12	12	9	8	7
37-31	24	3.600	7	6	6	6	7

Tabelle 2

Mittelwerte des insensiblen Wasserverlustes durch die Haut (g/kg Körpergewicht und 24 Stunden) bei 33 neugeborenen SGA-KINDERN bei 50% Umgebungsfeuchtigkeit

Schwanger-schaftsdauer (Wochen)	Anzahl	Geburts-gewicht (kg)	Postnatales Alter (Tage)				
			<1	7	14	21	28
28-30	5	0.780	39	26	23	23	23
31-36	15	1.380	13	12	11	11	10
37-39	13	2.140	6	7	7	9*	–

*n = 2

LITERATUR

1. Hey E N, Katz G. Evaporative water loss in the newborn baby. J Physiol 1969; 200: 605-19.

2. Nilsson G, Sedin G, Öberg P Å. A transducer for measurement of evaporation from the skin. In: Proc. Internat Conference on Biomedical Transducers. Part II, Paris; 1975: 71-7.

3. Nilsson G E. Measurement of water exchange through skin. Med Biol Eng Comput 1977; 15: 209-18.

4. Hammarlund K, Nilsson G E, Öberg P Å, Sedin G. Transepidermal water loss in newborn infants. I. Relation to ambient humidity and site of measurement and estimation of total transepidermal water loss. Acta Paediatr Scand 1977; 66: 553-62.

5. Hammarlund K, Nilsson G E, Öberg P Å, Sedin G. Transepidermal water loss in newborn infants. II. Relation to activity and body temperature. Acta Paediatr Scand 1979; 68: 371-6.

6. Hammarlund K, Sedin G. Transepidermal water loss in newborn infants. III. Relation to gestational age. Acta Paediatr Scand 1979; 68:795-801.

7. Hammarlund K, Sedin G. Transepidermal water loss in newborn infants. IV. Small for gestational age infants. Acta Paediatr Scand 1980; 69: 377-83.

8. Hammarlund K, Sedin G, Strömberg B. Transepidermal water loss in newborn infants. VII. Relation to postnatal age in very pre-term and fullterm appropriate for gestational age infants. Acta Paediatr Scand 1982; 71: 369-74.

9. Hammarlund K, Sedin G, Strömberg B. Transepidermal water loss in newborn infants. VIII. Relation to gestational age and post-natal age in appropriate and small for gestational age infants. Manuscript for Acta Paediatr Scand 1982

10. Jones D M, Battaglia F C. Urinary flow rates and urea excretion rates in newborn infants. Biol Neonate 1972; 21: 34-9.

Veränderungen der Stoffwechselregulation unter dem Einfluß von Narkose und Operation im Kindesalter

K.-H. Altemeyer, E. Breucking, Th. Fösel und W. Dick

Im Rahmen unserer früheren Untersuchungen zur perioperativen Wasser- und Elektrolyttherapie (1) konnten wir regelmäßig folgendes charakteristisches Blutzuckerverhalten beobachten: unter der Infusion einer altersentsprechenden Elektrolytlösung mit einem Zusatz von 5 % Kohlenhydraten blieb bis zur Operation der BZ praktisch über 16 Stunden unverändert. Direkt postoperativ stiegen die BZ-Werte jedoch auf das Doppelte an und normalisierten sich erst im Laufe von 12 - 24 Stunden. Dieses Blutzuckerverhalten ist typisch für den posttraumatischen Stoffwechsel, der durch eine verstärkte Lipolyse, einer erhöhten Muskelproteolyse mit renalem Stickstoffverlust und einer veränderten Glukoseregulation gekennzeichnet ist. Diese Stoffwechselumstellung wird durch Hormone in Gang gesetzt (2, 3, 5), deshalb interessierte uns die Frage, wann und mit welchen hormonellen Veränderungen bei sonst gesunden Kindern zu rechnen ist, wenn die operative Korrektur z. B. einer Leistenhernie, Nabelhernie oder Retentio testis vorgenommen werden muß.

Um diese Frage näher zu analysieren, haben wir bei Kindern im Alter von 3 Monaten bis 14 Jahren folgende Größen bestimmt: BZ, Insulin, Glukagon, Cortisol, FFS und Triglyceride. Die Ausgangswerte (Zeitpunkt 0) ermittelten wir bei einer Gruppe von 30 Kindern. Bei einer 2. Gruppe von 18 Kindern wurden diese Größen nach Narkoseeinleitung (Zeitpunkt N) 1, 2, 4 und 6 Stunden postoperativ (Zeitpunkt 1, 2, 4, 6) bestimmt. Um die Basisregulation zu erfassen, gaben wir eine kohlenhydratfreie Wasser-Elektrolytlösung.

Ergebnisse:
Die Blutzuckerwerte zeigten ohne Kohlenhydratzufuhr keinen Anstieg, nach 4 und 6 Stunden war ein mäßiger Abfall zu verzeichnen (Abb. 1, Ringer-Gruppe).
Das Insulin blieb ebenfalls im unteren Normbereich, ohne auffallende Veränderungen (Abb. 2, Ringer-Gruppe).
Das Glukagon stieg gegenüber den 0-Werten auf das fünffache an und blieb über den gesamten Zeitraum hin in dieser Höhe (Abb. 3, Ringer-Gruppe). Das Cortisol war zum Zeitpunkt N niedrig (Median 6 ug/100 ml), stieg aber bis zur 2. Stunden auf das etwa dreifache an und blieb im weiteren Verlauf etwa in dieser Höhe (Median zwischen 14 und 17 ug/100 ml).
Die freien Fettsäuren stiegen zum Op-Ende leicht an (Median von 0,8 auf 1,0 mmol/l), entsprechend fielen die Triglyceride leicht ab, nach 4 und 6 Stunden war diese Tendenz nochmals festzustellen (Median 1,3 mmol/l).

Zusammenfassend kann man feststellen: Das Insulin war niedrig, die antiinsulinären Hormone waren hoch, die freien Fettsäuren nur gering erhöht. Diese Reaktion, wenn man eine Interpretation geben will, sichert in erster Linie die Glukosehomöostase in der posttraumatischen Phase. Die insulinabhängige Glukoseaufnahme wird gehemmt, Glukose wird für die Zellen reserviert, die obligat auf Glukose angewiesen sind. Über eine verstärkte Lipolyse stehen die freien Fettsäuren und das Glycerin zur Verfügung, über eine gesteigerte Muskelproteolyse die glukoplastischen Aminosäuren. Diese Aminosäuren und das Glycerin werden zusammen mit dem Laktat aus der Muskulatur und der Leber über die gesteigerte Glukoneogenese zu Glukose verstoffwechselt. Zusätzlich wird noch als Sofortreaktion Glykogen zu Glukose umgewandelt. Diese Reaktionen müssen bei der intra- und postoperativen Infusionsbehandlung berücksichtigt werden. Führt man in dieser Situation Glukose zu (Abb. 1, HG 5-Gruppe), so kommt es zu den typischen Blutzuckeranstiegen. Unter Kohlenhydratzufuhr reagiert zwar noch das Insulin (Abb. 2, HG 5-Gruppe), aber die Glukagonreaktion wird nicht beeinflußt (Abb. 3, HG 5-Gruppe). Das heißt, es herrscht ein relativer Insulinmangel vor, eine typische Konstellation für kleinere operative Eingriffe. Bei schweren Verletzungen oder großen operativen Interventionen muß initial sogar mit einem absoluten Insulinmangel gerechnet werden (4, 5). Eine kritiklose Gabe von größeren Kohlenhydratmengen muß in dieser Situation unbedingt vermieden werden, damit es nicht zu hyperosmolaren Derangierungen kommt.

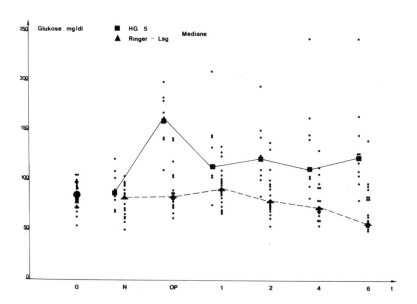

Abb. 1
Blutzuckerverhalten unter Infusion von Ringer-Lösung und unter Infusion von einer Halbelektrolytlösung mit 5 %-Glukosezusatz (HG 5). Dargestellt sind die Mediane und alle Einzelwerte.

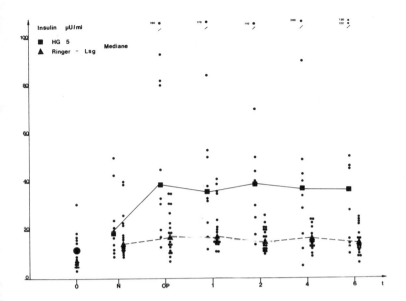

Abb. 2
Insulinkonzentrationen unter Infusion von Ringer-Lösung und unter Infusion von einer Halbelektrolytlösung mit 5 %-Glukosezusatz (HG 5). Mediane und Einzelwerte.

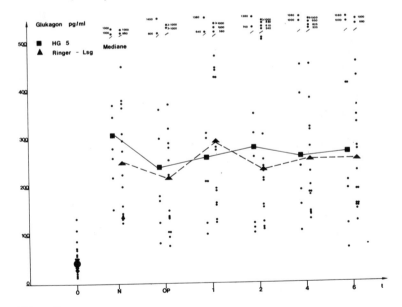

Abb. 3
Glukagonkonzentrationen unter Infusion von Ringer-Lösung und unter Infusion von einer Halbelektrolytlösung mit 5 %-Glukosezusatz (HG 5). Mediane und Einzelwerte.

Literaturverzeichnis

1. K.-H. ALTEMEYER, G. SCHÖCH, E. BREUCKING, W. SEELING, E. SCHMITZ und W. DICK:
   Vergleichende Untersuchungen zur perioperativen Infusionstherapie
   Infusionstherapie 6: 63 - 71 (1979)

2. S. EFFENDIC, E. CERASI und R. LUFT:
   Trauma: Hormonal factors with special reference to diabetes mellitus.
   Acta anaesth. scand. 55: 107 - 119 (1974)

3. J. D. JOHNSTON:
   The endocrine response to trauma.
   Adv. Clin. chem. 15: 255 - 285 (1972)

4. P. SEFRIN:
   Polytrauma und Stoffwechsel. Anästhesiologie und Intensivmedizin, Bd. 135
   Berlin, Heidelberg, New York: Springer (1981)

5. D. W. WILMORE:
   The metabolic management of the critically ill
   Plenum Medical Book company, New York - London (1978)

3-Komponenten-Elementar-Diät zur Therapie der protrahierten Säuglings-Diarrhoe und des Kurzdarms-Syndroms

J. Woweries und D. Kaiser

Aus einer akuten Säuglings-Dyspepsie entwickelt sich in wenigen Fällen das Bild einer protrahierten Diarrhoe mit schwerer Malabsorption und fehlendem Gedeihen. Schleimhautschäden verschiedenster Ursachen, Malabsorption, Maldigestion und Malnutrition sind pathophysiologische Komponenten, die die Erkrankung in einem Circulus vitiosus unterhalten. Im Endzustand resultieren schwerste Resorptionsstörungen für Kohlenhydrate und Fette sowie Protein-Intoleranzen, so daß Steigerungen des Nahrungsangebotes zu Rezidiven führen. Bisher wurden zur Therapie sowohl langdauernde parenterale Ernährung als auch diätetische Maßnahmen mit unterschiedlichen sogenannten Heilnahrungen angewandt. Dennoch sind günstige Verläufe nur unter großen Schwierigkeiten zu erreichen. Uns erscheint es wichtig, mögliche Intoleranzen bei der Therapie zu berücksichtigen.

Zur Erprobung einer von uns entwickelten Diät wurden 13 Patienten mit protrahierter Diarrhoe nach folgenden klinischen Kriterien in die Studie aufgenommen:
1.) 3 fehlgeschlagene Versuche eines konventionellen Nahrungsaufbaues nach Teepause.
2.) Fehlende Gewichtszunahme und schleimig-wässrige bis blutige Stühle über mehr als 4 Wochen.
Es waren etwa 1% der wegen einer Enteritis stationär behandelten Säuglinge. Es handelte sich um nicht oder nur teilgestillte Säuglinge. Der Erkrankungsbeginn lag mit einer Ausnahme in den ersten Lebenswochen. Die Dauer zwischen Erkrankungsbeginn und Anwendung unserer Diät lag zwischen 4 Wochen (1 Patient nur 3 Wochen) und 3 Monaten, im Mittel 7 Wochen.

Die 3-Komponenten-Elementar-Diät (3-KED) weist folgende Zusammensetzung auf:
1.) Ein Oligopeptid als Hydrolysat von Lactalbumin (=LAD; Fa. Nestlé).
2.) Als Kohlenhydrat wurden a) Glukose und b) ein Maisstärketeilhydrolysat (=Maltodextrin 5; Fa. Maizena) mit geringer Osmolarität der wässrigen Lösung (1o%ige Lösung: 4o mosmol/l), das zu Glukose und Maltose abgebaut wird, gewählt.
3.) Langkettige Triglyceride (handelsübliches Maiskeimöl (=Mazola; Fa. Maizena).
4.) Zusätzlich wurde ein fertiges Elektrolyt-Vitamin-Spurenelement-Gemisch;(Fa.Maizena) gegeben.
Bewährt hat sich folgendes Vorgehen:
1.) Initial parenterale Ernährung nach den üblichen Regeln.
2.) Gleichzeitiger Beginn mit geringem oralem Volumen von 1oo ml/Tag. Sofortiges Angebot von 1% Glukose und o,5 - 1% LAD, danach o,5 - 1% Öl und Zulage von 2% Maltodextrin 5. In den ersten Tagen ist es wichtig, die Verträglichkeit der einzelnen Komponenten zu prüfen und möglichst nur eine Komponente zu verändern.
3.) Anschließend individuelle Anpassung durch Steigerung des LAD auf 2 - 3%, von Öl auf 2 - 4% und von Maltodextrin 5 auf 8 - 1o%, je nach aktueller Malabsorption.

4.) Wenn eine Mischung von 5o - 7o Kalorien/1oo ml toleriert wird, erfolgt Steigerung der Trinkmenge und Reduktion der parenteralen Ernährung sowie Zugabe der Elektrolyt-Vitamin-Spurenelement-Mischung (etwa 1 g/3kg Körpergewicht).

Nur bei 8 von 13 Patienten war trotz zum Teil totaler Zottenatrophie eine parenterale Ernährung erforderlich (12-44 Tage, im Mittel 25 (n=8) bzw. 15,1 (n=13) Tage. Die Dauer der anschließenden 3-KED betrug 2 - 12 Wochen, im Mittel 4o,5 Tage. Die mittlere Gewichtszunahme betrug 2o,3 (9,5 - 44) g/Tag. Bei keinem Patienten kam es zu einem Rezidiv. Anschließend komplikationslose Umstellung auf altersgemäße, aber kuhmilchfreie Säuglingskost.

Außerdem wurden auch 3 Patienten mit Kurzdarm-Syndrom unterschiedlichen Ausmaßes mit der 3-KED neben einer parenteralen Ernährung erfolgreich oral ernährt.

Auch beim Kurzdarm-Syndrom zeigten sich folgende Vorteile der 3-Komponenten-Elementar-Diät:
1.) Die Zusammensetzung kann je nach aktueller Malabsorption individuell angepaßt und variiert werden und zwar jede Komponente unabhängig von der anderen.
2.) Die Oligopeptide sind nicht allergen wirksam.
3.) Die Osmolarität liegt deutlich unter der Plasmaosmolarität.
4.) Durch frühzeitiges orales Nährstoffangebot wird die Enterozytenregeneration begünstigt, bzw. die Adaptation des Restdarms stimuliert.
5.) Durch orale Ernährung wird - anders als bei parenteraler Ernährung - die Produktion intestinaler Hormone stimuliert.
6.) Am günstigsten hat sich eine möglichst häufige Fütterung, besser noch eine kontinuierliche Ernährung über nasogastrische Sonde und Pumpe erwiesen.
7.) Um die Digestionsarbeit des Magen-Darm-Traktes möglichst gering zu halten, empfiehlt sich in Einzelfällen der Zusatz von mittelkettigen Triglyceriden unter Abwägung der höheren Osmolarität.
8.) Wegen der verminderten Toleranz von hyperosmolaren Lösungen sowohl bei der protrahierten Diarrhoe als auch beim Kurzdarm-Syndrom haben wir Oligopeptide und Glukose-Maltose-Polymere anstelle von Aminosäure-Lösungen und Disacchariden bevorzugt.
9.) Wenn eine Nahrungskomponente schlecht toleriert wird, müssen nicht auch die anderen Komponenten reduziert werden wie bei Verdünnungen von Formula.

Beispielhaft sei auf einen Patienten verwiesen, der zu Beginn unserer 3-KED nach 6 Wochen anhaltender Diarrhoe schwer dystroph war und eine totale Zottenatrophie aufwies. Durch ausschließlich orale Ernährung konnte ein langsames, aber stetiges Gedeihen erreicht werden (11g/Tag), obgleich noch nach 6 Wochen kaum eine Besserung der Zottenatrophie zu erkennen war. Erst nach 12 Wochen 3-KED war die Schleimhaut wieder normal. Danach Aufholwachstum (33g/Tag) und komplikationslose Umstellung auf altersübliche, aber kuhmilchfreie Ernährung. Mit 9 Monaten fiel eine Kuhmilchbelastung (mit Dünndarmbiopsie) pathologisch aus. An diesem Fall zeigt sich, daß auch ohne parenterale Ernährung eine Behandlung einer schweren protrahierten Diarrhoe möglich ist. Die Kalorienzufuhr ist zwar initial geringer - geringer sind aber auch die Risiken einer parenteralen Ernährung, z.B. durch Kathetersepsis.

Bei einem Patienten mit subtotaler Resektion des Colons und des terminalen Ileums wurden schon bald postoperativ ausreichende Mengen Eiweiß und Kohlenhydrate resorbiert, nicht jedoch wegen einer begleitenden cholestatischen Hepatitis die Fette. Die Nahrung konnte den besonderen postoperativen Verhältnissen angepaßt und der Vorteil der fast ballastfreien Komponenten der 3-KED genutzt werden.

Das Konzept der 3-Komponenten-Elementar-Diät wird vorgestellt, weil wir bei allen Patienten mit protrahierter Diarrhoe und Kurzdarm-Syndrom ein gutes Gedeihen infolge ihrer Anwendung gesehen haben.

Enterale Zufuhr von Aminosäuregemischen zur ausschließlichen Ernährung von Frühgeborenen

A. Klabuschnigg, G. Weißenbacher, R. Vogt

Fehlende Fett- und Eiweißdepots, reduzierte Kapazität und geringe Enzymaktivität des unreifen Darmes stellen limitierende Faktoren rein enteraler Ernährung untergewichtiger Neugeborener dar. Unser Bestreben war es, die besonders für die Reifung des zentralen Nervensystems wichtige rasche Zufuhr von Aminosäuren und Kalorien (1,3,4,5) durch Substitution von chemisch definierter Elementardiät (im folgenden kurz CDD genannt) ausschließlich auf oralem Wege zu praktizieren. Die Ergebnisse einer schon 1977 begonnenen "pilot study" und einer daran anschließenden kontrollierten Studie sowie Hinweise aus der Literatur (2,7,13) haben die Basis für diese jetzige Auswertung ergeben.

Material und Methode:

Bei 14 gesunden Frühgeborenen mit einem durchschnittlichen Geburtsgewicht von 1840 g (1150 - 2200 g), 10 Mädchen und 4 Knaben wurde die adaptierte Milchnahrung mit einer additiven Komponente von 6 g CDD pro kg Körpergewicht angereichert, sodaß am 1. Tag ein Energiequotient von 50, am 2. Tag von 80, am 3. Tag von 110 und ab dem 4. Tag von 130 erreicht wurde. Als CDD verwendeten wir BSD 1800 Pfrimmer. Der Gehalt von 1 g CDD beträgt an Aminosäuren 167,5 mg, das entspricht 25 mg Stickstoff, 1 g CDD hat einen Energiegehalt von 3,76 Kcal oder 15,75 K Joule. Die Osmolarität der innerhalb der ersten vier Tage zugeführten Mischung von CDD und adaptierter Milch wurde bestimmt. Als Vergleichsgruppe dienten 22 Frühgeborene mit einem durchschnittlichen Geburtsgewicht von 2269 g (1890-2400g) 10 Mädchen und 12 Knaben, welche mit adaptierten Milchpräparaten ohne supplementären Zusatz aufgezogen worden waren.
Der Energiequotient wurde ebenso wie die Proteinzufuhr pro kg Körpergewicht täglich errechnet.
Bei den beiden Kollektiven wurde sowohl die wöchentlichen Mittelwerte der Gewichtszunahme oder Abnahmen als auch die täglichen Gewichtsschwankungen im gleitenden 10 Tagesmittel errechnet und miteinander verglichen.
Zur Erfassung von Stoffwechselentgleisungen haben wir regelmäßig den Säurebasenhaushalt und am ersten und zehnten Tag sowie bei Erreichen von 2500 g Körpergewicht Harnstoff, Kreatinin, Harnsäure, Gesamteiweiß und Elektrolyte im Serum bestimmt. Zweimal wöchentlich wurde ein Guthrie-Test als grobes Screening für Aminosäureentgleisungen eingesetzt. Bei 9 Kindern wurde eine säulenchromatographische Bestimmung der Aminosäuren im Serum durchgeführt. Alle berechneten Daten beider Gruppen wurden statistisch miteinander verglichen. Die statistische Auswertung erfolgte mittels Wilcoxen-Test, Spearmanschem Rang Korrelationstest sowie T-Test.

Ergebnisse und Diskussion:

Der durchschnittliche Energiequotient vom 10. Tag bis zum Erreichen von 2500 g Körpergewicht betrug in beiden Gruppen 130.

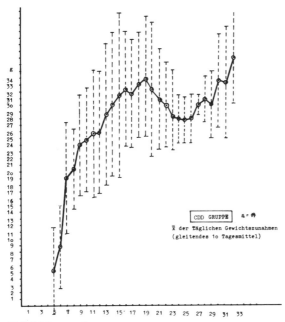

Abbildung 1

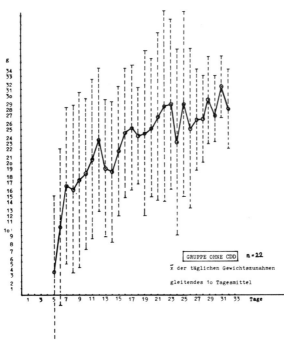

Abbildung 2

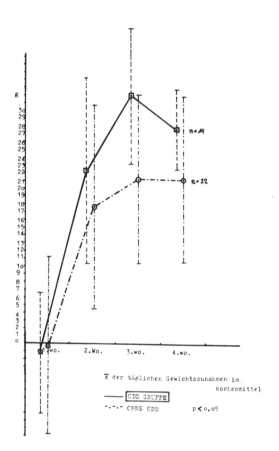

Abbildung 3

x̄ der täglichen Gewichtszunahmen im Wochenmittel
—— CDD GRUPPE
-·-·- OHNE CDD   p < 0,05

	AMINOSÄUREN IM PLASMA				
Aminosäure	Normalwerte von Kindern 9 -24 Monate (µMol/l)		BSD Gruppe (µMol/l)		
	x̄	Sigma	x̄	Sigma	
Methionin	21,0	13,0	45,1	20,67	↑
Isoleucin	44,0	38,0	69,4	32,3	
Leucin	110,0	27,5	135,0	52,9	
Tyrosin	45,0	55,0	121,0	39,5	↑↑
Phenylalanin	40,0	23	101,0	34,6	↑
Lysin	160,0	46,0	185,0	118,0	
Histidin	64,0	44,0	97,9	28,66	
Tryptophan	38,0	17,4	40,6	17,59	
Arginin	31,0	27,0	86,5	46,96	↑
Threonin	60,0	42,5	265,0	101,34	↑↑
Serin	92,0	74,0	238,0	71,03	↑↑
Asparagin	54,1	16,8	78,3	9,15	
Prolin	115,0	82,0	225,0	68,56	↑
Glycin	170,0	127,0	459,0	158,82	↑↑
Alanin	219,0	107,0	520,0	242,72	↑↑
Valin	127,0	52,5	200,0	67,53	↑

Tabelle 1

Eine geringe Differenz der täglichen Proteinzufuhr, bei den
Kindern mit CDD 3,6 g/kg Körpergewicht und Tag (Sigma = 0,3)
und bei dem Vergleichskollektiv 3,3 g/kg Körpergewicht und
Tag (Sigma = 0,2) war statistisch nicht signifikant. Der Anteil
an aufgeschlossenen Aminosäuren lag bei 30 % der Gesamtproteinzufuhr in der CDD-Gruppe. Der für das postpartale Wachstum anzustrebende Energiequotient von 125 bis 130 konnte mit CDD
durchschnittlich in 4 Tagen erreicht werden und unterscheidet
deutlich von der Vergleichsgruppe, die dazu 7 Tage benötigte
($p < 0,005$). Die durchschnittliche tägliche Gewichtszunahme in
Gramm, ausgedrückt im gleitenden 10 Tagesmittel (Abb. 1), zeigt
bei der CDD-Gruppe einen wesentlich steileren Anstieg und eine
auf deutlich höherem Niveau verlaufende Kurve ($p < 0,001$). Demgegenüber zeigen die Kinder ohne Nahrungsanreicherung größere
Streubereiche bei einem niedrigeren und stark schwankenden
Kurvenverlauf (Abb. 2). Vergleicht man die durchschnittliche
tägliche Gewichtszunahme im Wochenmittel miteinander (Abb. 3),
so findet man innerhalb der ersten postpartalen Woche keinen
Unterschied. Ab der 2. Woche kommt es zu einem Anstieg, wobei
die Gewichte zwischen 5 g und 12 g/Tag über den Mittelwerten
des Vergleichskollektivs liegen ($p < 0,05$). Die Gewichtszunahmen
in der CDD-Gruppe decken sich somit völlig mit dem intrauterinen Wachstum, das in der 28. SSW. 20 g/Tag und in der 34. SSW.
30 g/Tag beträgt. Verantwortlich dafür könnte einerseits der
hohe Energiequotient von 130 bereits am 4. pp. Tag sein, wodurch die anfänglich negative Stickstoffbilanz in eine positive übergeführt wird, (10, 11) andererseits erleichtert die
Eiweißzufuhr in Form von aufgeschlüsselten Aminosäuren die
natürliche enterale Resorption (8, 9). Die tägliche Elektrolytzufuhr in beiden Gruppen zeigte keinen signifikanten Unterschied. Grobe Aminosäurestoffwechselentgleisungen konnten durch
die Guthrie-Screening-Methode nicht festgestellt werden. Bei
den säulenchromatographischen Bestimmungen ergaben sich bei
Asparatat, Threonin, Serin, Glycin, Tyrosin und Ornithin
(Tab. 1) deutliche Erhöhungen gegenüber einem Vergleichskollektiv. Diese Erhöhungen einzelner Aminosäuren scheinen
aber, wie auch bei parenteralen Ernährungsregimen beschrieben
(12), rasch reversible und erreichen nie toxische Werte.

Wir sind darüber hinaus sicher, daß die Induktion von Aminosäureimbalanzen auf dem von uns beschrittenen oralen Weg geringer sein muß als bei parenteraler Infusionstherapie, da die
Filterwirkung der Darmwand und der enterohepatische Kreislauf
zusätzliche Regulations- und Entgiftungsmechanismen erfüllen.
Bei sämtlichen entwicklungsneurologischen Kontrollen konnten
keine Abweichungen von der normalen körperlichen und psychomotorischen Entwicklung festgestellt werden.
Die Osmolarität der zugeführten CDD-Milchmischung lag am 1.Tag
bei 568 mosmol, am 2.Tag bei 476, am 3.Tag bei 434, am 4.Tag
bei 405 und ab dem 5.Tag bei 319 mosmol/l. Die osmotische Belastbarkeit des unreifen Darms scheint über einen sehr kurzen
Zeitraum eine größere Toleranz aufzuweisen als in der Literatur
beschrieben und von uns befürchtet wurde. Wir konnten bei
keinem Kind in dieser Studie und auch bei keinem der insgesamt
60 nach diesem Regime ernährten Kinder früherer Untersuchungen
Störungen der Magen-Darmfunktion, wie Durchfälle oder Erbrechen
beobachten.

Bei sämtlichen von uns untersuchten Probanden konnten keine
passagären Erhöhungen der Urea (2) oder Abweichungen des
Kreatinins, der Harnsäure, des Gesamteiweiß von den Normalwerten festgestellt werden. Gröbere Entgleisungen des Säure-
basenhaushaltes kamen in beiden Gruppen nicht vor.

Zusammenfassend kann festgestellt werden, daß eine Anreicherung
der adaptierten Milch mit CDD auf den reifenden Organismus eine
anabole Wirkung hat, die mit bisher praktizierten parenteralen
Ernährungsregimen durchaus vergleichbar ist. Bei Beschreitung
des natürlichen Resorptionsmechanismus fallen jedoch viele
Komplikationsmöglichkeiten einer Infusionstherapie, wie Sepsis,
Thrombose, Osteomyelitis, etc. weg. Ein zusätzlicher nicht un-
wesentlicher Vorteil scheint die geringere Traumatisierung des
heranwachsenden Individuums sowie ein besseres Handling durch
Pflegepersonal und Mutter zu sein.

Literatur:
1. American Academy of Pediatrics, Committee on Nutrition:
   Pediatrics, 60, 519 (1977)
2. Andrassy, R.J., et al.: Exhibit American College of
   Surgery, San Francisco, Oct. 1975
3. Chase, H.P., et al.: N.Engl.J.Med. 282:933 (1970)
4. Dobbing, J., et al.: Arch.Dis.Child 48, 757 (1973)
5. Friedrichs, W.: Fortschr.Med. 96 (18), 967 (May 1978)
6. Holzki, J.: der Kinderarzt 12.Jhg (1981) Nr. 11/pp. 1951-
   1606
7. Klabuschnigg, A., et al.: Infusionstherapie 1982 in Druck
8. Matthwes, D.M.: J.Clin.Path. 24, Suppl. (Roy Coll Path) 5,
   29 (1971)
9. Matthwes, D.M.: Z.Ernährungswiss., Suppl. 20, 1 (1977)
10. Melichar, V., et al.: Pädiatr.u.Pädol. 13, 365 (1978)
11. Melichar, V., et al.: Pädiatr.u.Pädol. 14, 157 (1979)
12. Panteliadis, Chr.: Z.Ernährungswiss. 16, 198 (1977)
13. Vogt, Rl., et al.: Vortrag bei der wiss. Sitzung der
    österr. Ges.f.Perinatale Medizin am 26.4.1980, Eisenstadt

^{15}N-Tracerstudien zum Stoffwechselverhalten der Bifidusflora

Heine, W., M. Tieß, H.J. Stolpe, K. Wutzke, F.K. Grütte

Die Entdeckung einer Vielzahl von Schutzfaktoren in der Muttermilch hat zur gegenwärtigen Renaissance des Stillens erheblich beigetragen. Zahlreiche lösliche Komponenten wie das sekretorische IgA, IgG und IgM, Laktoferrin, Lysozym, Interferon, der Antistaphylokokkenfaktor, der chemotaktische Faktor, das Komplement sowie monozytäre Phagozyten, Makrophagen, B und T Lymphozyten, Neutrophile und Plasmazellen als celluläre Komponenten schirmen den gestillten Säugling gegen eine Vielzahl invasiver Umwelteinflüsse ab. Eine wichtige Bedeutung hat dabei auch die sich unter Muttermilchernährung ausprägende Dominanz der Bifidusbakterien im Colon, die als Mukosaflora das Eindringen pathogener Keime in die Darmwand verhindert. Das von den Bifidusbakterien produzierte saure Stuhl-pH hemmt zudem die Entwicklung von Fäulniskeimen, wodurch die Toxinbelastung unter Muttermilchernährung gegenüber Kuhmilchernährung drastisch reduziert wird (1).

Alle diese in der Natur einmaligen Schutzwirkungen der nativen Muttermilch rechtfertigen ihren vorrangigen Einsatz in der Intensivmedizin der Neugeborenenperiode, wenn eine orale Ernährung überhaupt möglich ist. Die früher übliche Konservierung der Frauenmilch durch Aufkochen muß wegen der Zerstörung wesentlicher Schutzfaktoren heute als obsolet gelten.

Trotz intensiver Forschung in den letzten 100 Jahren sind offenbar wesentliche Wirkungsprinzipien der Muttermilch noch ungeklärt.

Wir befaßten uns in den zurückliegenden Jahren mit der Frage nach der phylogenetischen Bedeutung des mit 300 bis 400 mg/l vergleichsweise hohen Harnstoffgehaltes der Muttermilch (2). Da Harnstoff im menschlichen Organismus nur durch die Urease der Darmbakterien gespalten werden kann, war es naheliegend, den Harnstoffmetabolismus der Bifidusflora unter Muttermilchernährung zu untersuchen. Wir bedienten uns dazu der Tracertechnik mit dem stabilen Isotop ^{15}N. Als Tracersubstanzen verwendeten wir ^{15}N-Harnstoff und ^{15}N-Ammonchlorid. Die ^{15}N-Häufigkeit in den Stuhlbakterien und im Harn wurde emissionsspektrometrisch bestimmt.

Nach einmaliger oraler Stoßmarkierung mit ^{15}N-Harnstoff in einer Dosierung von 40 mg ^{15}N/kg fanden sich bei vier Säuglingen unter Muttermilch- und Kuhmilchernährung ^{15}N-Atomexzesswerte in den isolierten Darmbakterien bis zu 1,81 %. Die Fäulnisflora unter Kuhmilchernährung inkorporierte maximal 1,08 % (3).

Damit konnte die Utilisation des Harnstoffs durch die Darmbakterien bestätigt werden. Daß praktisch keine Unterschiede in der Harnstoffverwertung durch die Fäulnisflora unter Kuhmilch im Vergleich zur Bifidusflora unter Muttermilch gefunden wurden, blieb zunächst unklar, da Bifidusbakterien laut mikrobiologischer Standardliteratur (4) keine Urease besitzen. Wir diskutierten daher zunächst eine parasitäre Utilisation von Ammoniak durch die Bifidusbakterien nach Harnstoffspaltung durch ureasehaltige Begleitkeime.

Suzuki und Mitarbeiter (5) fanden 1979 jedoch, daß Bifidusbakterien vom Typ infantis - also gerade die Typen, die bei Muttermilchernährung dominieren - im Gegensatz zu anderen Bifidusbakterien Urease besitzen.

Wir konnten in einer Reinkultur von Bifidusbacterium infantis liberorum in NH-Bouillon mit Cystin und im Petuely-Medium die Inkorporation von ^{15}N aus ^{15}N-Harnstoff und ^{15}N-Ammonchlorid nachweisen. In den kulturell gezüchteten Bifidusbakterien fand sich nach Zusatz von 10 mg ^{15}N-Harnstoff/100 ml Nährboden ein ^{15}N-Atomexzess von 0,47 %, in Coli- und Proteusbakterien unter vergleichbaren Bedingungen 0,14 und 1,10 %.

Nach ^{15}N-NH4-Zusatz zu den Kulturmedien waren die analogen Werte 4,63, 2,96 und 2,29 %.

Zwei chronisch niereninsuffiziente Kinder und ein Säugling mit einer vesikorectalen Fistel hatten als Folge einer Anpassung der Darmflora an ständig erhöhte Harnstoffkonzentrationen im Colon nach oraler ^{15}N-Harnstoffapplikation höhere ^{15}N-Einbauraten in die Stuhlbakterien als gesunde Kinder. Es fand sich ein maximaler ^{15}N-Atomexzesswert von 3,52 % Der Säugling mit der vesikorectalen Fistel wies unter Frauenmilchernährung mit einem Atomexzesswert von 0,76 % eine höhere Inkorporationsrate als unter Kuhmilchernährung (0,66 % auf.

Das Stuhl-pH hatte einen deutlichen Einfluß auf die Resorption von Harnstoff und Ammonium. Bei saurem Stuhl-pH unter Muttermilchernährung wurden nach Instillation von ^{15}N-Harnstoff in das Colon nur 0,025 % des zugeführten ^{15}N als NH4 und 5 % als Harnstoff im Harn ausgeschieden, bei alkalischem Stuhl unter Kuhmilchernährung dagegen 0,7 bzw. 50 %. Eine ^{15}N-Ammonchloridinstillation in das Colon zeigte analoge Resultate.

Aus den Ergebnissen dieser Untersuchungen lassen sich folgende Schlußfolgerungen ziehen:

1. Bifidobakterien vom Typ infantis spalten Harnstoff und inkorporieren den Harnstoffstickstoff. Der relativ hohe Harnstoffgehalt der Muttermilch hat möglicherweise die Funktion eines Selektivwuchsstoffes für diesen Bifidustyp.

2. Bei hohem Harnstoffangebot im Colon infolge chronischer Niereninsuffizienz und bei vesikorectalen Fisteln steigt

die Stickstoffverwertung der Darmflora aus Harnstoff.

3. Die Resorption von Harnstoff und Ammonium und die daraus resultierende Belastung des Organismus mit harnpflichtigen Substanzen lassen sich durch Säuerung des pH im Colon verringern.

Diese Aspekte vervollständigen unsere Vorstellungen über die zahlreichen Schutzwirkungen der Muttermilch. Sie eröffnen neue Möglichkeiten für die Säuglingsernährung und die diätetische Behandlung der chronischen Niereninsuffizienz. In der Intensivtherapie des Neugeborenen- und Säuglingsalters sollte der Schutzschirm der Muttermilchernährung konsequent genutzt und nicht gedankenlos durch überflüssige Maßnahmen wie beispielsweise eine zu großzügige Antibioticaprophylaxe zerstört werden.

Literatur:

1. Grütte, F.K., H. Haenel: Physiologie und Biochemie von Verdauung und Resorption.
   Intestinalflora in Cremer, H.-D., D. Hötzel, J. Kühnau: Biochemie und Physiologie der Ernährung, Georg Thieme Verlag Stuttgart • New York (1980)

2. Hambraeus, L., Lönnerdal, B., Forsum, E., Gerbe-Medhin, M.: Acta Paed. Scand. 67 (1978) 561

3. Heine, W., F.K.Grütte, K. Wutzke, H.J. Stolpe, M. Tieß, W. Müller: Monatsschr. Kinderheilk. 130 (1982) 1

4. Seeliger, H.P.R.: aus Taschenbuch der medizinischen Bakteriologie, Johann Ambrosius Barth Verlag, Leipzig (1978).

5. Suzuki, K., Y. Benno, T. Mitzuoka, S. Takebe, K. Kobashi, I. Hase: Appl. environ. Microbiol. 37 (1979) 379

Die Ernährung von Neugeborenen mit nativer Muttermilch

R. SCHNARZ, O.H. BRAUN, Kinderklinik Pforzheim

Von 514 kranken Früh- und Neugeborenen, die 1979-1980 in unserer Klinik stationär behandelt wurden, konnten wir 206 voll oder teilweise mit Muttermilch ernähren. 108 dieser Patienten waren Früh- oder Mangelgeborene. 41 Kinder wurden über einen längeren Zeitraum, d.h. bis zu 45 Tagen ausschließlich mit der Milch der eigenen Mutter ernährt.

<1000g	-1500g	-2000g	-2500g	>2500g
0	9	41	58	98

Tab. 1 Gewichtsklassen der Muttermilch-ernährten Kinder (n=206)

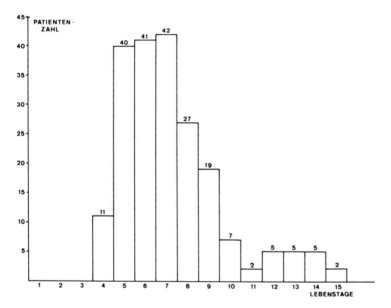

Abb. 1 Zeitpunkt der ersten Muttermilchgabe

Die Milch wurde nach Desinfektion der Brust und der Hände der Mutter als "Mittelstrahlmilch" gewonnen. Es wurden nur elektrische Pumpen verwendet, bei denen die Milch direkt in ein steriles Auffanggefäß kam und nicht umgefüllt werden mußte. Für jeden Abpumpvorgang wurde eine neue, sterile Flasche verwendet. Bis zum Transport in die Klinik, der möglichst am gleichen Tag erfolgte, wurde die Milch bei Kühlschranktemperatur aufbewahrt. Zur Erhaltung der Kühlkette wurden den Eltern Styropor-Behälter zur Verfügung gestellt. In der Klinik wurde von jeder Milchlieferung täglich eine kleine Menge steril entnommen. Ein doppelseitig beschichteter Agarträger (Uricult) wurde beimpft und bei Brutschranktemperatur aufbewahrt. Am nächsten Tag konnten die Gesamt-Keim-

zahl und das Wachstum gramnegativer Keime semiquantitativ
bestimmt werden. Nach weiteren 24 Stunden Bebrütung wurde
die Plasmakoagulaseaktivität zum indirekten Nachweis von
pathogenen Staph. aureus geprüft. Da auch verschiedene gramnegative Keime Plasmakoagulase bilden können, wurde bei Anwesenheit dieser Keime der Test nicht durchgeführt.

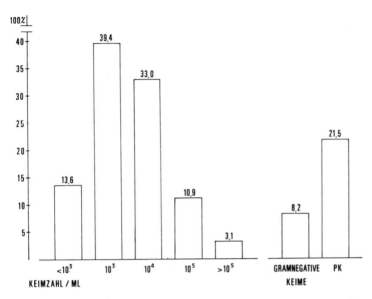

Abb. 2 Keimzahl/ml, Wachstum gramnegativer Keime, Plasmakoagulasereaktion in 1781 (=100%) Proben

Die Muttermilch durfte nur verfüttert werden, wenn die Keimzahl nicht über 10^5 pro ml lag und keine gramnegativen Keime
enthielt. Die positive Plasmakoagulase-Reaktion wurde bei
dieser Entscheidung nicht berücksichtigt. Die Milch wurde
vor Verfütterung lediglich auf Trinktemperatur erwärmt,
aber nicht pasteurisiert oder gekocht. Sie war vorher auch
nicht tiefgefroren.
Im Zusammenhang mit der Muttermilch-Ernährung interessierte
die Häufigkeit der Infektionsfälle bei den natürlich ernährten Kindern im Vergleich zu rein künstlich ernährten Neugeborenen.
Bei 308 künstlich ernährten Kindern wurden 52 Infektionsfälle gefunden, bei 206 mit Muttermilch oder teilweise mit
Muttermilch ernährten dagegen nur 6 Fälle. Die 20 Sepsis-
und Meningitis-Fälle betrafen ausschließlich künstlich ernährte Neugeborene. Allein in 14 Fällen konnten die infektionsauslösenden Keime direkt postpartal nachgewiesen werden.
Auch eine frühzeitige Muttermilchernährung hätte hier sicher
keinen schützenden Effekt ausüben können. Da die Immunfaktoren der Muttermilch fast ausschließlich lokal im Darm
wirken, ist es fraglich, ob eine hämatogen ausgelöste Allgemeininfektion durch Muttermilchfütterung überhaupt verhindert werden kann. Eindeutig sind die Befunde bei den

enteralen Infektionen. Hier konnte der protektive Effekt der Muttermilch, der lange bekannt ist (2) und erneut vielfach bestätigt wurde (4,8,9,11), bei unseren Patienten nachgewiesen werden. Unter Muttermilchernährung trat bei einem sehr unreifen Frühgeborenen eine Parotitis purulenta auf. Da keine Typisierung der Erreger (Staph. aureus) vorgenommen wurde, muß offenbleiben, ob die Muttermilch diese Infektion ausgelöst hat.

INFEKTIONSFÄLLE	ANZAHL	MM-ERNÄHRUNG VOLL/TEILWEISE	KÜNSTLICHE ERNÄHRUNG	KEIME PERINATAL NACHGEWIESEN
ENTERITIS	31	4	27	1
ENTEROKOLITIS	2		2	
SEPSIS-MENINGITIS	20		20	14
BAKT. INFEKTIONEN	2	1	1	
VIRUS-INFEKTIONEN	3	1	2	
	58	6	52	15

Tab. 2 Infektionsfälle bei 308 künstlich ernährten und bei 206 voll/teilweise muttermilchernährten Kindern

Zusammenfassend kann festgestellt werden, daß Muttermilch einen infektionsverhütenden Effekt speziell gegen enterale Infekte vermittelt. Voraussetzung dafür ist die Verabreichung nativer Muttermilch, da nur so alle entscheidenden Immunfaktoren erhalten bleiben (1,5,7). Die Milch sollte aber keine Keime enthalten, die das Neugeborene schädigen könnten, besonders gramnegative Keime. Auch sollte die Gesamtkeimzahl nicht über eine bestimmte Grenze hinausgehen. Zur täglichen bakteriologischen Überwachung hat sich das Uricult-Verfahren als ausreichend und für den Routinebetrieb geeignet erwiesen (3,6,10).

1. BJÖRKSTEN, B. et al., Br. Med. J. 281 (1980), 765-769
2. BRAUN, O.H., Klin. Pädiatr. 188 (1976), 297-310
3. BRAUN, O.H. et al., Int. Symp. "Stillen und Stillhindernisse", Düsseldorf 1979, Hrsg. E. SCHMIDT
4. HANSON, L.A., Arch. Dis. Child. 51 (1976), 737-743
5. HERNANDEZ, J. et al., Pediatrics 63 (1979), 597-601
6. HOHENAUER, L., Wien. klin. Wochenschr. 92 (1980), 53-57
7. LIEBHABER, M. et al., J. Pediatr. 91 (1977), 897-900
8. NARAYANAN, I. et al., J. Pediatr. 99 (1981), 496-498
9. NARAYANAN, I. et al., Lancet II (1980), 561-563
10. ROTEN, H. et al., Helv. Paediatr. Acta 40 (1978), 15-16
11. WELSH, J.K. et al., J. Pediatr. 94 (1979), 1-9

Erfahrungen mit der bakteriologischen Schnelltestung von abgepumpter Muttermilch

L. HOHENAUER

Die unnachahmlichen Vorzüge der Frauenmilch für die Ernährung von kranken Neugeborenen und Frühgeborenen ist durch zahlreiche Forschungsergebnisse erneut unter Beweis gestellt worden (SCHMIDT, 1979, TÖNZ, 1978). Gleichzeitig sind diese Vorteile der Frauenmilch auch breiten Bevölkerungsschichten bewußt geworden.
So ist es verständlich, daß sich Neonatologen in vermehrtem Maße darum bemühen, ihre neugeborenen Patienten mit der Milch der eigenen Mutter zu ernähren. Sind Mutter und Kind räumlich getrennt, wie das bei Krankenhausaufnahmen von Neugeborenen die Regel ist, so werden neben den praktischen Problemen auch milchhygienische Fragen aktuell, da Gewinnung und Verabreichung der Milch an verschiedenen Orten und zu verschiedenem Zeitpunkt erfolgen.
Ähnliche Fragen in milchhygienischer Sicht werden dann aktuell, wenn kranken Säuglingen und Frühgeborenen die Milch von Müttern verabreicht werden soll, welche diese als Spenderinnen zur Verfügung gestellt haben.
Die Hauptgefahr ist die bakterielle Kontamination bei unsachgemäßer Vorbehandlung.
Pasteurisieren und Kochen bringen merkliche Einbußen an biologischer Qualität der Frauenmilch mit sich (FORD, et alii 1977, GIBBS, et alii 1978, LUKAS et alii 1979).
Von dieser Wertminderung sind im besonderen die immunologischen Potenzen der rohen Frauenmilch betroffen.
Frauenmilch sollte daher ohne jegliche Hitzevorbehandlung in einwandfreier Form an kranke Neugeborene verabreicht werden. Diese Forderungen sind bisher an der schweren Praktikabilität gescheitert. Erst in jüngster Zeit sind wir in die Lage versetzt, diese Schwierigkeiten in einer wirtschaftlich und zeitlich akzeptablen Form zu überwinden (ROTEN, et alii 1978, HOHENAUER, 1980,a, HOHENAUER, 1980, b).

MATERIAL UND METHODIK:

Angeregt durch ROTEN et alii (1978) haben wir 1979 damit begonnen, die Mütter unserer neugeborenen Patienten zur Milchgewinnung und Milchlieferung intensiv anzuregen. Das gleichzeitig gehobene Stillbewußtsein kam uns in diesem Sinne sehr entgegen. Wir trafen auf große Kooperationsbereitschaft der Mütter. Die ohne besondere Vorkehrungen gewonnene Milch zeigte aber durchwegs hohe Keimzahlen und war teilweise zum Zeitpunkt der Lieferung verdorben. Es wurde daher ein genaues Hygieneinstruktionsprotokoll für Mütter ausgearbeitet. Bevor Mütter zur Milchlieferung eingeteilt werden, erhalten sie durch eine speziell ausgebildete Schwester eine eingehende Hygieneinstruktion, die alle Details der Hände- und Brusthygiene und die technischen Fragen des Abpumpens und der Kühlhaltung beinhaltet.
Die Aufklärung der Bevölkerung im allgemeinen und der Wöchnerinnen im besonderen im Hinblick auf den Wert des Stillens und die hygienischen Vorkehrungen beim Abpumpen von Frauen-

milch sind von besonderer Bedeutung, obwohl sie in diesem Zusammenhang nicht weiter erörtert werden können.
Die Tagesmilchportionen werden uns in Pendelkühlpackungen geliefert, wobei meist der besuchende Vater als Bote fungiert. Die Milch kann bis spätestens 15 Uhr an jedem Tag angeliefert werden, sodann werden die Proben mit Uricult^R in der bekannten Weise angesetzt. Die Milch wird weiterhin kühl gelagert, jedoch nicht gefroren. Die Ablesung der angesetzten Proben erfolgt um 7 Uhr des nachfolgenden Tages. Die Beurteilung geschieht in folgender Weise: Klasse I: steril oder Gesamtkeimgehalt bis 10.000/ml. Klasse II: Gesamtkeimgehalt zwischen 10.000 und 100.000/ml. Klasse III: Gesamtkeimgehalt über 100.000/ml.
Sterile Milchen und Milchen der Güteklasse I werden in roher Form ohne jegliche Hitzevorbehandlung noch am selben Tag verabreicht.
Frauenmilch der Güteklasse II wird vor Verabreichung gekocht.
Frauenmilch der Güteklasse III wird verworfen.
Bis Juni 1980 standen uns Lactocultobjektträger zur Verfügung, bei welchen gleichzeitig die Gesamtkeimzahl und die Zahl der coliformen Keime abgelesen werden kann. Seit Juli 1980 sind diese Objektträger nicht mehr erhältlich und wir führen nur mehr die Bestimmung des Gesamtkeimgehaltes mittels Uricult durch. Die Ergebnisse sind in Tabelle I zusammengefaßt.

TABELLE I

ERGEBNISSE DER SAMMLUNG UND SCHNELLTESTUNG VON MUTTERMILCH.
(24 Stundenportionen, X. 1979 - XII.1981)

KEIMZAHL		PROBENZAHL:	(%)	MENGE IN LITER:
steril	KL.I	5267	(52.3%)	2109 (roh verabreicht)
$\leq$ 10.000/ml		2409	(23.9%)	
>10.000 <100.000	KL.II	1996	(19.8%)	548 (gekocht verabreicht)
>100.000	KL.III	391	(3.8%)	144 (verworfen)

Mehr als die Hälfte der Tageslieferungen war steril und weniger als 4 % mußten verworfen werden. Insgesamt konnten über 2000 Liter Frauenmilch roh verabreicht werden. Ob die Möglichkeit, nur die Gesamtkeimzahl zu bestimmen ausreichend ist, haben wir in einer retrospektiven Analyse mit Lactocult getesteten Proben zu ermitteln gesucht: Unter den 2.527 mit Lactocult getesteten Proben fanden sich 121 Proben der Klasse III mit unzulässiger Gesamtkeimzahl. Von diesen 121 Proben hatten 78 Proben gleichzeitig auch eine Colizahl von mehr als 5000/ml, 25 dieser Proben (= 20 %) hatten bei unzulässig hoher Gesamtkeimzahl keine coliformen Keime. In 3/4 der Fälle ist also eine hohe Gesamtkeimzahl auch mit einer hohen Zahl von coliformen Keimen verbunden und umgekehrt fanden wir keinen Fall, in dem wir alleine wegen der unzulässig hohen coliformen Zahl bei niedriger Gesamtkeimzahl eine Milch ausscheiden mußten.

KONKLUSION:

Angelieferte Frauenmilch kann an Säuglingen nur dann verab-

reicht werden, wenn vor der Verabreichung der niedrige Keimgehalt gesichert ist. Durch Verfügbarkeit der Uricultagarträger ^{R} ist es möglich, eine bakteriologische Schnelltestung in sehr wirtschaftlicher Form ohne eigenes bakteriologisches Labor durchzuführen.
Die Schwierigkeiten bei dieser Form der Gewinnung, Anlieferung und Verabreichung der Frauenmilch liegen vorwiegend auf organisatorischem und erzieherischem Gebiet.
Diese Ergebnisse zeigen, daß die Frauen unseres Einzugsgebietes gewissenhafte und gelehrige Milchlieferantinnen sind. Die Mütter sind auch durchaus bereit, arbeitsmäßige Mehrbelastung durch hygienisch genaues Vorgehen beim Pumpen auf sich zu nehmen, wenn sie den hohen Wert der Frauenmilch für ihr krankes Neugeborenes kennen. Es ist sicherlich ein Mangel, daß Staphylokokkus pyogenes aureus nicht gesondert erfaßbar ist, andererseits haben SCHNARZ und BRAUN (1982) Milchen trotz positivem Plasmakoagulasetest an Neugeborene roh verabreicht und dabei keine Schwierigkeiten erlebt.
Das geschilderte Verfahren ist auch außerordentlich kostengünstig und im Berichtszeitraum sind die anfallenden Kosten durch Einsparungen am Sektor der Säuglingsnahrung wettgemacht worden.

LITERATUR:

FORD, J.E., LAW, B.E., MARSHALL, M.E., REITER, B.: J. Pediatr. 90 (1977) 29
GIBBS, J.H., FISHER, C., BATTACHARVA, S., GODDARD, P.: Early human Dev. 1 (1978) 227
HOHENAUER, L.: Wien. klin. Wschr. 92 (1980) 53
HOHENAUER, L.: Wien. Med. Wschr. 130 (1980) 560

ROTEN, H., MINDER, W., ZURBRÜGG, R.P.: Therap. Umschau 35 (1978) 619.
SCHMIDT, E.: Monatsschr. Kinderheilk., 127 (1979) 525
SCHNARZ, R., BRAUN, O.H.: Mitteilung 8. Sympos. Pädiat. Intensivmedizin Ulm (1982)
TÖNZ, O.: Therap. Umschau 35 (1978) 610

Zum Eiweißgehalt der Milch von Müttern unreifer Kinder

L. HOHENAUER

Das derzeitige Interesse an der Frauenmilchernährung von kleinen Frühgeborenen hat mehrfache Gründe: Nach Rückgang der überhöhten Sterblichkeitsziffern von Neugeborenen machen Infektionen und nekrotisierende Enterokolitis wesentliche Anteile der Letalität aus und gegen beide Krankheiten scheint die Ernährung mit roher Frauenmilch einen wesentlichen Schutzfaktor darzustellen (HANSON et al., 1972, VIRNIG et al 1974). Weitere für das Frühgeborene wichtige Eigenschaften der rohen Frauenmilch sind die geringe osmolare Belastung (SVENNINGSEN et al. 1974), die gute Resorption des Frauenmilchfettes (SENTERRE 1976) und die spezifische Eiweißzusammensetzung, da die für das Frühgeborene möglicherweise essentiellen Aminosäuren Zystin und Taurin in der Frauenmilch in wesentlich höheren Konzentrationen vorliegen als in der Kuhmilch (RÄIHÄ 1974).
Demgegenüber stellt der niedrige Eiweißgehalt von Spenderinnenmilch aus Milchbanken mit Werten von 1.0 bis 1.2 g/dl (FOMON und ZIEGLER 1977) einen möglichen Nachteil für das kleine Frühgeborene dar.
Die theoretischen Überlegungen von FOMON und ZIEGLER (1977) werden bestärkt durch die Beobachtungen von DAVIES (1977), der nachweisen konnte, daß frauenmilchernährte Frühgeborene mit einem Gestationsalter von 28 bis 32 Gestationswochen im ersten Lebensmonat ein langsameres Wachstum und insbesondere ein langsameres Schädelwachstum aufwiesen.
ATKINSON 1977) und GROSS (1980) konnten andererseits zeigen, daß Milch von Müttern, die ein Frühgeborenes zur Welt gebracht haben, etwa 20 % mehr Eiweiß enthält, als Milch von Müttern reifer Kinder vergleichbaren postnatalen Alters. Da unterschiedliche Milchgewinnung einen Unsicherheitsfaktor in der Interpretation dieser Befunde darstellte und da zudem diese Beobachtungen von außerordentlicher Tragweite sind, hielten wir es für gerechtfertigt und notwendig diese Befunde an den von unseren Müttern produzierten Milchproben zu erhärten und zudem auf eine Reihe anderer Bestandteile auszudehnen, um auch über den Energiegehalt der Milch von Müttern frühgeborener Kinder eine Aussage machen zu können, da für ernährungsphysiologische Aussagen auch die Relation von Protein pro 100 Kalorien bedeutsam ist (4). GROSS et al (1980) konnte bereits zeigen, daß Milch von Müttern, die zwischen der 28. und 36. Gestationswoche geborene hatten, mehr Stickstoff, Natrium und Chlorid und weniger Laktose aber gleich viel Kalorien, Kalium, Kalzium, Phosphor und Magnesium enthält als die Milch von Müttern reifer Kinder. Aus allen bisherigen Längsschnittbeobachtungen im Verlaufe der Laktation geht eindeutig der rasche Abfall des Eiweißgehaltes und der Anstieg des Fettgehaltes hervor, eine gesetzmäßige Änderung, die als Reifung bezeichnet wird (ROLAND und FREIESLEBEN 1963, STOLLEY et al 1981). Dieser Reifungsvorgang betrifft Milch von Müttern reifer und unreifer Kinder in gleichem Maße (ATKINSON et al. 1977).

MATERIAL UND METHODIK:

Im Rahmen unserer Neugeborenenabteilung werden die Mütter aller Patienten bereits bei der Geburt auf die Wichtigkeit der Ernährung mit der Milch der eigenen Mutter hingewiesen. Es sind besondere Vorkehrungen getroffen, daß die Milch täglich angeliefert, bakteriologisch schnellgetestet und den Kindern roh verabreicht werden kann (HOHENAUER 1980). Im Rahmen dieser Studie wurde im Einverständnis mit den Müttern planmäßig Milch von Müttern mit Kindern unterschiedlichen Gestationsalters und unterschiedlichen postnatalen Alters untersucht. Es wurden jeweils 30 ml aus einer 24 Stunden Sammelportion abgepumpter Frauenmilch gezogen und in den milchanalytischen Labors der HUMANA Milchwerke Westfalen nach den laborüblichen Standardmethoden untersucht. Für die Analysen ist Dr. W. SCHUBERT verantwortlich. Die Milch war unmittelbar nach Gewinnung gekühlt und die Proben bis zur Analyse tiefgefroren worden. Eiweiß wurde rechnerisch aus dem Gesamtstickstoff (mal 6.38) ermittelt. Der Kalorienwert wurde aus den Nährwerten errechnet.
Die Milchproben sind entsprechend dem Gestationsalter und dem postnatalen Alter geordnet wobei Gruppierungen nach Wochen vorgenommen worden sind.
Im Rahmen dieser Mitteilung sind die Ergebnisse der Analysen für die ersten zwei Lebenswochen für Früh- und Reifgeborene dargestellt. Darüber hinaus ist die Milchreifung bis zum 2. Monat bei Frühgeburt dargestellt. Vergleichswerte von reifen Kindern ähnlicher Altersgruppen sind vorerst aus den eigenen Untersuchungen nicht verfügbar, aber aus der Literatur bekannt.
Es sind 138 Proben von 51 Müttern untersucht worden. 117 Proben stammen von 35 Müttern frühgeborener Kinder.

ERGEBNISSE:

In Tabelle 1 sind die Werte für Eiweiß, Laktose, Fett und Kalorien in der Kolostralmilch von den Müttern frühgeborener und reifer Kinder dargestellt. Der Eiweißgehalt ist nach Frühgeburt in den ersten zwei Wochen nicht unterschiedlich. Laktose (plus 6.1 %) und Fett (plus 23.7 %) sind in der Milch nach Frühgeburt in beiden Wochen in höherer Konzentration vorhanden, woraus sich für diese Periode ein höherer Nährwert (plus 13.6 %) ergibt.
Im Verlaufe der Laktation ergeben sich auch bei den Müttern von frühgeborenen Kindern die bekannten Veränderungen: Tabelle 2. Der Eiweißgehalt sinkt schrittweise von 2.17 % in der ersten Laktationswoche auf 1.47 % im zweiten Laktationsmonat. Der Vergleichswert bei Reifgeborenen im 2. und 3. Monat beträgt 1.13 $\pm$ 0.07 (STOLLEY et al 1981). Der Laktosegehalt steigt innerhalb der ersten drei Laktationswochen von 5.23 auf 5.80 %. Der Fettgehalt steigt von der ersten zur zweiten Woche sprunghaft an und bleibt ab der 3. Woche konstant auf Werten von 4.0 %. Demgemäß ist der Nährwert in der ersten Laktationswoche am niedrigsten (57.49 $\pm$ 11) und ab der dritten Woche konstant zwischen 67 und 68 Kalorien. Es wird darauf verzichtet diese Werte in Juole anzugeben,

ZUSAMMENSETZUNG DER MUTTERMILCH WÄHREND DER ERSTEN 2 LEBENSWOCHEN NACH FRÜHGEBURT UND TERMINGEBURT.

Gest. Woche	N	Eiweiß[x]) g/dl	Laktose g/dl	Fett g/dl	Kalorien / dl	Probenalter (Tage)
26 - 37	47	1.85 ± 0.45	5.32 ± 0.42	3.70 ± 1.35	64.0 ± 12.4	9.89 ± 2.73
38 - 42	21	1.83 ± 0.21	5.01 ± 0.79	2.99 ± 1.04	56.0 ± 9.9	8.67 ± 2.12
		n.s.	$p < 0.05$	$p < 0.05$	$p < 0.05$	n.s.

[x]) Eiweiß = g N × 6.38

Proben aus 24 Stunden Sammelmengen abgepumpter Muttermilch

TABELLE 1

ZUSAMMENSETZUNG DER MILCH VON MÜTTERN FRÜHGEBORENER KINDER IM VERLAUF DER LAKTATION
M ± Stand. Abw.

	Alter in Tagen	N	Eiweiß[x])	Laktose[x])	Fett[x])	Kalorien
1. Woche	6.27 ± 0.7	11	2.17 ± 0.61	5.23 ± 0.38	2.91 ± 1.26	57.49 ± 11.04
2. Woche	11.00 ± 2.0	35	1.75 ± 0.33	5.35 ± 0.42	3.95 ± 1.28	66.08 ± 12.15
3. Woche	17.00 ± 1.9	25	1.57 ± 0.24	5.57 ± 0.34	4.06 ± 0.95	67.11 ± 9.06
4. Woche	24.59 ± 2.1	22	1.55 ± 0.20	5.80 ± 0.33	4.05 ± 1.13	67.93 ± 10.26
2. Monat	39.29 ± 8.4	24	1.47 ± 0.40	5.81 ± 0.58	4.02 ± 0.83	67.32 ± 8.07
Gesamt	20.17 ± 11.8	117	1.66 ± 0.40	5.57 ± 0.48	3.91 ± 1.15	66.10 ± 10.70

[x]) g/dl Proben aus 24 Stunden Sammelperioden abgepumpter Muttermilch
Eiweiß ="sogen. Eiweiß " (g N × 6.38)

TABELLE 2

EIWEISSGEHALT IN MUTTERMILCH NACH ENTBINDUNG IN DER 29. - 31. GESTATIONS-
WOCHE

Alter postnatal (Wochen) :	1 ± 2	3 ± 4	5 ± 8.0
(Tage) :	9.89 ± 2.7	20.72 ± 4.1	36.56 ± 8.0
N :	13	18	9
" Eiweiß " (g/dl):	1.97 ± 0.58	1.61 ± 0.17	1.62 ± 0.53
Kalorien / dl	65.8 ± 7.4	6.86 ± 0.8	70.9 ± 6.9
g Eiweiß / 100 Kal	2.99	2.36	2.31

TABELLE 3

weil dadurch die problemlose Vergleichbarkeit mit der Literatur erschwert wäre.

Ein besonderes Risiko für Eiweißmangel tragen Frühgeborene mit Gestationsalter von weniger als 33 Wochen bei Ernährung mit Spenderinnenmilch (DAVIES, 1977). Aus diesem Grunde werden die Eiweiß- und Kalorienwerte für die Gruppe der Kinder mit Gestationsalter 29 - 31 Wochen gesondert dargestellt: Tabelle 3. Es ergibt sich über die gesamte beobachtete Stillzeit für diese Kinder ein augenscheinlicher Vorteil bei Ernährung mit der Milch der eigenen Mutter im Vergleich zu Spenderinnenmilch.

KONKLUSION:

Im Rahmen dieser Studie erscheint es bedeutsam, daß Unterschiede in der Zusammensetzung von Muttermilch nach Frühgeburt gegenüber Muttermilch nach Termingeburt nachweisbar waren, obwohl der Sammelmodus für beide Gruppen identisch war, i.e.: Abpumpen der Milch und Sammeln über 24 Stunden.

Dabei ist der Unterschied im Eiweißgehalt in der Kolostralmilch beider Gruppen minimal. In der dritten und vierten postnatalen Woche und im zweiten Lebensmonat nach Frühgeburt liegen die beobachteten Werte für Eiweiß beträchtlich über den aus dem deutschen Sprachraum bekannten Werten nach Termingeburt (STOLLEY et al, 2. Monat: 1.13 ± 0.07 g/dl). Aus organisatorischen Gründen war es für uns bisher schwierig Vergleichswerte aus dieser Altersgruppe für Reifgeborene zu erheben, da diese zumeist gestillt waren.

Gegenüber den von GROSS (1980) gefundenen Werten fällt auf, daß in der Milch amerikanischer Mütter Laktose und Eiweiß ohne Rücksicht auf das Gestationsalter höher konzentriert sind, diese Unterschiede bestehen aber nicht zu den von STOLLEY (1981) aus Dortmund mitgeteilten Werten.

ZIEGLER et al (14) haben für Frühgeborene aus der 29.-31. Gestationswoche einen Eiweißbedarf von 2.4 Gramm pro 100 Kalorien angegeben. Aus der Tabelle 3 ergibt sich, daß durch die Milch der eigenen Mütter dieser Gestationsaltersgruppe in den ersten zwei Wochen 2.9 Gramm, in der dritten und vierten Woche 2.36 Gramm und im zweiten Monat 2.31 Gramm Eiweiß jeweils pro 100 Kalorien geliefert werden, was dem errechneten Sollwert praktisch entspricht. Andererseits erscheinen die Eiweißwerte auch ausreichend, um den Frühgeborenen selbst bei nicht optimalen Trinkmengen eine noch suffiziente Eiweißversorgung von 1.7 Gramm pro Kg und Tag (2) zu garantieren, da diese Menge Eiweiß durchschnittlich in 100 g Milch von Müttern Frühgeborener enthalten ist (Tabelle 2).

Aufgrund dieser Befunde und der Ergebnisse anderer Untersucher erscheinen alle Bemühungen sinnvoll, die Mütter von Frühgeborenen zur Milchproduktion anzuregen und diese Milch möglichst in rohem Zustand den eigenen frühgeborenen Kindern zu verabreichen.

LITERATUR:

ATKINSON, S.A., BRYAN, M.H., und ANDERSON, G.H.:
Th. Journal of Pediatrics 93 (1978) 67

COMMITTEE ONNUTRITION:
Pediatrics 60 (1977) 519

DAVIES, D.P.:
Arch. Dis. Child 52 (1977) 296

FOMON, S.J., ZIEGLER, E.E., VAZQUEZ, H.D.:
Arch. J. Dis. of Child 131 (1977) 463

GROSS, ST., J., DAVID, R.J., BAUMANN, L. und TOMARELLI, R.M.:
The Journ. of Pediat. 96 (1980) 641

HANSON, L.O., WINBERG, J.:
Arch. Dis. Child 47 (1972) 845

HOHENAUER, L.:
Wiener klin. Wschr. 92 (1980) 53

RÄIHÄ, NcR, HEINONEN, K., RASSIN, D.K. und GAULL, G.E.:
Pediatrics 57 (1976) 659

ROLAND, F. und FREIESLEBEN, A.:
Medizin und Ernährung, Heft 1 (1963) 11

SENTERRE, J.:
L'alimentation optimale du prematurè
Liege Vaillant Carmanne S.A.   1976

STOLLEY, H.V., GALGAN und ROESE, W.D.:
Nähr- und Wirkstoffe in Frauenmilch. Protein, Laktose, Mineralien, Spurenelemente und Thiamin.
Monatschr. Kinderheilk. (1981) 129:293

SVENNINGSEN, N.W., LINDQUIST, B.:
Acta Paed. Scand 63 (1974) 721

VIRNIG, N.L., REYNOLDS, J.W.:
Amer. J. Dis. Child. 128 (1974) 186

ZIEGLER, E.E., BIGA, R.L. und FOMON, S.J.:
Nutritional requirements of the premature infant in SUSKIND, R.M., ed. SYMPOS. of ped. mitrition RAVEN PRESS New York 1980

II. Beatmung von Neugeborenen – Methoden, Ergebnisse und Komplikationen

Vorbemerkung

Die lebhafte Diskussion zu den Beiträgen über Beatmungstechniken während des Symposiums hat deutlich gemacht, daß hier die Gefahr von Mißverständnissen durch Begriffsverwirrung besteht. Der Begriff „hochfrequente Beatmung" wird zur Zeit für ganz unterschiedliche Beatmungstypen verwendet. Beatmungsfrequenzen von 60/Min. werden mit diesem Begriff ebenso bezeichnet, wie Frequenzen über 200/Min. Auch der Ausdruck Niederfrequenzbeatmung ist nicht eindeutig. Tatsächlich atmen bei dieser Form der Atemhilfe die Patienten überwiegend selbst und erhalten nur eine niedrig frequente maschinelle Unterstützung (IMV). Bei einem Vergleich der verschiedenen Techniken erscheint mir schließlich die Beachtung der Atemzeitverhältnisse besonders wichtig zu sein. Die Gruppe in Uppsala begrenzt die Inspiration auf ~0,3 Sekunden (I : E = 1 : 2), während bei der Technik von Müller die Inspiration auf 1,5 Sekunden ausgedehnt wird.

Überdruckbeatmung und Hemmung der Spontanatmung

A. Jonzon, G. Sedin, T. Norsted und Z. Rondio

Die wichtigsten Ergebnisse der ersten Untersuchungen der HFPPV (High Frequency Positive Pressure Ventilation) waren, dass bei verhältnismässig hohen Frequenzen (60-100 pro Minute) und bei Insufflationszeiten von 15-30 % ein völliges Aussetzen der Spontanatmung eintrat, und dass dies bei normalen Blutgasverhältnissen und niedrigen intratrachealen Drucken geschah. Da sich diese Ventilationsmethode wesentlich von den früher gebrauchten unterschied, hielten wir klinische Prüfungen für berechtigt. Einige der Resultate werden in anderen Teilen dieser Publikation vorgelegt.

Mehrere Studien, zum Teil in Zusammenarbeit mit anderen Kliniken, sind durchgeführt worden, um die physiologischen Mechanismen bei der HFPPV festzustellen. In der vorliegenden Zusammenfassung wollen wir einige der wichtigsten Ergebnisse kurz vorstellen.

METHODEN

Die Untersuchungen sind an jungen chloralosebetäubten Katzen vorgenommen worden. Für Studien der Nervenaktivität benutzte man einen zweikanaligen neurophysiologischen Verstärker der eine spezielle Signalbehandlung ermöglicht. Die Ableitung der Nervenaktivität geschah mittels zweier Platinelektroden, die an einen Impedanzwandler angeschlossen waren. Die Nervensignale wurden integriert um ein Mass der neuralen Aktivität zu erhalten.

Die funktionelle Residualkapazität wurde durch Messungen der Konzentration von N_2 im Expirationsgas berechnet, in der ausgeatmeten Gasmenge und dem inneren Volumen des Ventilators bei einer Ventilation laut der Formel:

$$FRC = N_2 \times V_E / 8.0 - \text{inneres Volumens des Ventilators}$$

In den meisten Fällen wurden gleichzeitig arterieller Blutdruck, zentraler Venendruck, intratrachealer und intrapleuraler Druck gemessen.

ERGEBNISSE

Während volumenkontrollierter Ventilation, wenn die Ventilationsfrequenz mit der Spontanatmungsfrequenz übereinstimmt, bekommt man bei betäubten Katzen eine synchrone Phrenicus- und Vagusaktivität. Die afferente Vagusaktivität nimmt jedoch zeitlich zu, da die Inspiration, in absoluter Zeit gemessen, länger ist als eine spontane Inspiration. Wenn die Ventilationsfreqenz bei volumenkontrollierter Ventilation ansteigt (54 pro Minute), verschwindet die beatmungssynchrone Vagus- und Phrenicusaktivität.

Während einer Ventilation mit einem patienten- und druckgesteuerten Ventilator erhält man eine Zunahme der inspirations-synchronen integrierten Vagusaktivität; gleichzeitig ist eine Abnahme der integrierten Phrenicusaktivität zu bemerken.

Während einer HFPPV sind die intratrachealen Mitteldrucke niedriger als bei volumenkontrollierter Ventilation. Bei einer Spontanatmung und HFPPV sind die intrapleuralen Drucke immer negativ, bei volumenkontrollierter Ventilation dagegen erhält man positive intrapleurale Drucke, zumindenst während der Inspirationsphase.

Eine HFPPV ergibt ein unmittelbares Aussetzen der efferenten Phrenicusaktivität und gleichzeitig eine kontinuierliche afferente Vagusaktivität. Dies geschiet bei normalen arteriellen Blutgasverhältnissen. Wenn man aber zum Atmungsgas - das normalerweise aus Luft besteht - 6 % CO_2 hinzufügt, erhält man eine langsame Spontanatmung trotz laufender HFPPV, ohne dass hohe intratracheale oder intrapleurale Drucke auftreten.

Die funktionelle Residualkapazität (FRC) ist bei Einstellung auf 100/Min, davon 20% Insufflationszeit, ungefähr gleich der FRC bei Spontanatmung. Bei niedrigerer Frequenz (60/Min.) und 20 oder 25 % Insufflationszeit und einer Frequenz von 100/Min. und Insufflationszeit von 35 % ist die FRC grösser als bei Spontanatmung. Wenn ein positiver Endexpirationsdruck hinzugefügt wird (PEEP 0.5 kPa) nimmt die FRC noch weiter zu.

In laufenden Untersuchungen (8) haben wir gezeigt, dass das PCO_2 - Niveau, bei dem eine Hemmung efferenter Phrenicusaktivität auftritt, vom Beatmungsmuster abhängt. Wenn ein PEEP von 0.5 kPa zu einer Ventilation, die eine Inhibition hervorgerufen hat, gefügt wird, erhält man in den meisten Fällen eine gesteigerte Aktivität des N. Phrenicus, d.h. eine gesteigerte spontane Atmungsaktivität.

DISKUSSION

In unserer Arbeitshypothese gingen wir davon aus, dass die Inhibition der Phrenicusaktivität während einer HFPPV durch eine gesteigerte Lungendistention verursacht wurde, und dass dadurch die afferente Vagusaktivität der Dehnungsrezeptoren der Lunge sich veränderte. Registrierungen der afferenten Vagusaktivität bei verschiedenen Ventilationsmethoden zeigten, dass dies der Fall war. Wenn höhere Ventilationsfrequenzen eingesetzt wurden, ergab sich also eine Inhibition der efferenten Phrenicusaktivität, unter Voraussetzung einer genügenden alveolaren Ventilation.

Bei ungenügender Ventilation, d.h. wenn der PCO_2 zunimmt, entsteht eine von der HFPPV unabhängige Ventilation, ohne dass hohe intratracheale Drucke vorkommen, d.h. die Inhibition der Spontanatmung mittels Dehnungsrezeptoren ist der chemischen Kontrolle der Atmung untergeordnet.

Die gesteigerte Lungendistention während der HFPPV kommt nicht nur bei der oben beschriebenen Veränderung der afferenten Vagusaktivität zum Ausdruck sondern auch in einer Zunahme der funktionellen Residualkapazität (FRC). Die Zunahme der FRC ist dementsprechend von grosser Bedeutung für einen effektiven alveolaren Gasaustausch.

Durch andere experimentelle Studien (6, 7) wissen wir auch, dass die Aktivität von "slowly adapting pulmonary receptors" bei niedrigen (< 0.5.kPa) Drucken während CPAP (Continuous Positive Airway Pressure) zunimmt. DiMarko und Mitabeiter

(1) nennen diese Rezeptoren Niedrigvolumenrezeptoren. Es ist wahrscheinlich, dass diese Rezeptoren eine wichtige Rolle spielen für die Inhibition und Reaktivierung der Atmung bei hochfrequenter Ueberdruckventilation.

Bei lungenkranken Kindern ist die Aktivität dieser Rezeptoren vermutlich wegen der erniedrigten Compliance verändert, solange die Lungenkrankheit am ernstensten ist. Eine Hemmung der Spontanatmung während Intensivpflege ist jedoch von grösster Bedeutung, wenn sich die Compliance normalisiert und die Kinder gleichzeitig aktiver werden. Zu diesem Zeitpunkt interferieren die Kinder mit der mechanischen Ventilation, so dass eine Sedierung erforderlich wird, die dann für die Spontanatmung nach der Extubation schädlich sein kann. Eine reflektorische Inhibition der Spontanatmung kann deshalb das Entwöhnen vom Respirator erleichtern.

SCHLUSSFOLGERUNGEN

- Mechanische Ueberdruckbeatmung beeinflusst sowohl die afferente Aktivität des N. Vagus wie die efferente Aktivität des N. Phrenicus.

- Bei hochfrequenter Ventilation entsteht eine kontinuierliche afferente Vagusaktivität sowie eine Steigerung der FRC und dementsprechend hört die efferente Aktivität in N. Phrenicus auf.

- Bei unzulänglicher alveolarer Ventilation während hochfrequenter Überdruckbeatmung treten spontane Atemzüge auf, ohne dass der intratracheale Druck zunimmt - ein wichtiger klinischer Hinweis auf ungenügende Ventilation.

Unser herzlicher Dank gebührt Frau B. Östmark für ihre vorzügliche Laborarbeit und der Unterstützung der Tore Nilson medizinische Forschungsfonds.

LITERATUR

1. DIMARKO,A.F., ROMANIUK,J.R. YAMAMOTO,Y. Positive feedback facilitation of external intercostal and phrenic inspiratory activity by pulmonary strech receptors. Acta physiol Scand. 113. 375-386. 1981.

2. JONZON,A., ÖBERG,P.Å., SEDIN,G., SJÖSTRAND,U. High frequency positive pressure ventilation by endotracheal insufflation. Acta anaesth scand. Suppl. 43. 1971.

3. JONZON.A. High frequency positive pressure ventilation and carotid sinus nerve stimulation. Acta Universitatis Upsaliensis 138. Akademisk Avhandling. 1972-10-19.

4. JONZON,A. Phrenic and vagal nerve activities during spontaneous respiration and positive pressure ventilation. Acta anaesth. scand. Suppl. 64. 29-35. 1977.

5. JONZON,A., RONDIO,Z., SEDIN,G. Functional residual capacity and ventilatory pressures during positive pressure ventilation at high frequencies. Brit. J. Anaesth. 52. 395-402. 1980.

6. JONZON,A., SEDIN,G. A low continuous positive airway pressure induces regular breathing and increased inspiratory activity in newborn lambs. Acta physiol. Scand. 125. 415-419. 1982.

7. JONZON,A., NORSTED,T., SEDIN,G. Continuous positive airway pressure increases the vagal and the phrenic nerve activity in cats. In manuscript.

8. JONZON,A., NORSTED,T., RONDIO,Z., SEDIN,G. Inhibition of inspiratory activity during high frequency positive pressure ventilation. In manuscript.

9. SEDIN,G., Hochfrequente Ueberdruckbeatmung bei neugeborenen Kindern. 8. Symposium über Pädiatrische Intensivmedizin. Ulm/Neu-Ulm, 4./5. Juni 1982.

Hochfrequente Überdruckbeatmung in der Neugeborenen-Intensivbehandlung

G Sedin

Hochfrequente Ueberdruckbeatmung (High Frequency Positive Pressure Ventilation = HFPPV) wurde ursprünglich entwickelt um die atemsynchronen Variationen des Blutdrucks und der Herzfrequenz bei zirkulationsphysiologischen Studien am Hund zu eliminieren. Befeuchtete und bewärmte Luft wurde, bei einem niedrigen endexpiratorischen Druck, 60 - 100 Mal pro Minute durch einen Katether, der in den endotrachealen Tubus eingeführt worden war, insuffliert. Die Insufflationszeit war kurz, und zwar 15 -35 % des Atemzyklus. Als die HFPPV begann, wurde eine adequate Ventilation erreicht und die Spontanatmung hörte unmittelbar auf.

Eine vergleichende experimentelle Untersuchung der ventilatorischen und zirkulatorischen Druckverhältnisse während Spontanatmung, HFPPV und herkömmlicher volumenkontrollierter Beatmung wurde durchgeführt. Wir fanden dann, dass der intratracheale Druck während Spontanatmung um Null herum schwankt. Die Beatmung während HFPPV geschieht mit einem niedrigen Maximal- und Mitteldruck. Die volumenkontrollierte Beatmung mit niedriger Insufflationsfrequenz ergibt bedeutend höhere intratracheale Druckschwankungen bei vergleichbarer alveolarer Ventilation und der intratracheale Druck wird auch zur Pleura fortgeleitet. Bei einer volumkontrollierten Beatmung erhält man positive intrapleurale Drucke, was weder bei der Spontanatmung noch bei der HFPPV der Fall ist. Dieser Druck wird auch zu den zentralen Venen, zur Lungenschlagader und auch zur Aorta fortgeleitet und ergibt eine Druckbeeinflussung dieser Gefässe. Dagegen fanden wir bei HFPPV keine Variationen der zirkulatiorischen Drucke. Während Langzeitventilation mit HFPPV an betäubten Hunden, bei denen während Ueberdruckbeatmung die Volumendehnbarkeit schnell abnimmt, fanden wir keine Veränderungen der Volumendehnbarkeit.

Die HFPPV schien auch aus klinischem Gesichtspunkt interessant, teils weil eine Ventilation bei niedrigen intratrachealen und intrapleuralen Drucken möglich war, teils weil man eine reflektorische Hemmung der Spontanatmung bekam. Um diesen Beatmungstyp auf ein klinisch verwendbares Model zu überführen, haben wir das System weiterentwickelt und in einer weiteren Studie konnten wir zeigen, dass die HFPPV auch ohne einen Insufflationskatheter funktionierte, wenn ein niedrigkompressibles System verwendet wurde, das heisst ein Beatmungssystem mit niedrigem kompressiblen Volumen.

KLINISCHE ANPASSUNG DER VENTILATIONSTECHNIK

Um ein Respiratorsystem für die HFPPV für die Neugeborenen-Intensivpflege zu bekommen, das sowohl leicht handzuhaben als auch hygienish brauchbar war, versuchte ich, diese Beatmungsform an einem Baby-Bird-Respirator anzubringen. Bei vergleichbarer alveolarer Ventilation ergab jedoch der herkömmliche Baby-Bird-Respirator höhere intratracheale Drucke als der ursprüngliche HFPPV-Prototyp und man brauchte mit dem Baby-Bird-Respirator eine längere Insufflationszeit. Durch Entfernung der Teile, die nicht unumgänglich notwendig waren (Air-

Bird mit Anschluss) und durch Anwendung eines Schlauchsystemes mit kleinem Volumen konnte das kompressible Volumen um etw. 110 ml, d.h. 15 %, vermindert werden. Eine angemessene alveolare Ventilation konnte dann mit hoher Frequenz und kürzerer Insufflationszeit und niedrigerem intratrachealen Druck erhalten werden. Die Insufflationszeit war jedoch immer noch länger als mit HFPPV - 66 pro Minute und die Insufflationszeit auf 32-35 % des Atemzyklus festgelegt. Die Minutenventilation wurde durch eine veränderte Durchströmung des Schlauchsystemes und/oder des maximalen Insufflationsdruckes geregelt. Wie mit der ursprünglichen HFPPV-Technik wurde immer ein niedriger endexpiratorischer Druck angewendet.

Während Ventilation von Patienten und einer Modellunge erhielten wir mit niedrigerem kompressiblen Volumen eine schnellere Durchströmung im Respiratorschlauch und endotrachealen Tubus. Neulich haben Wattwill und Mitarbeiter mit einem HFPPV-Prototyp gezeigt, dass ein schnellerer Gasstrom die intrapulmonale Gasverteilung verbessert.

Der modifizierte Baby-Bird-Respirator wird nun seit 9 Jahren in der Neugeborenenintensivstation in Uppsala gebraucht. Ein Material mit den 24 erst behandelten Kindern wird in diesem Artikel vorgelegt. Die Kinder wurden alle gleichartig ventiliert und je nach verbesserter Lungenfunktion während der Ventilation, wurde der FIO_2 im Verhältniss zum PaO_2 herabgesetzt und der Gasfluss und der Insufflationsdruck wurden nach dem $PaCO_2$ gesteuert. Die Ventilationsfrequenz blieb während der ganzen Zeit unverändert. Ein positiver endexpiratorischer Druck von 0.5 kPa (=5 cm H_2O) wurde initial verwendet und dann allmählich auf 0.3 gesenkt.

KLINISCHES MATERIAL

Für die ersten 24 beatmeten Kinder war die durchschnittliche Schwangerschaftsdauer 32 Wochen und das durchschnittliche Geburtsgewicht 1810 g. Vier Kinder waren vor der 30. Schwangerschaftswoche geboren und 12 Kinder vor der 32. Woche. Das durchschnittliche Alter bei der Intubation war 22 Stunden und die FIO_2 war 0.8. Sechs Kinder benötigten eine FIO_2 von 1.0.

ERGEBNISSE

Ein FIO_2 von über 0.5 kPa war durchschnittlich während 30 Stunden notwendig. Die durchschnittliche Zeit der HFPPV war 90 Stunden und der maximale Druck 2.54 kPa (oder 25.4 cm H_2O). Mit der Ausnahme von zwei Kindern mit exzessivem Hydrops, war der Druck nur 2.41 kPa (oder 24.1 cm H_2O).

Alle Kinder sind mehr als zwei Jahre lang kontrolliert worden. 23 von 24 Kindern überlebten ihre Neugeborenenlungenkrankheit. Nur in zwei Fällen trat während HFPPV ein Pneumothorax ein und in keinem Fall trat eine bronchopulmonelle Dysplasie ein. In einem Fall wurde eine neurologische Spätkomplikation -spastische Diplegie - diagnostiziert. Dieses Kind hatte während der Neugeborenenzeit keine Komplikation, weder hypoxische Perioden noch Krämpfe.

Während der Behandlung Neugeborener mit HFPPV wird im allgemeinen eine totale Ausschaltung der Spontanatmung während des ersten Teiles der Beatmung erhalten. Bei diesem Respirator mit konstantem Gasfluss, hoher Frequenz und kurzer Insufflationszeit kehrt die Spontanatmung unbehindert zurück, wenn der Zustand des Kindes sich allmählich bessert.

DISKUSSION

In dem hier vorgelegten Material sind zwei Ergebnisse besonders interessant, erstens die niedrige Pneumothoraxfrequenz und zweitens die Tatsache, dass kein einziger Fall von bronchopulmoneller Dysplasie auftrat. In der Literatur findet man ein sehr unterschiedliches Vorkommen von Pneumothorax bei assistierter Ueberdruckbeatmung. Kirkpatrick und andere geben ein Vorkommen von 41 %, Berg und andere von 35 % und Lindroth und andere von 17-35 % an. Abgesehen von unserer Untersuchung findet man nur in einer weiteren (Bland und andere 1980) ein Pneumothoraxvorkommen, das niedriger ist als 10 %. In diesem Falle wurde auch eine Ventilationstechnik mit kurzer Insufflationszeit eingesetzt. In unserem Material trat kein einziger Fall von bronchopulmoneller Dysplasie auf und alle Kinder der Untersuchung von Bland und Mitarbeitern waren im Alter von 6 Monaten gesund, wenn auch einige Kinder im Alter von sechs Wochen andauernde Lungensymtome zeigten. In allen anderen Untersuchungen wird ein bedeutendes Vorkommen von bronchopulmoneller Dysplasie angegeben.

Eine Schwierigkeit bei allen Vergleichen zwischen Vorkommen von Komplikationen durch Ueberdruckbeatmung bei IRDS sind die Unterschiede der klinischen Materialien, z.B. betreffs Grad der Unreife, Geburtsgewicht, Asphyxia u.s.w. Es wäre deshalb von grosser Wichtigkeit eine zukünftige vergleichende Studie von verschiedenen Ventilationsmethoden durchzuführen. Dies lässt sich aber mit Rücksicht auf das geringe Vorkommen von IRDS in Schweden (0.33 %) nur schwer machen.

Hohe Insufflationsdrucke, hohe FIO_2 und langwierige assistierte Beatmung sind Faktoren, die vermutlich das Risiko für Komplikationen der Ueberdruckbeatmung ansteigen lassen.

Durch Tierversuche und klinische Studien wissen wir, dass hochfrequente Ventilation mit kurzer Insufflationszeit zu niedrigeren intratrachealen Drucken und kürzerer Beatmungsdauer führt. Die Bedeutung des endexpiratorischen Druckes ist immer noch wenig studiert im Hinblick auf Einfluss auf ein interstitielles Ödem der Lunge des Neugeborenen. Beim Erwachsenen weiss man, dass eine Atmung, die asynchron zu dem Respirator ist, Lungenödeme verursachen kann. Es besteht also die Möglichkeit, dass die Ausschaltung der Spontanatmung (durch HFPPV) auch die Auftreten eines interstitiellen Ödemes verhindern kann.

LITERATUR

Bland RD, Kim MH, Light MJ, Woodson JL. High frequency mechanical ventilation in severe hyaline membrane disease. Crit Care Med 8, 275-280, 1980.

Berg TJK, Pagtakhan RD, Reed MH, Langston C, Chernick V. Bronchopulmonary nysture in hyaline membrane disease. Influence of continuous distending pressure. Pediatrics 55, 51-54, 1975.

Eriksson I, Jonzon A, Sedin G, Sjöstrand U. The influence of the ventilatory pattern on ventilation, circulation and oxygen transport during continuous positive pressure ventilation. An experimental study. Acta Anaesth Scand Suppl 64, 29-35, 1977.

Hjalmarsson O. Epidemiology and classification of acute, neonatal respiratory disorders. Acta Paediatr Scand 70, 773-784, 1981.

Jonzon A. Phrenic and vagal nerve activities during spontaneous respiration and positive pressure ventilation. Acta Anaesth Scand Suppl 64, 29-35, 1977.

Jonzon A, Öberg PÅ, Sedin G, Sjöstrand U. High-frequency positive-pressure ventilation by endotracheal insufflation. Acta Anaesth Scand Suppl 43, 1971.

Jonzon A, Sedin G, Sjöstrand U. High frequency positive pressure ventilation (HFPPV) applied for small lung ventilation and compared with spontaneous respiration and continuous positive airway pressure (CPAP). Acta Anaesth Scand Suppl 53, 23-36, 1973.

Kirkpatrick BV, Felman AH, Eitzman DV. Complications of ventilator therapy in respiratory distress syndrome. Am J Dis Child 128, 496-502, 1974.

Lindroth M. mechanical ventilation in newborn infants. Preliminary mechanics and follow-up studies. Dissertation, University of Lund 1980.

Lindroth M, Svenningsen NW, Ahlström H, Jonson B. Evaluation of mechanical ventilation in newborn infants. I. Techniques and survival rates. Acta Paediatr Scand 69, 143-149, 1980.

Watwil M, Sjöstrand U, Borg U, Eriksson J. Comparative studies of CPPV and HFPPV in critical care patients - studies on intrapulmonary gas distribution. Accepted for publication in Crit Care Med.

Überdruckbeatmung beim schwerkranken Neugeborenen

Ewald, U., Hammarlund, K., Olsen, L., Strömberg, B. und Sedin, G.

Bei assistierter Beatmung schwerkranker Neugeborenen z.B. mit Atemnotsyndrom des Frühgeborenen (IRDS), persistierender fetaler Kreislaufstypus, massiver Mekoniumaspiration oder angeborenen Zwerchfellhernien, kann es schwer sein, auch mittels hohen FiO_2 eine ausreichende Oxygenation zu erreichen. Bei Erhöhung der Insufflationsdrucke steigt das Risiko eines Barotraumas an, welches ein interstitielles Emphysem und/oder einen Pneumothorax verursachen kann und zur Entwicklung einer bronchopulmonellen Dysplasie beiträgt. Hohe Insufflationsdrucke werden meistens bei niedriger Volumendehnbarkeit (Compliance) und unzureichender alveolären Ventilation verwendet. Zu hoher Insufflationsdruck im Verhältniss zur Volumendehnbarkeit (Compliance) und die daraus folgende Ueberdehnung der Lunge erhöht das Risiko eines Barotraumas und kann ernstlich die Lungendurchblutung beeinträchtigen und damit auch den alveolären Gasaustausch (Bild 1). Angeborene Zwerchfellhernien, wo die Zustände der beiden Lungen sich unterscheiden, ergeben besondere Schwierigkeiten.

Krankheit	Compliance	Lungendurch-blutung	Alveolare Belüftung
IRDS	↓	→ ↓	↓ →
Persistierender fetaler Kreislaufstypus	→ ↓	↓	→
Mekoniumaspiration	↕	→ ↓	→ ↓
Zwerchfellhernien	→ ↓	→ u ↓	→ u ↓

Abb. 1. Schematische Darstellung lungenphysiologischer Verhältnisse bei verschieden Krankheiten (nach 1, 2 und 3).

Um die oben genannten schweren Behandlungssituationen vermeiden oder meistern zu können, haben wir allmählich unsere Behandlungsroutine verändert. Wir gebrauchen seit mehreren Jahren eine hochfrequente Ventilation (4) und in gewissen Fällen der oben erwähnten Zustände versuchen wir die Lungendurchblutung mittels einer Alfa-Blockade und Dopamin zu beeinflussen. Unsere Ergebnisse an Hand zweier Patientengruppen werden hier vorgelegt.

MATERIAL UND METHODE

Aus Tabelle 1 gehen die Grunddaten der behandelten angeborenen Zwerchfellhernien der letzten 10 Jahre hervor. 1971-79 (Gruppe A) wurden Neugeborene, die

Intensivpflege mit künstlicher Beatmung forderten auf der Erwachsenenintensivabteilung gepflegt, während 1980 - 81 (Gruppe B) alle Neugeborene auf einer gemeinsamen kindermedizinischen-kinderchirurgischen Intensivabteilung für Neugeborene behandelt wurden. Gruppe C besteht aus sehr Frühgeborenen (<28 Gestationswochen) mit schwerer Lungenkrankheit (FiO_2 >0.9), die während der letzten zwei Jahre künstlich beatmet wurden.

Die Kinder der Gruppen B und C wurden alle mit einem Respirator mit niedrigem kompressiblen Volumen mit einer Frequenz von 60-66/Minute und einer Insufflationszeit von 32-35% beatmet.

Tabelle 1.

Gruppe/Anzahl	Gestations-alter (Wo)	Geburts-gewicht (Kg)	Alter <1St bei erstem Symptom	Operations-alter (St)
A / 11	38.9	3.0	9/11	141.9
B / 13	38.1	2.8	10/13	11.8
C / 7	27	1.0		

Analyse des Materials: In den Gruppen A und B wurde das Material in Ueberlebende und Verstorbene aufgeteilt. In Gruppe C überlebten alle Patienten. Fälle, bei denen die Todesursache nicht direkt der Zwerchfellhernie zuzuschreiben war, wurden bei der Berechnung einer korrigierten Mortalität ausgeschlossen. In Gruppe A wurde ein Kind wegen Prematurität (32 Gestationswochen) nicht mit einbegriffen. In Gruppe B wurden folgende Kinder von der Mortalitätsberechnung ausgeschlossen: Ein Patient mit einem Cornelia de Lange Syndrom und Prematurität, ein prematures Kind mit einem VATER-Syndrom, ein Kind mit einer Trisomie 18 und ein weiteres Kind mit einer Sepsis und Leberinsuffizienz 2 Wochen nach abgeschlossener Respiratorbehandlung.

Tabelle 2.

Gruppe		Anzahl	Dauer der Beatmung (St)	Insufflations-spitzendruck (kPa)	Pharmakologische Behandlung (Anzahl)
A	Ueberl	2	2.5	3.1	0/8
	Verstorb	9	77.1	4.5	2/9
B	Ueberl	6	70.3	2.6	3/6
	Verstorb	7	38.4	2.5	7/7
C		7	87	3.1	4/7

BEATMUNGSDATEN UND RESULTATE

Die Ueberlebenden der Gruppe A wurden, da sie preoperativ wenig Symtome zeigten und erst am zweiten bzw. 25 Lebenstag operiert wurden, nur kurz postoperativ beatmet, im Gegensatz zu den Patienten derselben Gruppe, die verstarben, und zu den Patienten der Gruppe B. Aus Tabelle 2 geht auch hervor, dass die Patienten, die mit hochfrequenter Ventilation beatmet wurden (Gruppen B und C), niedrigere Insufflationsspitzendrücke bekamen, sogar niedriger als die beiden Ueberlebenden der Gruppe A, weiter, dass in den letzten Jahren (Gruppen B und C) häufiger versucht wurde, die Lungenzirkulation pharmakologisch zu beeinflussen. Aus Tabelle 3 ersieht man, dass die Pneumothoraxfrequenz in den Gruppen A und B gleich ist, und dass in keinem einzigen Fall eine bronchopulmonelle Dysplasie (BPD) auftrat. Die totale Mortalität, und insbesondere die korrigierte Mortalität, der Kinder mit angeborenen Zwerchfellhernien ist niedriger in Gruppe B als in Gruppe A. In Gruppe C entstanden keine Komplikation der Beatmung und alle Kinder überlebten.

Tabelle 3.

Gruppe		Pneumothorax	BPD	Mortalität % Totale	Korrigierte
A	Ueberl	0/2	0/11	82	73
	Verstorb	3/9			
B	Ueberl	1/6	0/13	53	23
	Verstorb	3/7			
C		0/7	0/7	0	

DISKUSSION:

Die wichtigsten Ergebnisse dieses klinischen Materials sind, dass eine hochfrequente Ueberdruckbeatmung mit kurzer Insufflationszeit bei einem niedrigen Insufflationsdruck ohne ernsthafte Komplikationen eine ausreichende Ventilation, sowohl bei den angeborenen Zwerchfellhernien wie bei den kritisch lungenkranken Frühgeborenen ermöglicht.
Bei der Ventilation von Kindern mit angeborenen Zwerchfellhernien darf die gesunde Lunge nicht überdehnt werden, um eine negative Beeinflussung der Lungendurchblutung evtl. mit einem vergrößerten Shunt über den Ductus Arteriosus als Folge, oder auch einen Pneumothorax zu vermeiden mit einer akuten Hypoxie evtl. mit Gehirnschaden als Folge. Die niedrigen Drucke in den Luftwegen der hier angewandten Ventilationsmethode sind von Vorteil insbesondere bei schweren Krankheitszuständen, wie die hier Beschriebenen, aber eigentlich bei allen Zuständen, die neonatale Respiratorbehandlung erfordern. Die Kürze der Respiratorbehandlung trug sicher dazu bei, dass kein Fall von bronchopulmoneller Dysplasie auftrat.
Bei den kranken Kindern dieser Untersuchung mussten Anfangs oft hohe FiO_2 verwendet werden. In diesen Situationen haben wir eine pharmakologische Beeinflussung der Lungendurchblutung mittels einer Alfa-Blockade und Dopamin versucht. In vielen Fällen konnte der FiO_2 während dieser Behandlung gesenkt werden aber man kann nicht ausschliessen, dass dieses auch ohne pharmakologische Behandlung erfolgt wäre, denn das behandelte Kind kann nicht als Kontrolle seiner selbst dienen. Die Variationen der Behandlungsergebnisse werden mit Sicherheit auch von anderen Faktoren wie z.B. Shunttypus, Hydratationsgrad des Kindes und Verhältnissen der Blutgase beeinflusst. Eine pharmakologische Behandlung sollte immer unter sorgfältiger Ueberwachung des arteriellen Blutdruckes vorgenommen werden. In allen Situationen, mit oder ohne pharmakologische Behandlung, darf die Ventilation kein Hinderniss der Lungendurchblutung ausmachen.

LITERATUR

1. Hjalmarsson O. Mechanics of breathing in newborn infants with pulmonary disease. Acta Paediatr Scand 1974; Suppl 247.
2. Nelson NM. Respiration and circulation after birth. In: Smith CA, Nelson NM, eds. The physiology of the newborn infant. 4th ed. Springfield: Charles C Thomas Publisher, 1976; 117-237.
3. Strang LB. Neonatal respiration. Blackwell Scientific Publ., Oxford 1977.
4. Sedin G. Hochfrequente Ueberdruckbeatmung bei neugeborenen Kindern. 8. Symposium über Pädiatrische Intensivmedizin. Ulm/Neu-Ulm, 4./5. Juni 1982.

Ergebnisse der Beatmung von Neugeborenen, Methodik, Komplikationen, Zusatztherapie

Th. Rose, U. Scheerer und H. Mentzel

In den Jahren 1977-1981 wurden in der Abteilung Neonatologie der Tübinger Universitäts-Kinderklinik 263 Neugeborene mit einem Geburtsgewicht zwischen 550 und 4.800 g künstlich beatmet. Die Geburt erfolgte bei der Mehrzahl in der Universitäts-Frauenklinik Tübingen, wo die Erstversorgung im Kreißsaal von Neonatologen durchgeführt wurde. Folgende Indikationen zur Beatmung waren gegeben: Apnoe, Hypopnoe oder progrediente Lungeninsuffizienz bei Aspiration, persistierender fetaler Zirkulation oder Hyalinem Membransyndrom. Die Intubation erfolgte beim Abfall des arteriellen pO_2 unter 50 mm Hg bei einem F_IO_2 über 95% oder bei anhaltenden pCO_2-Werten über 80 mm Hg. Zur Beatmung kam überwiegend der Bourns-Respirator BP 200 zum Einsatz. Es wurde eine Beatmung mit hoher Frequenz (50-60/min.), mit möglichst niedrigem Inspirationsdruck (< 15 cm H_2O) und einem PEEP von 2-3 cm H_2O angestrebt.

Zur Feststellung der Letalität und der Komplikationsraten wurden die Angaben der Krankengeschichten statistisch ausgewertet. Die Ergebnisse gehen aus der Tabelle 1 hervor. Die Aufteilung erfolgte nach Gewichtsdifferenzen von 250 g. Größere Differenzen verwischten gewichtsspezifische Besonderheiten. Die Beatmungshäufigkeit lag bei den unreifsten Frühgeborenen bei 100 bzw. 68% und fiel dann bei einem Gewicht über 1.000 g von 63% auf 29% ab. Die Letalität betrug bei einem Gewicht von 500 bis 1.000 g 58% bzw. 54%. Bei den beatmeten Kindern mit einem Gewicht zwischen 1.001 und 1.250 g konnte mit 18% eine bemerkenswert niedrige Sterblichkeit erzielt werden. Die höheren Letalitätszahlen bei den Geburtsgewichten > 1.500 g konnten auf einen größeren Anteil von letalen Mißbildungen in diesen Gruppen zurückgeführt werden. Bei der Beatmungsindikation: Hyalines Membransyndrom schwankte die Letalität zwischen 61% bei den kleinsten Frühgeborenen und 14% in der Gewichtsgruppe 1.251 bis 1.500 g. Neugeborene mit einer Hypopnoe hatten hinsichtlich des Überlebens eine günstige Prognose. Die Beatmung bei Mekoniumaspiration war mit 25% Letalität belastet, bei Geburtsasphyxie mit 24%. Von 6 wegen Sepsis oder connataler Pneumonie beatmeten Neugeborenen verstarben drei Kinder. Die persistierende fetale Zirkulation führte bei 2 von insgesamt 3 Kindern zum Tode.

Die häufigste Beatmungskomplikation war das Eindringen von Luft in den Thoraxraum oder in das intrathorakale Gewebe. Ein Pneumothorax wurde bei 16% festgestellt, ein Pneumomediastinum oder ein Pneumopericard bei je 4%. Ein interstitielles Emphysem trat bei 11% auf. Andere akute Beatmungs-

komplikationen waren Atelektasen, die bei 25% beobachtet wurden. Eine
Lungenblutung fand sich lediglich bei 3% der Beatmeten. Von besonderem
Interesse war die Häufigkeit eines offenen Ductus arteriosus (PDA).
Zeichen eines PDA mit transitorischer leichtgradiger Herzinsuffizienz
manifestierten sich bei 5%, besonders bei Frühgeborenen mit einem Gewicht
unter 1.250 g. Eine medikamentöse oder chirurgische Therapie war in
keinem Fall nötig. Hirnblutungen wurden aufgrund eines blutigen Liquors
oder eines sonographischen oder computertomographischen Befundes diagnostiziert. Bei 23% der Beatmeten bestand nach diesen Kriterien eine Hirnblutung. Die Entwicklung eines Hydrocephalus wurde nur bei 2% beobachtet.
Chronische Lungenveränderungen im Sinne einer Bronchopulmonalen Dysplasie
Grad III-IV, die noch bei der Entlassung oder bei der pathologisch-anatomischen Untersuchung auffielen, fanden sich insgesamt bei 5%.
Eine retrolentale Fibroplasie beobachteten wir 4-mal bei Frühgeborenen
unter 1.000 g. Bei keinem Neugeborenen kam es zur Ausbildung einer ausgeprägten Sepsis. Eine nekrotisierende Enterocolitis stellte sich bei 4%
ein. Im Vergleich mit ähnlichen Mitteilungen der letzten Jahre müssen die
Sterberaten aber auch die Komplikationshäufigkeit als recht günstig bewertet werden.
Weitere therapeutische Maßnahmen beschränkten sich auf Glukoseinfusionen
mit Substitution der Elektrolyte, auf Bluttransfusionen, Albuminzufuhr
und Antibiotikabehandlung. Mit der oralen Muttermilch- oder Frauenmilchernährung wurde meist am ersten Tag begonnen. Auf folgende Behandlungsverfahren wurde völlig verzichtet: Zufuhr von Fettemulsionen oder Aminosäurelösungen, Anwendung vasoaktiver Substanzen oder von Muskelrelaxantien, medikamentöse oder operative Ductusligatur. Ferner wurde die routinemäßige Katheterisierung der Nabelarterien aufgegeben und durch kontrollierte transcutane pO_2-Messungen bzw. durch indirekte Blutdruckmessungen nach dem
Doppler-Verfahren ersetzt.
Die wichtigste Voraussetzung für höhere Überlebensraten und günstige Langzeitprognosen ist nach unseren Erfahrungen eine spezielle Versorgung der
Frühgeborenen und der Risikoneugeborenen von der ersten Lebensminute ab
durch neonatologisch ausgebildete und erfahrene Ärzte.

Geburtsgewicht		500 - 750 g	751 - 1000 g	1001 - 1250 g	1251 - 1500 g	1501 - 2000 g	2001 - 2500 g	über 2500 g	insgesamt
Gesamtaufnahmen	n:	31	65	54	133	263	376	958	1880
Beatmete Neugeborene Häufigkeit	n: %:	31 100	44 68	34 63	38 29	44 17	25 7	47 5	263 14
Beatmete NG verstorben Letalität gesamt Letalität o.Mißbildg.	n: %: %:	18/31 58 58	24/44 54 54	6/34 18 18	8/38 21 13	12/44 27 16	13/25 52 16	19/47 40 13	100/263 38 27
Beatmete NG mit HMS Letalität	n: %	17/30 57	20/33 61	4/22 18	3/21 14	5/26 19	3/9 33	0/8 0	52/149 35
Beatmete NG mit Hypopnoe Letalität	n: %:	3/6 50	0/6 0	0/8 0	0/11 0	0/7 0	0/1 0	0 0	3/39 8
Pneumothorax Häufigkeit	n: %:	4/26 15	12/44 27	9/34 26	3/38 8	5/44 11	3/24 13	5/47 11	41/257 16
Ductusgeräusch	n:	6/26	10/44	14/34	6/37	9/43	2/23	5/40	52/247
PDA mit beg. Herzinsuff. Häufigkeit	n: %:	1/26 4	5/44 11	5/34 15	0/37 -	2/43 5	0/23 -	0/40 -	13/247 5
Hirnblutungen Häufigkeit	n: %:	13/26 50	15/44 34	6/34 18	6/38 16	6/44 14	4/25 16	10/47 21	60/258 23
BPD III.-IV. Grades Häufigkeit	n: %	3/26 12	6/44 14	2/34 6	1/38 3	1/44 2	0 0	0 0	13/258 5
Retrolentale Fibroplasie Häufigkeit	n: %:	3/26 12	1/44 2	0 0	0 0	0 0	0 0	0 0	4/259 1,5

Tabelle 1: Letalität und Komplikationen bei Beatmung von Neugeborenen, Abteilung Neonatologie Tübingen, 1977-1981

Ergebnisse der Low Frequency Ventilation (LFV) bei Neugeborenen mit IRDS

W.D.Müller, Marija Trop, P.Schober, A.Beitzke

Als ausschließliche Beatmungsform respiratorisch insuffizienter Neugeborener verwenden wir seit 1977 eine niedrigfrequente Beatmung (low frequency ventilation,LFV) mit folgender Definition: Unter Voraussetzung einer Inspirations/Exspirationszeit-Ratio unter 0,5 und einer je nach Ausprägung atelektatischer Lungenveränderungen zwischen 1,0 und 1,5 Sekunden dauernden Inspirationszeit liegt der Bereich verwendbarer Beatmungsfrequenzen stets unter 20/Min. Über die Methodik und unsere Erfahrungen mit LFV haben wir bereits an anderen Stellen berichtet (3,4,5). An dieser Stelle berichten wir über unsere Ergebnisse der LFV bei langzeitbeatmeten Patienten mit idiopathischem Atemnotsyndrom (IRDS).

Patientengut und Ergebnisse

Vom 1.1.1979 bis 31.12.1981 beatmeten wir 214 Patienten mit IRDS länger als 48 Stunden nach den von uns festgelegten Kriterien. Diese Patienten wurden hinsichtlich barotraumatischer Lungenveränderungen, der Inzidenz eines persistierenden Ductus arteriosus (PDA), der Entwicklung einer Beatmungslunge (bronchopulmonale Dysplasie,BPD) sowie allfälliger Spätfolgen (Hydrocephalus, retrolentale Fibroplasie) ausgewertet.

Anzahl d.Pat.	214	100%
Pneumothorax	29	13,5%
PDA	117	54,6%
BPD	11	5%
verstorben	42	19,6%

Tab.1: Wichtigste Komplikationen und Folgen bei IRDS und Langzeitbeatmung

	$\leq$ 1000 g	1001-1500g	1501-2000g	> 2000 g
Anzahl d.Pat.	17 = 100%	50 = 100%	57 = 100%	90 = 100%
int.Emphysem	1 = 5,8%	4 = 8%	6 = 10,5%	10 = 11%
Pneumothorax	3 = 17,6%	9 = 18%	3 = 5%	13 = 14%
Beatm.Dauer (Std.)	380 $\pm$ 430	304 $\pm$ 290	157,5 $\pm$ 121	184 $\pm$ 226

Tab.2: Barotrauma und Langzeitbeatmung bei IRDS geordnet nach Gewichtsklassen

	< 1000 g	1001-1500g	1501-2000g	> 2000 g
Anzahl d.Pat.	17 = 100%	50 = 100%	57 = 100%	90 = 100%
Duct.art.pers.	9 = 53%	31 = 62%	36 = 63%	41 = 45,5%
Chir.Ligatur	4	15	18	9
Med.Verschluß	1	2	2	3
Spontanverschluß	4	14	16	29

Tab.3: PDA und dessen Schicksal bei langzeitbeatmeten IRDS-Patienten geordnet nach Gewichtsklassen

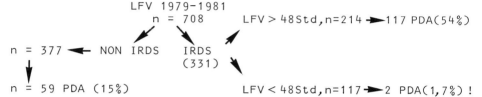

Tab.4: PDA-Inzidenz aller respiratorisch insuffizienter Neugeborener (n = 708). Geordnet nach IRDS-Langzeitbeatmung, IRDS-Kurzzeitbeatmung und non IRDS-Beatmung.

	< 1000 g	1001-1500g	1501-2000g	> 2000 g
Anzahl d.Pat.	17 = 100%	50 = 100%	57 = 100%	90 = 100%
Beatmungslunge	5 = 29%	3 = 6%	3 = 5%	∅
Hydrocephalus	∅	4 = 8%	2 = 3,5%	∅
retrolent.Fibroplasie	∅	∅	∅	∅

Tab.5: Spätfolgen und Langzeitbeatmung bei IRDS geordnet nach Gewichtsklassen

Anzahl Pat.	214 = 100%	
davon BPD	11 = 5	100%
GG(g)	1193,6 ± 290	
APGAR 1 Min.	5,4 ± 1,5	
IRDS III-IV	8	72%
Beatm.Dauer(Std.)	715 ± 422	
FiO_2 >0,21(Wochen)	15,05 ± 20	
PDA	9	81 %
Erstmanifest.(Tag)	5,7 ± 2,9	
Ligatur (Tag)	12,8 ± 8,9	
verstorben	0	0

Tab.6: Risikofaktoren jener 11 von 214 langzeitbeatmeten Patienten mit IRDS, welche eine BPD entwickelten.

Diskussion

Verglichen mit anderen Zentren, welche positive Druckbeatmung im mittleren und höheren Frequenzbereich durchführen, scheint unsere Pneumothoraxrate von 13,5% relativ niedrig(6). Die Inzidenz eines PDA ist in unserem Patientengut hoch. Da wir mit prolongierten Inspirationszeiten arbeiten und somit pulmonale Strukturen einer längeren inspiratorischen Belastung aussetzen, könnte als Ursache die im Tierversuch bei positiver Druckbeatmung beobachtete vermehrte pulmonale Prostaglandinfreisetzung diskutiert werden(7). Wesentlich erscheint uns die Tatsache, daß die Persistenz eines hämodynamisch aktiven PDA an das Vorliegen eines schwer verlaufenden IRDS, welches sich durch längere Beatmungsdauer manifestiert, gebunden ist. Lag die Beatmungsdauer dagegen unter 48 Stunden und war demnach das Vorliegen eines leicht verlaufenden IRDS anzunehmen, trat nur mehr in 1,7% der Fälle ein hämodynamisch aktiver PDA auf.

Die immer wieder zitierte Koinzidenz (1) zwischen dem Auftreten einer Beatmungslunge und einem PDA scheint sich in unseren Fällen nicht zu bestätigen. Während wir die Inzidenz eines PDA in 54 % beobachteten, wiesen nur 5% eine BPD auf. Wir liegen damit weit unter den Zahlen anderer Autoren, welche nach spätem Ductusverschluß (später als 60 Stunden - dies war bei unseren Patienten stets der Fall) eine BPD zwischen 30 und 40% feststellten(2). Wesentlich zur Genese einer BPD dürfte das Gestationsalter sein. Allein 29% unserer Patienten wiesen ein GG unter 1000 g auf.

Schlußfolgerung

Die niedrige Frequenz von BPD scheint mit der relativ niedrigen Frequenz von barotraumatischen Komplikationen Hand in Hand zu gehen. Keine Korrelation scheint zwischen BPD und PDA zu bestehen.

Literatur

1. Brown E.R.: Increased risk of bronchopulmonary dysplasia in infants with patent ductus arteriosus. J.Pediat.85(1978)865

2. Jakob J., Gluck L., Disesser T. et al.: The contribution of PDA in the neonate with severe RDS. J.Pediat.96(1980) 79.

3. Müller W.D.: Atemhilfe und maschinelle Beatmung beim Neugeborenen mit idiopathischem Atemnotsyndrom. Pädiat.Prax. 23(1980) 221.

4. Müller W.D., Schober P.: Artificial ventilation in severe IRDS using inspiratory plateau, prolonged expiratory time and low frequency. Helv.Paediat.Acta 35(1980) 449

5. Müller W.D., Schober P.: Niedrig-Frequenzbeatmung (low frequency ventilation - LFV) des schwer verlaufenden idiopathischen Atemnotsyndroms. Pädiatrische Intensivmedizin II p 79, Herausg.P.Lemburg, G.Thieme-Verlag Stuttgart (1981)

6. Reynolds E.O.R.: Effect of alterations in mechanical ventilator settings on pulmonary gas exchange in hyaline membrane disease. Arch.Dis.Childh.46 (1971) 152

7. Said S.I., Kitumara S., Vriem,C.: Prostaglandin:Release from the lung during mechanical ventilation at large tidal volumes (abstract). J.Clin.Invest.51 (1972) 83-4 a.

Erfahrungen mit niederfrequenter supportiver IMV-Beatmung bei Frühgeborenen

L. Simon, T. Albrecht, W. Althaus, U. Keuth, M. Mischo, M. Müller

In den pathogenetischen Vorstellungen sowohl zur Alveolarruptur als auch zur bronchopulmonalen Dysplasie spielt das "Barotrauma" (richtiger: Druck, Volumen, Zeit) eine nennenswerte Teilrolle. Nach Enttäuschungen im Rahmen der üblichen Beatmungsregimes haben wir daher über viele Jahre bei unseren Neu-und Frühgeborenen an einer Niederdruckbeatmung mit zwangsläufig höheren Frequenzen (s.u.) festgehalten. Die Ergebnisse waren jedoch nicht ganz befriedigend. Ursächlich von Bedeutung schien uns hier vor allem die höhere Frequenz mit ihrer für eine zwangsläufig (da IPPV) rein passive Ausatmung sehr kurzen Exspirationszeit (trotz I:E-ratio unter 1,0) mit der Gefahr einer stetigen Zunahme der Residualkapazität bis hin zur Ruptur.

Hier schien uns die von Müller u. Schober berichtete Technik erprobenswert. Sie nimmt zwar etwas höhere Drucke in Kauf, arbeitet dafür aber mit sehr niedrigen apparativen Frequenzen. Während Müller u. Schober die Entlastung der pulmonalen Perfusion in den langen Exspirationszeiten in den Vordergrund stellten, möchten wir dagegen unsere noch stärker zu niedrigen Frequenzen tendierende Technik als supportiv bezeichnen: Die Eigenatmung wird durch die IMV-Schaltung in den langen interinspiratorischen Maschinenpausen weitgehend genutzt (während sie bei den schnelleren Verfahren bekanntlich eher störend wirkt, evtl. sogar "überfahren" oder medikamentös ausgeschaltet werden muss). Zugespitzt: wir applizieren CPAP (in Form von PEEP) mit gelegentlichen maschinellen Stößen im Sinn der Seufzeratmung.

Die vorgestellten Fälle entstammen einem Patientengut von jährlich über 7oo anpassungsgestörten Neu- und Frühgeborenen, ausschliesslich extern geboren mit Abholentfernungen bis fast 5o km. Sterblichkeit für Frühgeborene bis 1ooo g Geburtsgewicht unter 3o %, für 1oo1 bis 15oo g 5 %. Ausgewertet wurden nur die zwischen April (Beginn mit o.g. Technik) und Dezember 1981 länger als 24 Stunden beatmeten Kinder mit schwererem Membransyndrom (n = 41). Beatmungsdaten: Inspirationszeit 1,o - 1,5 sec. (künftig z.T. auch darunter?), maschinelle Frequenz (nicht also die zusammen mit der überwiegenden Eigenatmung zu messende Gesamtfrequenz) zu Beginn maximal 13, dann rasch auf 1-4/min. sinkend, Inspirationsdruck 2o-22 cm H_2O (gegen Ende Absinken bis 16, nur in schwersten Fällen kurzzeitig bis 4o), PEEP 4 cm H_2O (absinkend auf 2, nur selten und kurz 6).

Die Ergebnisse (inzwischen bestätigt durch eine gleichgrosse Gruppe aus 1982) scheinen zunächst zu enttäuschen. Sowohl Alveolarrupturen (interstitielles Emphysem, mediastinales E., Pneumothorax usw.) als auch bronchopulmonale Dysplasien sind deutlich häufiger, als in den Serien von Müller et al. angegeben (s.Tab.). Die Erklärung scheint uns in den stark differenten Überlebensraten zu liegen:

Die bronchopulmonale Dysplasie ebenso wie die Alveolarruptur muß umso häufiger auftreten, je niedriger die Sterblichkeit, je mehr schwierige Fälle also ausreichend lange leben und überleben.

	höherfrequent n = 38	niederfrequent n = 41
mittl.G.A. (Wochen)	32 (26-38)	32 (24-37)
mittl.Geb.gew. (g)	1590 (750-3000)	1520 (500-3250)
Geb.gew.< 1000 g	10 (26%)	12 (29%)
Knaben	66 %	61 %
mittl.Apgar 1 Min.	5	5
Beatm.beginn < 1 Std. p.p.	53 %	68 %
m.Beatm.dauer (Std.)	309 (25-1392)	228 (25-1320)
Alveolarruptur	15 / 38	9 / 41
pulm.Hämorrhag.	5 / 38	4 / 41
persist.Duct.	12 / 38	8 / 41
BPD	10 / 38	9 / 41
davon auch klin.schwer	2 / 38	2 / 41
verstorben	8 / 38	4 / 41

Vergleich konventionelle höherfrequente gegen supportive Niederfrequenz-Beatmung (nur Frühgeborene mit schwererem Membransyndrom, Beatmung länger als 24 Stunden, Januar 1980 - März 1981 bzw. April 1981 - Dezember 1981)

Zeigt sich hier die Problematik interklinischer Vergleiche, so können wir unseren n = 41 intraklinisch die letzten bis März 1981 nach dem o.g. Niederdruckkonzept beatmeten analogen Fälle (schwereres Membransyndrom, Beatmung länger als 24 Std., n = 38) gegenüberstellen. Beatmungsdaten: Inspirationszeit 0,5 - 0,7 sec., Frequenz 35/min. (gegen Ende absinkend bis 15, notfalls steigend bis 60), Inspirationsdruck 14-16 cm H_2O (absinkend auf 12 bzw. ausnahmsweise steigend bis 30), PEEP wie oben, ebenso IMV-Schaltung. Die Vergleichbarkeit der ersten Zeilen der Tab. (gesichert) mildert den Vorbehalt der kleinen Zahlen:

In der mit höherer Frequenz (aber meist niedrigerem Druck) beatmeten Gruppe ist die Letalität rund doppelt so hoch wie bei supportiver Niederfrequenz-Beatmung (analog hierzu hatten wir bereits unter den 15 ausgeschiedenen, weil kürzer als 24 Std. höherfrequent beatmeten Kindern 5 Todesfälle gegenüber nur 1 von 17 in der Niederfrequenz-Gruppe). Die Alveolarrupturen, in allen Gewichtsgruppen vorkommend, traten (trotz meist niedrigeren apparativen Drucks) bei höherfrequenter Beatmung fast doppelt so häufig auf wie unter supportiver Niederfrequenz-Beatmung. Auch der persistierende Ductus Botalli scheint im alten Regime häufiger (und nur dort die Gewichtsgrenze von 1500 g nach oben überschreitend). Da die höhere Sterblichkeit in der Hochfrequenzgruppe einige Kinder vorzeitig aus dem pulmonalen Umbauprozeß herausgenommen haben dürfte, ist vermutlich auch die gruppengleiche Häufigkeit der bronchopulmonalen Dysplasie (mit den schwersten Fällen jeweils unter 1ooo g) als positives Ergebnis für die supportive Niederfrequenz-Beatmung zu werten. Wenn sich auch bei statistisch-mathematischer Überprüfung der einzelnen Differenzen nur für die Alveolarruptur eine Signifikanz andeutet ($p < 0,o5$), so ist doch die durchgehende Tendenz bei der Gesamtheit aller Komplikationen incl. Letalität feststellenswert.

Abschliessend: Das Konzept, die Frühgeborenenatmung, wo immer unter zentralnervösen und energetischen Aspekten möglich, apparativ nur zu unterstützen und nicht zu ersetzen, scheint uns (freilich nur als einer unter den denkbaren Wegen) interessant sowohl hinsichtlich Letalitäts- als auch Komplikationsminderung.

Lit.: Müller, W.D., u. P.Schober: Helv. paediat. acta 35 (198o), 448
Müller, W.D. et al.: Symposium Ulm 1982 (s.vorstehend)

Analyse postoperativer respiratorischer Probleme und methodische Verbesserungsvorschläge bei Neugeborenen mit posterolateraler Zwerchfellhernie

H. ZIMMERMANN, U. BERNSAU, U. PELTNER

Von 100 Kindern mit posterolateraler Zwerchfellhernie, die wegen früher Ateminsuffizienz innerhalb der ersten 24 Lebensstunden operiert werden müssen, sterben noch immer - unverändert wie vor 10 Jahren - zwischen 30 und 60 Kinder.

ZAHL DER KINDER : 22
    VERSTORBEN : 8 (36 %)
    TODESURSACHE : 1) SCHWERE ASSOZIIERTE MIßBILDUNGEN
        2) DOPPELSEITIGE ZWERCH-FELLHERNIE
        3) SEPSIS
        4) PNEUMOTHORAX DER KONTRALATERALEN SEITE
        5) PNEUMOTHORAX DER KONTRALATERALEN SEITE
        6) TOTALATELEKTASE DER KONTRALATERALEN SEITE
        7) } HISTOLOGIE: INTERSTITIELLES
        8) } EMPHYSEM + ALVEOLÄRES

Abb. 1:
Kinder, die in den Jahren 1978 bis 1981 wegen einer congenitalen Zwerchfellhernie akut operiert wurden

Wir sind der Frage nach dem Warum nachgegangen und haben 22 eigene Verläufe aus dem Jahre 1978 bis 1981 nachgesehen. Von diesen 22 Kindern sind 8 verstorben, 1 Kind aufgrund schwerer assoziierter Mißbildungen, ein anderes hatte eine doppelseitige Zwerchfellhernie, ein drittes verstarb an einer Sepsis. Bleiben 5 Kinder, deren Krankheitsverlauf bis zu ihrem Tod viel mit der aufgeworfenen Frage und dem Versuch ihrer Beantwortung zu tun hat.
Die Schuld am Tode solcher Kinder wird dem Ausmaß der pulmonalen Hypoplasie angelastet. Dies ist richtig und zugleich falsch. Richtig ist: Die extreme Lungenhypoplasie ist natürlich lebensbegrenzend, z.B. bei der doppelseitigen Zwerchfellhernie. Falsch ist diese Deutung aber in all den Fällen, in denen unmittelbar postoperativ diese typische Zeitspanne der Besserung mit überraschend guten Blutgaswerten anbricht, bevor dann wieder PO_2 und pH fallen und PCO_2 steigt. COLLINS nennt diese Phase "honeymoon period". Wenn die Lunge aber über einen begrenzten Zeitraum fast suffiziente Gaswerte liefern kann, dann haben wir es nicht mit einem Problem der Lungenquantität, sondern mit einem Problem sich ändernder Lungenqualität zu tun. Diesen "Funktionsknick" der Lunge nach einer honeymoon period gilt es zu enträtseln.

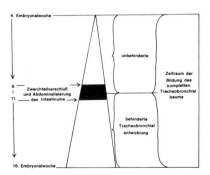

Abb. 2:
Embryogenese der Lungenhypoplasie bei der Zwerchfellhernie

Zwischen der 4. und 16. Embryonalwoche bildet sich der Tracheobronchialbaum komplett (Abb. 2), d.h. später werden keine Bronchialstrukturen mehr aufgebaut, sondern nur noch Alveolen gebildet. Die intrathorakale Verlagerung der Baucheingeweide um die 10. Schwangerschaftswoche hat eine mechanische Entwicklungsbeeinträchtigung, eine Hypoplasie beider Lungen zur Folge, die sich durch folgende Veränderungen auszeichnet:
1. Die Zahl der kleinen Bronchien, der Bronchiolen, der Acini-Alveolen und der Gefäße ist reduziert.
2. Die pulmonalen Gefäße zeigen eine abnorme Hyperplasie ihrer glatten Muskulatur.

Was passiert nun klinisch und pathophysiologisch?

Der Kompressionseffekt der intrathorakal verlagerten Eingeweide perpetuiert auch post partum weitgehend den Zustand der fetalen Zirkulation mit Rechts-Links-Shunt und Behinderung der alveolären Ventilation. Die dekomprimierende Wirkung der Operation ermöglicht erstmals eine bessere pulmonale Perfusion und Ventilation. Dies sind die Momente der honeymoon period, die Lunge erlebt den Eingriff praktisch wie eine 2. Geburt.

Auf der Suche nach der Ursache der dann wiederkehrenden Verschlechterung der pulmonalen Situation mit verstärktem pulmonalem Gefäßwiderstand müssen wir das Konstante und das Variable unseres postoperativen Management unter die Lupe Nehmen. Konstant sind - zunächst noch - die morphologischen Bedingungen der Lungen, die wesentliche Variable ist die Atemhilfe. Diese sollte - so war es lange Zeit erklärtes Ziel - die Lungen möglichst rasch zur Entfaltung bringen. Was geschieht aber bei der raschen Entfaltung von hypoplastischen Lungen?

Hypoplasie heißt reduzierter Luftraum. Dies bedeutet: wird das zwei gesunden Lungen angemessene Ventilationsvolumen in hypoplastische Lungen insuffliert, so resultiert eine alveoläre und interstitielle Überblähung mit den möglichen Folgen Pneumomediastinum und Pneumothorax. Dieses Barotrauma wird durch die Anwendung von PEEP noch begünstigt. Hypoplasie heißt weiter: verminderte, aber auch unterschiedliche Lungendehnbarkeit. Die Ventilation von Alveolen mit unterschiedlicher Compliance führt zur Überventilation bzw. Mangelentfaltung der anderen. Dasselbe erzeugt ein Ventilmechanismus, mit dem umso häufiger zu rechnen ist, je hypoplastischer Bronchialstrukturen sind.

Fazit: die rasche Entfaltung einer hypoplastischen Lunge führt über ein Barotrauma zwangsläufig zu einer Verschlechterung von Ventilation und Perfusion oder anders gesagt, die Lunge tauscht nach der Operation die ehemals von außen wirkende Kompression durch das intrathorakal verlagerte Intestinum gegen eine jetzt von innen wirksame intrapulmonale Kompression ein. Wir haben von unseren eingangs erwähnten 5 verstorbenen Kindern zwei wegen eines Pneumothorax der kontralateralen Seite, eines wegen einer Totalatelektase der kontralateralen Lunge verloren. Wir haben in den Lungen dieser 5 Kinder die Folgen des Barotraumas als alveoläres und interstitielles Emphysem nachweisen können (Abb. 3 und 4).

73

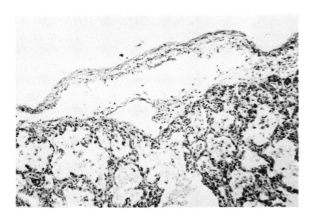

Abb. 3: distendierte Alveolen, teilweise konfluierend, subpleurale Luftansammlung

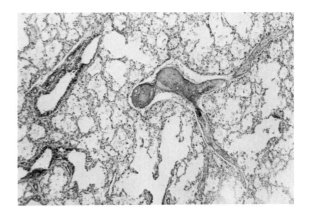

Abb. 4: distendierte Alveolen, teilweise konfluierend, perivaskuläre Luft (interstitielles Emphysem)

In den histologischen Präparaten ließ sich auch die abnorme Muskelhypertrophie in der Wand der Lungengefäße zeigen (Abb. 5). Diese bedingt einen primär erhöhten vaskulären Widerstand, der sekundär durch eine erhöhte Reagibilität noch verstärkt wird (Abb. 6).

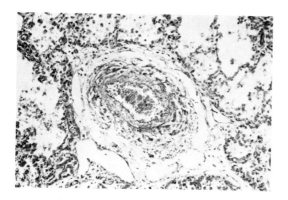

Abb. 5: deutlich hypertrophierte Muskelwand einer pulmonalen Arterie

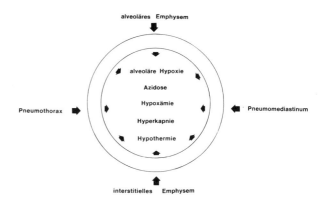

Abb. 6: vasokonstriktorisch wirksame Einflüße am Pulmonalgefäß

Aus dem Gesagten resultieren vor allem zwei **therapeutische Konsequenzen:**
1. **Vermeidung der raschen Entfaltung mit Überblähung der hypoplastischen Lungen.** Die Reduzierung des Barotraumas ist gleichzeitig die entscheidende Voraussetzung für 2. **die Reduzierung des pulmonalen Gefäßwiderstandes.** Viele Autoren und auch wir haben mit dem Alphablocker Tolazolin gearbeitet und auch kurzfristige Erfolge gehabt. Die Wirkung erwies sich aber als inkonstant, wahrscheinlich kommt es ständig zu Interferenzen mit emphysembedingten Wirkungen.

Zur Frage der Minimalisierung des Barotraumas zum Schluß 3 Bemerkungen:
1. Bemerkung: In den ersten Stunden nach Operation einer Zwerchfellhernie ist die ipsilaterale Lunge ventilationsphysiologisch praktisch bedeutungslos und wie angiographische Untersuchungen gezeigt haben auch gar nicht perfundiert. Daraus folgt: das Kind atmet und lebt zunächst mit seiner kontralateralen Lunge. Die hypoplastische Lunge aber hat ein um mehr als die Hälfte kleineres totales Gasvolumen im Vergleich zu den beiden Lungen

eines gesunden Kindes. Das muß bei der Ermittlung der Atemminutenvolumina Berücksichtigung finden.

2. Bemerkung: Die rasche Entfaltung und Überblähung der Lungen kann zusätzlich durch die Reduzierung des negativen intrapleuralen Druckes etwa durch intermittierende Insufflation von Luft in die Thoraxkonkavität über die Thoraxdrainage behindert werden.

3. Bemerkung: Die besten Erfahrungen bei der Beatmung zur Operation kommender Kinder mit Zwerchfellhernie haben wir alle mit der hochfrequenten kleinvolumigen Niederdruckhandbeatmung gemacht. Eine andere Beatmungsform ist präoperativ sogar obsolet. Wer oder was hindert uns eigentlich, das Prinzip dieser präoperativ so geschätzten Beatmungstechnik auch postoperativ weiterzuführen ?

Literatur:
Collins DL, Pomerance JJ, et al: J Ped Surg 12, 149 (1977)
Dibbius AW, Wiener ES: J Ped Surg 9, 653 (1974)
Hislop A, Reid L: Thorax 31, 450 (1976)
Shochat SJ, Naeye RL, et al: Ann Surg 190, 332 (1979)
Srouji MN, Buck B, Downes JJ: J Ped Surg 16, 45 (1981)

Bronchopulmonale Dysplasie, prospektiv randomisierte Studie zur prophylaktischen Wirkung von Vitamin E

V. Freudenberg, H.G. Zöberlein und H. Wehinger

In einer prospektiv randomisierten Studie wurde die Frage untersucht, ob Vitamin E die Entwicklung einer bronchopulmonalen Dysplasie bei beatmeten Früh- und Neugeborenen verhindern kann. 78 Kinder wurden randomisiert, 39 in die Behandlungsgruppe und 39 in die Kontrollgruppe. Ausgewertet wurden die Kinder, die über 3 Tage beatmet wurden und länger als 14 Tage lebten, 19 in jeder Gruppe. Die behandelten Kinder erhielten täglich 2o mg Vitamin E pro kg Körpergewicht i.m. mit Beginn und für die Dauer der Beatmung, aber nicht länger als 14 Tage.

Insgesamt entwickelte sich bei 5 Säuglingen (13%) eine bronchopulmonale Dysplasie, 3 mal in der Behandlungsgruppe, 2 mal in der Kontrollgruppe. Alle betroffenen Kinder starben nach 1/2 - 4 Monaten. Am Ende des 3. Monats lebten von den mit Vitamin E behandelten Säuglingen noch 17, von den unbehandelten 16; davon hatten 12 bzw. 13 einen normalen Lungenbefund.

Die Ergebnisse der beiden Kollektive sind so ähnlich, dass wir in unserer Untersuchung keinen günstigen Einfluss von Vitamin E auf pulmonale Probleme unter Respiratorbehandlung nachweisen konnten.

Die ausführliche Publikation erfolgt an anderer Stelle (Monatschr. f. Kinderheilkunde, 13o (1982), im Druck).

Experimentelle Untersuchungen zur Genauigkeit verschiedener im Handel befindlicher CO_2-Monitore

Th. Fösel, K.-H. Altemeyer, H. Heinrich und W. Dick

Die endexspiratorische CO_2-Messung ist eine nichtinvasive Methode zur Überwachung der Beatmung. Bei annähernd physiologischen Ventilations-/Perfusionsverhältnissen liegt die Differenz zwischen dem arteriell gemessenen pCO_2 und dem mit dem Massenspektrometer gemessenen endexspiratorischen CO_2 unter 3 mm Hg (3). Für die endexspiratorische CO_2-Messung wird heute das Prinzip der CO_2-Absorption im infraroten Bereich bei einer Wellenlänge von 4,25 µm angewandt (2).
Jedoch interferieren in diesem Bereich auch andere assymetrische Moleküle wie N_2O oder H_2O. Für die technische Realisierung werden 2 Prinzipien angewandt, die direkte Messung im Atemstrom und die Messung in Nebenschluß, bei der ein Teil der Atemluft kontinuierlich in das Gerät zur Analyse angesaugt wird. Wir überprüften 5 im Handel befindliche Monitore mit Hilfe eines Lungenmodells auf die Genauigkeit bei kleinen Hubvolumina und hohen Frequenzen: Es handelt sich um folgende Geräte: Normocap (Firma Datex), Capnograph III (Firma Gould Goddart), Capnolog (Firma Dräger), CO_2-Modul des Sirecust 404 (Firma Siemens), Capnometer (Firma Hewlett Packard). Die Geräte der Firma Datex und Gould arbeiten in Nebenschlußverfahren, die übrigen messen direkt im Atemstrom. Spezielle Kinderküvetten werden von Siemens und Hewlett Packard angeboten.
Folgende Versuchsbedingungen wurden an einem Lungenmodell (1) simuliert: Die Atemfrequenz variierte zwischen 10 und 60/Min. in Schritten zu je 10, die Hubvolumina wurden ebenfalls in 10-er Schritten von 10 - 100 ml verändert, wobei die Messungen bei 10 ml Atemhubvolumen wegen des Totraums von 8 ml im Lungenmodell nur mit Einschränkungen zu verwerten sind. Alle CO_2-Kurven wurden mit einem geeichten Schreiber aufgezeichnet.

Ergebnisse:
Der gemessene Wert bei 100 ml und einer Atemfrequenz von 20/Min wurde als 100 % Meßgenauigkeit definiert, weil dadurch Fehler wie wechselnder Luftdruck oder Temperatur eleminiert werden konnten. In den Tabellen 1 - 5 sind die prozentualen Unterschreitungen vom Sollwert für die einzelnen Geräte dargestellt. Überschreitungen wurden in keinem Fall registriert. Meßfehler bis 10 % wurden als noch tolerabel erachtet. Bei den Geräten der Firmen Datex und Gould wurde auch die jeweils niedrigste Absauggeschwindigkeit überprüft, die aber noch schlechtere Ergebnisse erbrachte.

NORMOCAP: FA. DATEX

ABSAUGGESCHWINDIGKEIT: 150 ML/MIN

FREQUENZ/MIN

	10	20	30	40	50	60	70	80	90	100
60	27	18	18	14	16	11	14	11	9	7
50	27	18	14	11	14	11	11	11	9	5
40	30	18	11	9	11	9	9	9	9	2
30	32	18	14	9	9	9	7	5	5	0
20	32	14	11	9	9	9	7	7	5	0
10	34	14	11	9	9	9	7	9	5	0

HUBVOLUMEN ML

Tab. 1

CAPNOGRAPH: FA. GOULD GODDART

ABSAUGGESCHWINDIGKEIT 500 ML/MIN

FREQUENZ/MIN

	10	20	30	40	50	60	70	80	90	100
60	35	23	12	8	6	1	1	1	1	1
50	35	19	12	8	4	1	1	0	0	0
40	28	19	8	4	4	1	0	0	0	0
30	19	19	6	8	0	0	0	0	0	0
20	15	15	6	4	0	0	0	0	0	0
10	15	15	4	4	4	0	0	0	0	0

HUBVOLUMEN ML

Tab. 2

CO_2-MODUL DES SIRECUST 404: FA. SIEMENS

FREQUENZ/MIN

	10	20	30	40	50	60	70	80	90	100
60	73	35	17	19	24	11	5	5	3	0
50	73	35	17	22	24	11	5	5	3	0
40	75	35	17	22	24	8	5	5	0	0
30	81	38	24	19	24	11	5	3	0	0
20	86	41	21	13	24	8	5	3	0	0
10	100	46	24	9	9	5	0	0	0	0

HUBVOLUMEN ML

Tab. 3

CAPNOLOG: FA. DRÄGER

FREQUENZ/MIN

	10	20	30	40	50	60	70	80	90	100
60	100	54	16	21	13	11	11	8	5	5
50	100	32	26	13	11	8	5	6	5	5
40	100	39	26	13	8	5	5	3	3	3
30	100	39	21	16	8	8	5	3	0	0
20	100	39	18	13	8	8	5	0	0	0
10	100	21	32	13	8	5	5	0	0	0

HUBVOLUMEN ML

Tab. 4

CAPNOMETER: FA. HEWLETT PACKARD

FREQUENZ/MIN	10	20	30	40	50	60	70	80	90	100
60	9	14	6	3	0	3	3	3	3	3
50	9	11	6	3	0	3	3	3	3	0
40	9	9	6	3	0	3	3	3	3	0
30	9	9	6	3	0	3	3	3	3	0
20	9	9	6	3	6	3	3	3	0	0
10	11	9	9	6	6	3	3	0	0	0

HUBVOLUMEN ML

Tab. 5

Kein Gerät zeigte unter allen Bedingungen die erforderliche Meßgenauigkeit. Am besten schnitt noch das Gerät der Firma Hewlett Packard ab, das lediglich unter 3 Bedingungen einen Meßfehler über 10 % zeigte. Alle anderen Geräte messen bei kleinen Hubvolumina und hohen Frequenzen nicht exakt und sind deshalb für die Überwachung der Beatmung von Säuglingen und Kleinkindern nicht geeignet.

Literatur

1. ALTEMEYER, K.-H.; BREUCKING, E.; RINTELEN, G.; SCHMITZ, J.E. und DICK, W.:
   Vergleichende Untersuchungen zum Einsatz verschiedener Narkosesysteme in der Kinder-Anästhesie.
   Anaesthesist 31 (1982) 271

2. SMALHOUT, B.; KALENDA, Z.:
   An Atlas of Capnography.
   Kerckebosch-Zeist, The Netherlands (1975) S. 5

3. WHITSELL, R.; ASIDDAO, C.; GOLDMANN, D.; JABLONSKI, J.:
   Relationship between Arterial and Peak Expired Carbon Dioxid Pressure during Anesthesia and Factors Influencing the Difference
   Anesth. Anal. 60 (1981) 508

Atemphysiologische Untersuchungen bei Früh- und Neugeborenen

K. Heller, U. Völkel, A. Heller-Jeschke und G. Jorch

Werden Patienten aus pulmonaler Ursache beatmet, so muß die Restfunktion der erkrankten Lunge optimal genutzt werden. Eine solche Behandlung kann neben dem Nutzen (Verbesserung des Gasaustausches) auch deutliche Nachteile (Schädigung des Lungengewebes) haben. Aus diesem Grund ist es anzustreben, die wichtigsten Lungenfunktionswerte vor und während der Therapie zu kennen. Ferner sollte der Einfluß unterschiedlicher Einstellungen der Beatmungsmaschine auf die Lungenfunktion bekannt sein. Das Wissen um diesen Einfluß ermöglicht erst die gefundenen Meßwerte zu interpretieren und anderseits die Beatmungsparameter rasch zu optimieren.

Leider machen derartige Untersuchungen bei beatmeten Kindern große methodische Schwierigkeiten. Trotz der zu erwartenden Probleme wurde an der Kinderklinik Münster versucht, die offene Spirographie für die Untersuchung von beatmeten Früh- und Neugeborenen zu modifizieren. Auf die Druckmessung mittels Elektromanometern soll nicht näher eingegangen werden. Die Flowmessung und Volumenintegration wird dagegen kurz besprochen. Im Gegensatz zu üblichen Anlagen wird an die beiden Druckanschlüsse des Pneumotachografenkopfes kein Differenzdruckgeber sondern ein Mikroströmungsmesser angeschlossen. Das ist bei Beachtung bestimmter Vorraussetzungen möglich und bietet den Vorteil, daß die Anlage auch bei wechselnden statischen Drucken einwandfrei arbeitet. Der Volumenintegrator hat eine Vorrichtung, die dafür sorgt, daß Ein- und Ausatemvolumen immer gleich groß gemessen werden. Nur so kann verhindert werden, daß die Nullinie der Volumenregistrierung bei Langzeitmessungen driftet. Die Driftkompensation arbeitet atemfrequenzunabhängig, ihr verfälschender Einfluß ist daher gering.

Aus den erhaltenen Meßwerten (Flow und Tubusdruck) werden Compliance und Resistance berechnet. Die Compliance wird im Bereich der Beatmungsdruckdifferenz ermittelt.

<u>Die Resistanceberechnung</u>

Die Resistance kann 1. aus der viskösen Atemarbeit ermittelt werden und 2. nach Berechnung der mittleren Alveolardrucke für jeden Punkt der Atemkurve angegeben werden. <u>Zu 1.</u> Neben der viskösen Atemarbeit (Fläche der Druck-Volumenschleife) muß für diese Rechenvorschrift die Zeit T gemessen werden, in der der Flow am Tubus ungleich Null ist. Division der Atemarbeit durch die Zeit T ergibt die visköse Atemleistung. Wird die Atemleistung durch das Quadrat des mittleren Flows geteilt, erhält man die über die Zeit T gemittelte Resistance. Die Zeit T ist beim Beatmungspatient nicht unbedingt mit der Atemzykluszeit identisch. <u>Zu 2.</u> Bei diesem Verfahren werden die mittleren Alveolardrucke mit Hilfe einer besonderen Rechenvorschrift kalkuliert. Unter Verwendung dieser Drucke, der korrespondierenden Tubusdrucke und der dazugehörigen Flows läßt sich für jeden Punkt der Atemkurve die Resistance berechnen. Der Mittelwert der Einzelresistances ist der über das Zugvolumen gemittelte Atemwiderstand.

Die nach den beiden Verfahren bestimmten Resistancewerte sind

nicht zwangsläufig gleich, da einmal über eine Zeit (T) und
einmal über ein Volumen (Zugvolumen) gemittelt wird.
Ergebnisse
Das Bild zeigt die typische Druck-Volumenschleife eines beatmeten Frühgeborenen mit ausgeprägtem RDS. An der Kurve fällt einerseits die kleine Fläche, anderseits der gekrümmte Verlauf der mittleren Alveolardrucke auf. Der geringe Flächeninhalt ist

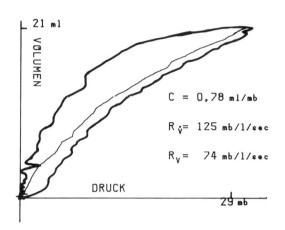

Druck-Volumenschleife eines beatmeten Frühgeborenen mit RDS. Beachte den gekrümmten Verlauf der Kurve der gemittelten Alveolardrucke (dünne Linie innerhalb des Diagramms).

Ausdruck der kleinen Atemarbeit, die u.a. eine Folge der relativ niedrigen Resistance ist. Der gekrümmte Verlauf der mittleren Alveolardrucke wird durch die abnehmende Compliance bei zunehmender Lungenblähung verursacht. Ein Kind mit solchen lungenmechanischen Werten, nämlich kleiner Compliance und geringer Resistance kann mit relativ hohen Frequenzen (40 bis 60/min) und Zugvolumina um 10ml/kgKG beatmet werden. Das Atemzeitverhältnis beträgt etwa 1:1 bis 1:1,5. Die Ein- und Ausatemzeiten dürfen kurz sein, da die Be- und Entlüftung dieser Lunge wenig Zeit benötigt. Die Beatmung muß bei diesen Kindern so geführt werden, daß die Lungen bis in den Bereich der abnehmenden Compliance gebläht werden. Bei geringerer Blähung ist die Oxygenierung unzureichend.

Die folgenden Meßwerte stammen von einem Frühgeborenen (34. SSW, Gew. b. d. Messung 2,3kg), das seit 39 Tagen beatmet wird. Die Frequenz beträgt 42/min und der PEEP 0 mb. Die Compliance hat einen Wert von 1,35ml/mb und die Resistance von 127 bzw. 83mb/l/sec. Die Compliance ist also stark erniedrigt, während der Widerstand nicht erhöht ist. Solche Befunde findet man bei frischen RDS-Lungen. Die Befunde würden es erlauben, das Kind mit hoher Frequenz und relativ kleinen Zugvolumina zu beatmen. Wird die Frequenz reduziert (13/min), steigt die Resistance massiv (387 bzw. 228mb/l/sec) an, während die Compliance zunächst nur wenig zunimmt (1,6ml/mb). Nach einigen Minuten Dauer fällt der Atemwiderstand auf 223 bzw. 128 mb/l/sec, die Compliance dagegen nimmt weiter zu (2ml/mb).

Die Begründung für dieses Verhalten der Lunge ist folgende: während der frequenten Beatmung bildet sich eine erhebliche Verteilungsstörung aus. Einige Bezirke werden überbläht während andere komprimiert werden. Im Endeffekt wird somit nur ein kleiner Teil der Lunge ventiliert. Nach Umschaltung auf eine geringere Beatmungsfrequenz bildet sich die uneven ventilation zurück. Während der Rückbildungsphase werden offenbar die komprimierten Areale bereits teilweise ventiliert. Ihre Luftwege sind noch eng und verursachen daher hohe Widerstände. Nach einiger Zeit haben auch die überblähten Bezirke ein normales Volumen eingenommen und behindern nicht mehr die Ventilation. Die Folge ist, daß die lungenmechanischen Werte besser werden. Erst die Messungen bei unterschiedlichen Beatmungsparametern zeigen, daß der Patient, der übrigens eine bronchopulmonale Dysplasie hat, mit niedriger Frequenz beatmet werden muß.

Die nächsten Ergebnisse stammen von einem Frühgeborenen mit 1,07kgKG (31. SSW, 4. Beatmungstag). Die gefundenen Meßwerte (Compliance 0,7 ml/mb, Resistance 276 bzw. 163 mb/l/sec) lassen vermuten, daß das Kind zur spontanen Atmung fähig sein müßte. Auffällig ist aber das große benötigte Atemminutenvolumen (476 ml) und das Thoraxröntgenbild. Dieses zeigt deutlich Zeichen der Überblähung. Die Bestimmung des funktionellen Totraumes schließlich ergibt einen Wert von 70% des Atemzugvolumens. Da es auch durch Änderung der Maschineneinstellung nicht gelingt, diesen Wert zu verbessern, wird eine erhebliche Beeinträchtigung des Lungengewebes vermutet. Die Folge ist die beschriebene Überblähung mit Totraumvergrößerung. Leider ist diese Schädigung nicht reversibel sondern sogar progredient. Das Kind verstirbt nach 4 Wochen unter den Zeichen einer globalen Lungeninsuffiziens.

Es ließen sich noch viele Beispiele anführen, doch soll hier lediglich eine kurze Übersicht über das Verhalten der Lungenmechanik bei beatmeten Früh- und Neugeborenen während einer mechanischen Langzeitventilation gegeben werden.

Kategorie 1   frisches RDS: Compliance erniedrigt, Resistance eher klein.
Kategorie 1a   frische Schocklunge: Compliance klein, Resistance erhöht.
Kategorie 2   Kinder, die wegen der o.g. Gründe einige Stunden bis max 14 Tage beatmet werden: Compliance deutlich gestiegen, Resistance "normal" bis erhöht.
Kategorie 3   beginnende BPD, Neigung zur Verteilungsstörung: Compliance "normal" oder mäßig erniedrigt Resistance deutlich erhöht.
Kategorie 4   schwere BPD, auch bei niederfrequenter Beatmung Verteilungsstörungen u. Überblähungen, Stenosen im Bereich der großen Bronchen: Compliance "normal" oder mäßig erniedrigt, Resistance sehr hoch.

Zum Schluß ein Wort zu sog. normalen Meßwerten. Untersucht man kranke Kinder, so kann man keine normalen Werte finden. Als "normal" werden daher Werte bezeichnet, wenn sie Spontanatmung zulassen würden, sofern der AZ des Kindes das zuläßt und der Totraum nicht zu groß ist.

Spontanatmung ist meist möglich, wenn die Compliance minimal 0,7 mal kgKG beträgt und die über die Zeit T gemittelte Resistance 250 : kgKG nicht übersteigt. Der über das Volumen gemittelte Widerstand sollte nicht über 180 : kgKG liegen. Die Werte gelten für beatmete Patienten, bei Spontanatmung ist die Resistance meist kleiner.

Literatur: beim Verfasser

Komplikationen bei maschineller Beatmung von Früh- und Neugeborenen
I. Akute Komplikationen
H. Hörnchen, G. Freund, W. Engelhardt, P. Roebruck

Erkrankungen mit Luftaustritt aus den Alveolen sind häufige Komplikationen einer maschinellen Beatmung bei Früh- und Neugeborenen (neuere Übersicht bei (4) und (5)). Unterschieden werden: das pulmonale interstitielle Emphysem (PIE), der Pneumothorax (PT), das Pneumomediastinum (PM), Pneumopericard (PPC) und Pneumoperitoneum. Ein subkutanes Emphysem und die Luftembolie sind extrem selten. Nach der Theorie von MACKLIN und MACKLIN (3) sind alle Erkrankungen mit extraalveolärer Luft (EAA-Komplikationen) Folge eines Barotraumas an der Lunge.- Im Rahmen einer klinischen Studie werden derartige Beatmungskomplikationen analysiert. Beziehungen zu anamnestischen Angaben, Grundkrankheit und Behandlungsprinzipien sollen herausgefunden werden.

PATIENTEN UND METHODIK: Daten von 164 Neonaten, die innerhalb einer dreijährigen Untersuchungsperiode (v.12.1.1976 bis 31.12.1978) länger als 24 Stunden maschinell beatmet worden waren, wurden berücksichtigt (Geburtsgewicht:680-4270g,Mittelwert:2032g;mittleres Gestationsalter:34 Schwangerschaftswochen;mittlere Beatmungsdauer:13,7 Tage;Überlebensrate:45,7%). Die statistischen Angaben sind nicht bereinigt, 27 Kinder mit Mißbildungssyndromen (von denen 19 verstarben) einbezogen. Alle Daten wurden den teilweise speziell für diese Studie konzipierten Krankenakten entnommen. Die Auswertung erfolgte mit Hilfe des BMDP-Software-Paketes der University of California und mit eigenen Programmen.- Als Respiratoren wurden eingesetzt: der Bird Mark 8 (godart-statham,Bremen) bei 20,7% der Patienten, der Baby-Secundant (Heyer,Bad Ems) bei 37,8%, der Servo-Ventilator 900 B (Siemens-Elema,Schweden) bei 41,5%. Die Beatmungsparameter wurden im Rahmen der Routineversorgung der Patienten an den Meßgeräten der Respiratoren abgelesen. In Prüfstanduntersuchungen konnte gezeigt werden, daß die Korrelation zwischen diesen visuell ermittelten Werten und solchen, die am Tubusansatz ("patientennah") registriert wurden, hoch war. Gelegentliche fehlerhafte Angaben durch Ablesefehler oder durch vorübergehende Defekte der regelmäßig gewarteten Geräte können natürlich nicht ausgeschlossen werden.

ERGEBNISSE: 71 Neonaten (43%) entwickelten unter Beatmung Erkrankungen mit extraalveolärer Luft (Mehrfachnennung möglich): PULMONALES INTERSTITIELLES EMPHYSEM 65 Beobachtungen, PNEUMOTHORAX 31, PNEUMOMEDIASTINUM 15, PNEUMOPERICARD 8 Beobachtungen.

Auf eine spezielle Darstellung der Problematik des Pneumoperitoneums wurde verzichtet, da nur 4 Beobachtungen vorlagen und anderenorts ausführliche Darstellungen erschienen sind (1,2). Häufig traten mehrere EAA-Komplikationen gleichzeitig oder nacheinander bei dem gleichen Patienten auf, bei Überlebenden (Abb.1a) seltener als bei Verstorbenen (Abb.1b). Dem pulmonalen interstitiellen Emphysem kam eine zentrale Bedeutung zu, da es im allgemeinen vor anderen "air leaks" nachweisbar war.
Die EAA-Komplikationen waren ausgesprochene Frühkomplikationen der maschinellen Beatmung. Mehr als 50% hatten sich bereits innerhalb der ersten beiden Beatmungstage entwickelt (Abb.2).
Als belastende Faktoren für die Entwicklung der Erkrankungen mit extraalveolärer Luft unter maschineller Beatmung fanden sich:
1. Niedriges Geburtsgewicht bzw. Gestationsalter. Mehr als 70% der Kinder mit einem Geburtsgewicht unter 1000g entwickelten ein PIE, aber nur ca.12% der reifen Neugeborenen (Tab.1). Je niedriger das Geburtsgewicht bzw. Gestationsalter lagen, desto früher trat im Durchschnitt ein PIE auf.

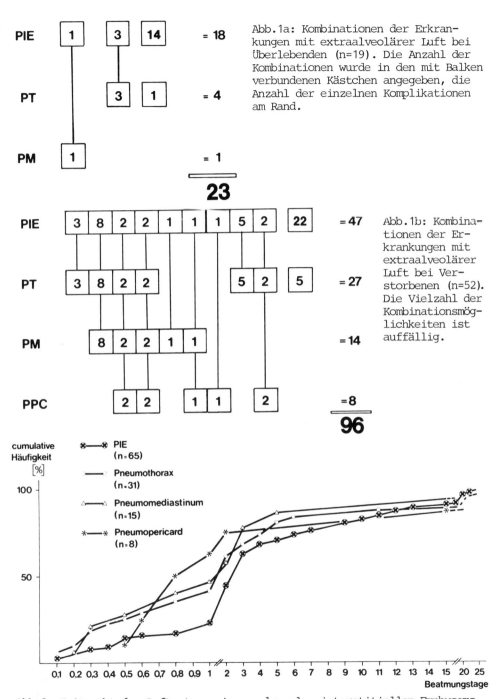

Abb.1a: Kombinationen der Erkrankungen mit extraalveolärer Luft bei Überlebenden (n=19). Die Anzahl der Kombinationen wurde in den mit Balken verbundenen Kästchen angegeben, die Anzahl der einzelnen Komplikationen am Rand.

Abb.1b: Kombinationen der Erkrankungen mit extraalveolärer Luft bei Verstorbenen (n=52). Die Vielzahl der Kombinationsmöglichkeiten ist auffällig.

Abb.2: Zeitpunkt des Auftretens eines pulmonalen interstitiellen Emphysems, eines Pneumothorax, eines Pneumomediastinums und eines Pneumopericards. Die Angabe der cumulativen Häufigkeit bezieht sich auf die jeweilige Komplikation.

Geburtsgewicht (g)	PIE	maschinell Dauerbeatmete	PIE %
<1000	12	17	70,6
1001–1500	22	34	64,7
1501–2000	22	45	48,9
2001–2500	3	19	15,8
>2500	6	49	12,2
Gesamt	65	164	39,6

Tab.1: Häufigkeit des pulmonalen interstitiellen Emphysems in den verschiedenen Gewichtsklassen.

2. Die pulmonale Grundkrankheit spielte eine entscheidende Rolle: 60% der Neonaten, die ein PIE entwickelten, hatten hyaline Membranen (HMD). In der Gesamtgruppe lag die HMD-Inzidenz nur bei 34%. Dahingegen ließ sich eine Abhängigkeit der relativen Häufigkeit der "air leaks" von Daten aus der Schwangerschafts- und Geburtsanamnese, von der Beatmungsindikation oder dem klinischen Schweregrad des Atemnotsyndroms bei der stationären Aufnahme nicht beobachten.

3. Die relative Häufigkeit von EAA-Komplikationen zeigte eine deutliche Abhängigkeit vom Mittelwert des inspiratorischen Spitzendruckes wie in Tab.2 am Beispiel des PIE aufgeführt. Allerdings waren die Patientenzahlen in den Extrembereichen sehr klein. Deshalb wurden Verteilungskurven erstellt und

Inspirat. Spitzendruck (cm WS)	PIE n=58	Kontrollkollektiv + PIE n=142	PIE %
< 20	3	10	30
20–24	16	54	29,6
25–30	10	31	32,3
31–34	10	20	50
35–40	15	22	68,2
> 40	4	5	80

Tab.2: Häufigkeit des pulmonalen interstitiellen Emphysems bei verschiedenen inspiratorischen Spitzendruckmittelwerten.

nicht nur die Mittelwerte des inspiratorischen Spitzendruckes berücksichtigt, sondern auch die irgendwann einmal vor Auftreten der Komplikation für mindestens 24 Stunden angewandten Maximalwerte (maximale Tagesmittelwerte). Dabei ergab sich ein doppelgipfliges Bild, d.h. ein Teil der Patienten entwickelte Erkrankungen mit extraalveolärer Luft unter Beatmungsdrucken, die sich vom Kontrollkollektiv nicht unterschieden. Bei anderen trat die Komplikation unter hohen Beatmungsdrucken auf (Darstellung am Beispiel des PIE in Abb.3).

4. Mittlere positive endexspiratorische Drucke (PEEP) und Maximalwerte des PEEP > 7 cm WS waren häufiger mit EAA-Komplikationen korreliert.

ZUSAMMENFASSUNG UND SCHLUSSFOLGERUNGEN: Ätiopathogenetisch bedeutsame Faktoren für die Entwicklung von EAA-Komplikationen sind: das Geburtsgewicht bzw. Gestationsalter, die Art der pulmonalen Grundkrankheit, der inspiratorische Spitzendruck und der PEEP. Bei schwierigen Beatmungspatienten, die mit inspiratorischen Spitzendrucken > 30 cm WS und positivem endexspiratorischen Druck > 5 cm WS beatmet werden müssen, dürfte eine Muskelrelaxation indiziert sein. Ein Einfluß der Beatmungsfrequenz (25-50/Minute) und der Hubvolumengröße ließ sich nicht nachweisen. Die am Beispiel des PIE dargestellten Aussagen trafen genauso für den Pneumothorax, das Pneumomediastinum und das Pneumopericard zu. Auffällig war, daß dem Inspirationsdruck und dem PEEP eine geringere Bedeutung zukam als ursprünglich angenommen. Die Streuung der Werte war relativ groß. Eine "Risikovorhersage" aus den Beatmungsparametern ist kaum möglich. Begriffe wie "iatrogene Respiratorkomplikationen" sollten nur mit größter Zurückhaltung verwandt werden.

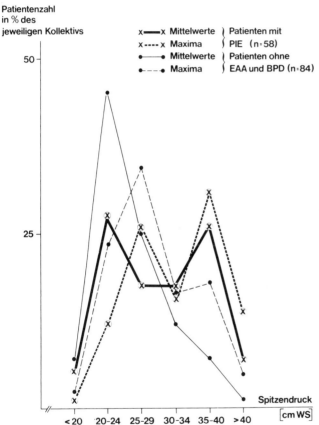

Abb.3: Maxima und Mittelwerte des inspiratorischen Spitzendruckes bei Kindern mit PIE und Kindern ohne Erkrankungen mit extraalveolärer Luft und ohne bronchopulmonale Dysplasie (ohne EAA u.BPD). Auch bei niedrigen Beatmungsdrucken kann ein PIE auftreten.

LITERATURVERZEICHNIS:
1. Hörnchen,H.,E.H.Radermacher,F.K.Lynen,K.Griesenbeck:Zur Ätiologie des Pneumoperitoneums bei Früh-und Neugeborenen.Z.Kinderchir. 20 (1977)120; 2.Hörnchen, H.,E.H.Radermacher: Extra-alveoläre Luft beim beatmeten Neugeborenen. Klin.Paediatr.191(1978) 421; 3.Macklin,M.T.,C. C.Macklin:Malignant interstitial emphysem of the lungs and mediastinum as an important occult complication in many respiratory diseases and other conditions:An interpretation of the clinical literature in the light of laboratory experiment.Medicine 23 (1944)281; 4.Madansky,D.L.,E.E.Lawson,V.Chernick,H.W.Taeusch Jr: Pneumothorax and other forms of pulmonary air leak in newborns.Am.Rev.Respir.Dis. 120(1979)729; 5.Stopfkuchen,H.,H.-G.Eckert,P.Emmrich,J.Tröger:Komplikationen und Überlebensraten bei mechanisch beatmeten Früh-und Neugeborenen. Monatsschr.Kinderheilkd.127(1979)454
Priv.-Doz.Dr.med.H. Hörnchen Abteilung Kinderheilkunde an der Medizinischen Fakultät der RWTH Aachen, Goethestraße 27/29, 5100 Aachen

Komplikationen bei maschineller Beatmung von Früh- und Neugeborenen
II. Bronchopulmonale Dysplasie

H. Hörnchen, Chr. Stornowski, W. Engelhardt, P. Roebruck

Als wichtigste Ursachen der bronchopulmonalen Dysplasie (BPD) gelten hoher Sauerstoffgehalt in der Inspirationsluft (7) und hohe inspiratorische Spitzendrucke (9). Daneben werden andere Faktoren als möglicherweise ätiologisch bedeutsam diskutiert: ein persistierender Ductus arteriosus Botalli (3), hohe Flüssigkeitszufuhr in den ersten Lebenstagen (2), ein pulmonales interstitielles Emphysem (10), Lungenunreife durch Prämaturität bei niedrigem Geburtsgewicht (8) und hyaline Membranen (6).
In einer klinischen Studie an 164 länger als 24 Stunden beatmeten Früh- und Neugeborenen wurden Häufigkeit und Zeitpunkt des Auftretens einer BPD ermittelt, sowie mögliche Ursachen analysiert. Methodik und Patientengut sind bereits früher beschrieben (4).
ERGEBNISSE UND DISKUSSION:
30 Neonaten (18,3%) entwickelten eine bronchopulmonale Dysplasie. Die Diagnose wurde in allen Fällen nach den von NORTHWAY et al.(7) festgelegten radiologischen Kriterien bei typischen klinischen Symptomen bereits im Stadium III gestellt. Auch bei sorgfältiger Auswertung der Röntgenbildserien fanden sich keine Merkmale, die die Definition eines Stadium I oder II der oben genannten Einteilung gerechtfertigt hätten. Viermal wurden nach vorausgegangenem Stadium III die für das Stadium IV der BPD typischen Veränderungen gesehen.
28 von 30 betroffenen Kindern waren Frühgeborene, zwei reife Neugeborene. 13 Patienten überlebten. Frühgeborene mit einem Geburtsgewicht unter 1000g waren im Vergleich zum Gesamtkollektiv besonders häufig betroffen, Kinder über 2000g sehr selten (Tab.1).

Geburtsgewicht (g)	BPD	maschinell Dauerbeatmete	BPD %
<1000	7	17	41,2
1001-1500	9	34	26,5
1501-2000	12	45	26,7
>2000	2	68	2,9
Gesamt	30	164	18,3

Tab.1: Häufigkeit der bronchopulmonalen Dysplasie in verschiedenen Gewichtsklassen (nach 5).

Eine Abhängigkeit der relativen Häufigkeit der BPD von anamnestischen Daten, Beatmungsindikation und vom Schweregrad des Atemnotsyndroms bei der stationären Aufnahme war nicht ersichtlich. Hyaline Membranen waren nicht entscheidend häufiger als im Gesamtkollektiv.- Die kürzeste Beatmungszeit vor der Diagnosestellung einer BPD betrug 7 Tage, die längste 44 Tage. Verstorbene waren früher betroffen als Überlebende (Abb.1).
Bei der Betrachtung der Beatmungsdauer (Abb.2) ergaben sich deutliche Unterschiede zu Kontrollpatienten, von denen nur etwa 50% nach 4 Tagen noch einen Respirator benötigten, die andere Hälfte war bereits extubiert. In der "BPD-Gruppe" hingegen wurde die 50%-Marke erst am 20. Beatmungstag erreicht,d.h.

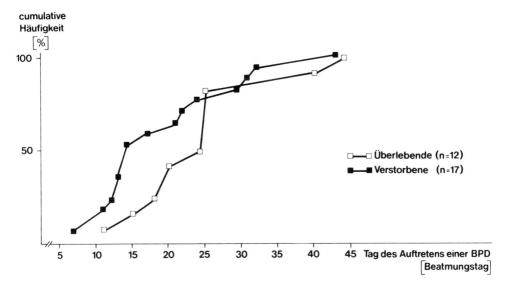

Abb.1: Zeitpunkt der Diagnose einer BPD bei überlebenden (Mittelwert 24,3 ± 9,4 Beatmungstage) und verstorbenen Neonaten (Mittelwert 19,3 ± 9,7 Beatmungstage).

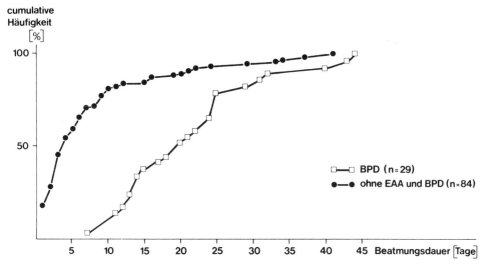

Abb.2: Beatmungsdauer bis zum Auftreten einer BPD. Zum Vergleich wurde für die Kontrollgruppe (Patienten ohne Erkrankungen mit extraalveolärer Luft (EAA) und BPD) die Summenhäufigkeitsverteilung der gesamten Beatmungszeit aufgetragen.
In der Hälfte aller Fälle hatte sich die BPD bis zum 20. Beatmungstag entwickelt. Bei den übrigen Kindern entwickelte sich die BPD später.
Die Analyse der Beatmungsparameter erbrachte überraschende Ergebnisse:
- die Mittelwerte des inspiratorischen Spitzendruckes (Patientenmittelwerte) bis zum Auftreten einer BPD waren wie in der Kontrollgruppe verteilt. Auch die pro Beatmungstag für die betreffenden Patienten errechneten Mittelwerte (Tagesmittelwerte) und Standardabweichungen des inspiratorischen

Spitzendruckes unterscheiden sich zumindest in den ersten zwei Beatmungswochen kaum von denen bei Kontrollpatienten (Abb.3),

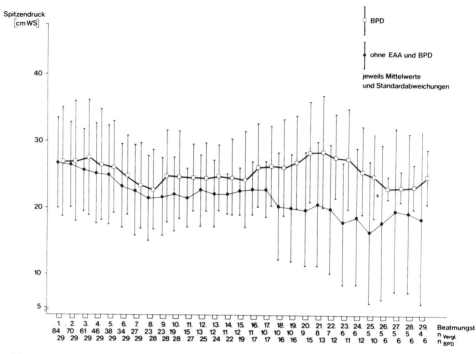

Abb.3: Tageweise berechnete Mittelwerte (Tagesmittelwerte) und Standardabweichungen des inspiratorischen Spitzendruckes bei Neonaten mit bronchopulmonaler Dysplasie, sowie bei Kontrollpatienten (ohne EAA und BPD). Die Anzahl der Einzelwerte ist an jedem Tag unter $n_{vergl.}$ für die Vergleichsgruppe und unter n_{BPD} für die BPD-Gruppe angegeben. In der letzten Gruppe sind nur Angaben vor Auftreten einer BPD berücksichtigt.

- die positiven endexspiratorischen Drucke waren in der "BPD-Gruppe" und der Kontrollgruppe im wesentlichen gleich,
- die Analyse der Beatmungsfrequenz (zwischen 25 und 50/Minute) und der Hubvolumina ergab keine Differenzen,
- in den Verteilungskurven des Sauerstoffangebotes fand sich keinerlei Anhalt dafür, daß die von einer BPD betroffenen Neonaten mit höherem Sauerstoffgehalt in der Inspirationsluft (FiO_2) beatmet worden waren.

Nur wenn - etwas willkürlich - Grenzen bei einen $FiO_2 \geqslant 60\%$ (1) oder $\geqslant 80\%$ (7) festgelegt wurden und die Sauerstoffexpositionszeit betrachtet wurde (Tab.2), waren geringe Unterschiede zu erkennen. Bei Betrachtung der (nicht dargestellten) FiO_2-Verläufe fiel auf, daß der O_2-Gehalt in der Inspirationsluft im allgemeinen in der Zeit zunahm, in der sich die BPD entwickelte und dann auch über längere Zeit erhöht blieb.

Bei 29 Kindern (97%) wurde vor der BPD ein pulmonales interstitielles Emphysem (PIE) diagnostiziert. Dabei war es nicht möglich, aus dem frühzeitigen Auftreten eines PIE die relativ frühe Entwicklung einer BPD zu prognostizieren.

14 Frühgeborene (47%) hatten klinisch eindeutige Symptome eines persistierenden Ductus arteriosus Botalli. In der gesamten Gruppe fand sich nur eine Inzidenz von 17,7%.

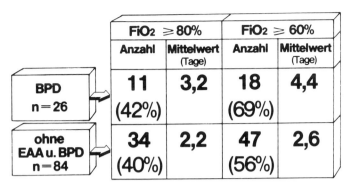

Tab.2: Sauerstoffexpositionszeit ($FiO_2 \geq 80\%$, $FiO_2 \geq 60\%$) bei Kindern mit BPD (bis zur Diagnose) und Kontrollpatienten (während der gesamten Beatmung)

ZUSAMMENFASSUNG UND SCHLUSSFOLGERUNGEN:
Die bronchopulmonale Dysplasie muß als polyätiologisch bedingt angesehen werden. Belastende Faktoren sind:
1. niedriges Geburtsgewicht bzw. niedriges Gestationsalter. Hier dürfte nicht nur die biochemische, sondern auch die anatomische Unreife des für eine BPD anfälligen Frühgeborenen eine Rolle spielen.
2. Lange Beatmungsdauer.
3. Ein vorausgegangenes pulmonales interstitielles Emphysem, dessen Pathogenese (4) somit auch bei der BPD berücksichtigt werden muß.
4. Ein persistierender Ductus arteriosus Botalli. Eine frühzeitige Ligatur erscheint sinnvoll.

LITERATURVERZEICHNIS:
1. Banerjee,C.K.,D.J.Girling,J.S.Wigglesworth: Pulmonary fibroplasia in newborn babies treated with oxygen and artificial ventilation. Arch. Dis. Child. 47 (1972) 509
2. Brown,E.R.,A.Stark,I.Sosenko,E.E.Lawson,M.E.Avery: Bronchopulmonary dysplasia possible relationship to pulmonary edema. J. Pediatr. 92 (1978) 982
3. Gay,J.H.,W.J.R.Daily,B.H.P.Meyer,D.S.Trumps,D.T.Cloud,M.D.Moltham: Ligation of the patent ductus arteriosus in premature infants. Report of 45 cases. J. Pediatr. Surg. 8 (1973) 677
4. Hörnchen,H.,G.Freund,W.Engelhardt,P.Roebruck: Komplikationen bei maschineller Beatmung von Früh- und Neugeborenen.I.Akute Komplikationen (Poster). 8. Symposion über Pädiatrische Intensivmedizin, Ulm 4./5.6.1982
5. Hörnchen,H.: Die maschinelle Beatmung vitalgestörter Früh- und Neugeborener. Problematik und Komplikationen. Habilitationsschrift, Aachen 1981
6. Lindroth,M.: Mechanical ventilation in newborn infants. Pulmonary mechanics and follow-up studies. Thesis, Lund 1980
7. Northway,W.H.,R.C.Rosan,D.Y.Porter: Pulmonary disease following respirator therapy of hyaline-membrane disease. Bronchopulmonary dysplasia. N. Engl. J. Med. 276 (1967) 357
8. Spahr,R.C.,A.M.Klein,D.R.Brown,I.R.Holzman,H.M.MacDonald: Fluid administration and bronchopulmonary dysplasia. Am.J.Dis.Child. 134 (1980) 958
9. Taghizadeh,A.,E.O.R.Reynolds: Pathogenesis of bronchopulmonary dysplasia following hyaline membrane disease. Am. J. Pathol. 82 (1976) 241
10. Watts,J.L.,R.L.Ariagno,J.P.Brady: Chronic pulmonary disease in neonates after artificial ventilation: Distribution of ventilation and pulmonary interstitial emphysema. Pediatrics 60 (1977) 273

Anschrift für die Verff.
Priv.-Doz.Dr.med. H. Hörnchen Abteilung Kinderheilkunde an der Medizinischen Fakultät der RWTH Aachen, Goethestraße 27/29, 5100 Aachen

Langzeitbeatmung bei bronchopulmonaler Dysplasie Therapiekonzept und Ergebnisse

G.Jorch, K.Heller und P.Reinhold

Besonders problematisch ist die Therapie ehemaliger Frühgeborener mit Bronchopulmonaler Dysplasie (BPD), die auch nach mehrmonatiger Beatmung nicht vom Respirator entwöhnt werden können. Die Frage nach den Aussichten der Therapie wurde schon wiederholt gestellt. Bereits vorliegende Berichte zeigen überwiegend eine schlechte Prognose insbesondere wegen der zunehmenden Rechtsherzbelastung, betonen jedoch die Unsicherheit der Prognosestellung im Einzelfall (1,2,6). Ziel der folgenden retrospektiven Erhebung ist die Darstellung der Entwöhnungs- und Überlebenschancen in unserem Patientenkollektiv mit dem von uns angewandten Beatmungskonzept(3,4).

Unser Therapiekonzept ergibt sich aus pathophysiologischen Vorstellungen, die neben Literaturangaben (7) auf eigenen röntgenologischen, bronchografischen und klinischen Beobachtungen, insbesondere jedoch auf über 1oo atemphysiologischen Messungen am beatmeten Kind (5) beruhen. Während demnach das Atemnotsyndrom (RDS) durch Alveolarkollaps mit niedriger Compliance aber ein intaktes Bronchialsystem mit weitgehend normalen Resistancewerten gekennzeichnet ist, handelt es sich bei der BPD überwiegend um eine Erkrankung der großen und kleinen Bronchien mit erhöhter Resistance bei fast normaler Compliance der Alveolen. Analog der elektrischen Kondensatorentladung kann die Pulmonale Zeitkonstante (Produkt aus Compliance und Resistance) als Maß für die zur Entlüftung notwendige Ausatemzeit definiert werden, die ungünstig lang wird, wenn hohe Atemwegswiderstände mit guter Lungendehnbarkeit wie bei der BPD kombiniert sind. Komplizierend tritt hinzu, daß die verschiedenen Lungenkompartimente offenbar unterschiedliche Zeitkonstanten aufweisen, was zu lokalen Überblähungen, Minderbelüftungen und mangelhafter Oxygenierung wegen der lokalen Ventilation-Perfusion-Mißverhältnisse führt (3).Bei der Einatmung sind die Atemwegswiderstände unproblematisch, da sie einerseits durch den nach außen gerichteten transmuralen Druck im Bronchialsystem weniger ausgeprägt sind und andererseits leicht durch Erhöhung des Inspirationsdruckes überwunden werden können. Insbesondere bei forcierter Exspiration kommt es jedoch zu einer weiteren Einengung des Bronchialbaums mit der Ausbildung von air trapping, Erhöhung des funktionellen Totraums und der Atemmittellage. Damit besteht die Gefahr der Lungenüberblähung insbesondere auch beim ganz oder teilweise (IMV) spontan atmenden Kind.

Das Hauptziel unseres Beatmungskonzeptes ist somit eine möglichst weitgehende Entlüftung am Ende der Ausatmung. Unter klinischen Bedingungen wird dies überprüft durch endexspiratorische Rö-Thorax-Aufnahmen, Beobachtung des Wasserschlosses zur PEEP-Erzeugung, Auskultation während der Exspiration und Beobachtung der Thoraxexkursionen. Unter Meßbedingungen wird der Flow direkt gemessen. Die Einstellung der Beatmungsparameter erfolgt somit individuell nach den Meßergebnissen und den klinischen Beobachtungswerten. Trotzdem läßt sich ein Trend bezüglich der Beatmungsparameter wie folgt angeben: F_iO_2 3o-6o%, Frequenz 1o-2o/min, I:E 1:3 bis 1:6, PEEP 1-3mbar, Inspirationsdruck 25-4ombar. Die Realisierung dieser Parameter kann im Rahmen einer kontrollierten, assistierten oder IMV-Beatmung erfolgen. Bei der auch anderenorts gern angewandten IMV-Methode handelt es sich im Grunde um eine langsamfrequente Beatmung mit langer Exspiration, da die im Intervall erfolgenden Spontanatemzüge des Kindes nach unseren Meßergebnissen oft nur wenig zur gesamten alveolären Ventilation beitragen.Gelegentlich wurde es notwendig, das von uns verfolgte Beatmungskonzept durch Dauerrelaxierung und Sedierung zu unterstützen. Die hierdurch erfolgte Ausschaltung der eigenen Atemregulation des Kindes halten wir nicht für unphysiologisch, da es zweifelhaft erscheint, ob unter den Extrembedingungen einer schweren BPD die natürliche Atemregulation optimal ist. Ein weiteres Hilfsmittel stellt die künstliche Ausatemstenose dar, die wir manchmal verwenden, um den Exspirationsflow gleichmäßiger zu gestalten.

Tabelle: Klinische Daten der behandelten Frühgeborenen

Name, Geschlecht	Geburtsgewicht	Apgar 1'/3'	Alter b. Aufnahme	Diagnosen				Dauer d. Beatmung	Resultat			
				RDS + BPD	Pneumothorax	PDA	Rachitis	Hydrozephalus		gestorben	n. entwöhnt	spontan entwöhnt lebt
G.B. m	1460 g	2/6	18 d	x		x	x		106 d	x		x
P.S. w	900 g	9/10	0 d	x		x	x		91 d	x		x
A.A. m	2250 g	2/4	3 d	x	x	x	x		85 d	x		x
T.E. w	1120 g	1/3	0 d	x	x				117 d	x		x
V.A. w	1110 g	1/4	0 d	x		x	x		81 d	x		x
K.S. w	1870 g	3/7	0 d	x		x	x		139 d	x		x
D.S. m	1800 g	4/6	0 d	x	x		x		600 d	x		x
B.S. m	1100 g	5/7	0 d	x	x	x			124 d	x		x
S.D. m	1490 g	3/6	0 d	x	x	x			111 d	x	x	
C.L. m	1500 g	1/3	1 d	x	x			x	136 d	x		x
K.A. m	1250 g	6/9	1 d	x					95 d	x		x
V.M. m	1400 g	7/6	7 d	x	x	x			1360 d		x	x
V.S. w	1220 g	3/5	29 d	x	x				165 d	x		x
N.J. w	1100 g	1/3	23 d	x	x				253 d	x		x

Das untersuchte Patientengut besteht aus allen Frühgeborenen, die im 4-Jahreszeitraum 1978-1981 auf unserer Intensivstation aufgenommen wurden und dort wegen BPD nach RDS länger als 80 Tage respiratorabhängig waren. Das mediane Geburtsgewicht betrug 1325 g (900-2250 g), die Beatmungsdauer 81-1360 Tage. Der Apgarwert nach 1 min. lag bei 9 Kindern bei 3 und darunter, die Hälfte der Kinder wurde am 1. Lebenstag, die anderen nach bis zu 29-tägiger Vorbehandlung von auswärtigen Kliniken zu uns

verlegt. Neben RDS und BPD bei allen 14 Kindern bestanden folgende Begleitdiagnosen: PDA (1o), Pneumothorax (7), Rachitis(6), Krämpfe (12), Hydrozephalus (1), Hypothyreose (1), Leistenhernie (4), progrediente Rechtsherzinsuffizienz (o).
Die Entwöhnung vom Respirator gelang bei 11 Kindern (79%), von denen jedoch 2 Kinder kurz nach der Entlassung aus der Klinik im Rahmen einer Bronchitis unerwartet verstarben, so daß sich die Zahl der nach Entwöhnung überlebenden Kinder auf 9 reduzierte (64%). Bei einem Kind (D.S.) gelang die Entwöhnung nach genau 6oo-tägiger Respiratorbehandlung. 2 Patienten verstarben nach 165 bzw. 253 Tagen Beatmung, 1 Kind wird noch beatmet. Eine progrediente Rechtsherzinsuffizienz trat bei keinem Kind als Todesursache in Erscheinung.
Zusammenfassung und Folgerungen: Die Aussichten der Langzeitbeatmung bei BPD mit dem von uns bevorzugten Beatmungskonzept überprüften wir retrospektiv in unserem Patientenkollektiv der Jahre 1978 bis 1981. Eine Entwöhnung gelang zu 79% nach Beatmungsdauern bis zu 6oo Tagen. Auch danach sind die Kinder durch bronchopulmonale Infektionen noch stark gefährdet, wie unsere 2 Todesfälle nach Entlassung zeigen. Auf die neurologischen Folgeschäden wird in dieser Arbeit nicht eingegangen, da die Nachbeobachtungszeit bei den meisten Kindern zu kurz ist. Die Beatmungsdauer scheint jedoch gegenüber den anderen Risikofaktoren zurückzutreten. Bis zu welcher maximalen Beatmungszeit eine Entwöhnung noch möglich ist, wissen wir nicht. Sie liegt theoretisch dort, wo die Regenerations- und Wachstumstendenz des kindlichen Lungengewebes die Schäden der Dauerbeatmung nicht kompensieren kann. Immerhin findet auch bei gesunden Kindern noch jenseits des Kleinkindesalters eine beachtliche Vermehrung der Alveolenzahl und Zunahme der Bronchiallumina statt (7).

Literatur:

1. U.Bernsau,G.Ziemer,I.Luhmer,H.Oelert,H.C.Kallfelz: Bronchopulmonale Dysplasie mit tödlichem Cor pulmonale nach PDA-Ligatur bei Frühgeborenen. 7.Symposion über Pädiatrische Intensivmedizin in Graz 1981
2. A.I.v.Brenndorff,G.Hieronimi,G.Hook,W.Hecker,M.Dallinger: Die Behandlung von Neugeborenen mit extremer Bronchopulmonaler Dysplasie. 7.Symposion über Pädiatrische Intensivmedizin
3. K.Heller,G.Jorch,K.Heller: Einfluß der Beatmungsform bei Lungen mit ventilatorischen Verteilungsstörungen. 7.Symposion über Pädiatrische Intensivmedizin
4. K.Heller,G.Jorch,A.Heller: Probleme der Beatmung bei Kindern mit extrem hohen Resistance-Werten. 6.Symposion über Pädiatrische Intensivmedizin in Frankfurt 198o
5. K.Heller,U.Völkel,A.Heller,G.Jorch: Lungenfunktionsmessungen bei beatmeten Früh- und Neugeborenen. 8.Symposion über Pädiatrische Intensivmedizin in Ulm 1982
6. M.Marcovich,F.Pollauf: Langzeitprognose der schweren Bronchopulmonalen Dysplasie. 7.Symp. Pädiatr. Intensivmedizin
7. W.H.Northway et al.: Workshop on Bronchopulmonary Dysplasia. The Journal of Pediatrics 85,1979

"Home Management" der bronchopulmonalen Dysplasie

D. Bleckmann, L. Hanssler

Die Behandlung von Neugeborenen mit bronchopulmonaler Dysplasie (BPD) geht mit einer Reihe von Problemen einher, auch dann, wenn es gelingt, die Patienten vom Respirator zu entwöhnen. In der Regel wird eine lange Hospitalisierung mit Sauerstoffbehandlung und intensiver Überwachung erforderlich. Ein längerer stationärer Aufenthalt kann aber zu einer problematischeren Eltern-Kind-Beziehung führen, zudem ist auf Intensivstationen die Gefahr einer nosokomialen Infektion mit Hospitalkeimen nicht auszuschließen.

Wir haben versucht, die Krankenhausverweildauer von zwei Geschwisterkindern (Zwillinge aus der 27. SSW), die langzeitbeatmet waren und eine BPD IV° entwickelten, dadurch zu verkürzen, daß nach entsprechender Schulung der Eltern (O_2-Therapie) und Überwachung (FIO_2, $TCPO_2$) zu Hause durchgeführt werden konnte.

Methodik

Voraussetzungen für einen Übergang auf ein "Home Management" war:
a) daß sich das Kind in einem stabilen Zustand befand und keine vitale Gefährdung bestand;
b) daß die Pflege des Kindes außerhalb des Inkubators (in einem Bettchen) unter peripherer O_2-Zufuhr (O_2-Brille, Plexiglashaube) erfolgen konnte;
c) daß bei einer enteralen Ernährung (unter kontinuierlicher O_2-Zufuhr) eine ausreichende Gewichtszunahme erreicht werden konnte;
d) die Bereitschaft der Eltern auch zu Hause eine kontinuierliche Überwachung durchzuführen;
e) daß die Möglichkeit bestand, bei auftretenden Problemen innerhalb kürzester Zeit die Klinik zu erreichen;
f) daß ein intensives Training mit den Eltern stattfand:
  1. Gebrauch des "Medikaments" O_2 und die damit verbundenen Risiken und potentiellen Noxen
  2. Überwachung mit Hilfe einer transcutanen O_2-Sonde
  3. Fütterung unter O_2-Zufuhr und Legen einer Nahrungssonde
  4. Erkennen von klinischen Zeichen der Hypoxie ("nicht allein den Geräten Glauben schenken")
  5. O_2-Zufuhr mit Hilfe eines Ambu-Beutels
g) daß die benötigten Geräte durch die Krankenkasse zur Verfügung gestellt werden:
  1. O_2-Bomben (5L, 11L) mit Geräten zur Erwärmung und Befeuchtung der Atemluft (Aquapak 301^R)
  2. Transcutane PO_2-Sonde (Modell: Kontron Cutan PO_2 Monitor 820; das Gerät wird von der Firma Kontron im Leasing-Verfahren zur Verfügung gestellt.
  3. O_2-Meßgerät
  4. Ambu-Beutel

Praktisches Vorgehen:
Nach Entlassung aus der stationären Behandlung erfolgte über einen Zeitraum von ca. 4 Wochen eine tägliche Wiedervorstellung des Patienten in unserer Klinik, später Übergang auf zweimal wöchentlich.
Dabei wurden durchgeführt: klinische Untersuchung, Blutgasanalyse, Gewichtskontrolle, Beratung der Eltern.
Die Überwachung zu Hause erfolgte so, daß täglich während einer mehrstündigen Messung des $TCPO_2$ unter simultaner Messung des O_2-Gehaltes in der Einatemluft die Sauerstoffkonzentration ermittelt wurde, die erforderlich war, um den $TCPO_2$ zwischen 50 - 60 mm Hg zu halten.
Außerdem wurde ein O_2 transcutan gemessen, wenn die Patienten blaß, grau oder

cyanotisch aussahen, der Versuch, die O_2-Konzentrationen zu senken, wurde ebenfalls jeweils unter $TCPO_2$-Registrierung durchgeführt.
Da die verwendeten Meßgeräte netzunabhängig arbeiten, war es auch möglich, die Kinder unter O_2-Zufuhr zu transportieren und ins Freie zu bringen.
Das Füttern der Kinder und die erforderlichen Pflegemaßnahmen wurden soweit möglich, unter O_2-Zufuhr durchgeführt.
Unter diesem Regime wurden aus unserer Klinik Zwillinge nach Hause entlassen.

Ergebnisse
Fallbericht I (Sabrina R.)
Geburtsgewicht: 830 g, Gestationsalter: 27 SSW, kontrollierte bzw. IMV-Beatmung 75 Tage, CPAP: 6 Tage, stationärer Aufenthalt nach Extubation: 16 Tage, O_2-Bedarf bei der Entlassung aus stationärer Behandlung: 28 Vol. %, Zeitraum über den nach der stationären Entlassung O_2 zugeführt wurde: 36 Tage, stationäre Wiederaufnahme: ∅

Fallbericht II (Michaela R.)
Geburtsgewicht: 790 g, Gestationsalter: 27 SSW., kontrollierte bzw. IMV-Beatmung: 103 Tage, CPAP: ∅, stationärer Aufenthalt nach Extubation: 23 Tage, O_2-Bedarf bei der Entlassung aus stationärer Behandlung: 34 %, Zeitraum über den nach der Entlassung O_2 zugeführt wurde: 42 Tage. stationäre Wiederaufnahme nach: 3 Tagen: V. a. cerebrale Krampfanfälle; 4 Monaten: zunehmende Rechtsherzinsuffizienz nach Absetzen von Digitalis.

Diskussion
Zusammenstellung über Berichte in der Literatur: Pinney und Cotton (1976) beschrieben als erste in "Home Management" bei 6 Kindern mit BPD (Geburtsgewicht 1.660- 2.480 g, Gestationsalter: 30 - 38 SSW), wobei für die O_2-Zufuhr eine Nasensonde verwendet wurde. Die Überwachung erfolgte mittels eines EKG-Monitors, sowie engmaschiger Blutgasanalysen im Krankenhaus. Im Durchschnitt wurde nach der Entlassung die O_2-Therapie noch für 3 Monate weiter durchgeführt. Zwei Kinder mußten wegen einer Pneumonie wieder stationär aufgenommen werden. Philip und Mitarbeiter (1978) berichten über einen Patienten (32 SSW, 1.838 g), der eine BPD IV° entwickelte und mit sechs Monaten unter Überwachung mit einer transcutanen PO_2-Sonde und unter O_2-Zufuhr über eine Nasensonde nach Hause entlassen wurde. Mit 10 Monaten toleriert er Raumluft und benötigte auch während der Mahlzeiten keine zusätzliche O_2-Zufuhr mehr.
Koops und Mitarbeiter berichteten 1981 über eine vierjährige Studie, in der 30 Kinder (Geburtsgewicht: 540 - 2.040 g), Gestationsalter: 25 - 36 SSW) mit BPD beobachtet wurden, die auch nach der stationären Entlassung einen erhöhten O_2-Bedarf aufwiesen. Bei 47 % konnte die O_2-Therapie nach durchschnittlich 12 Monaten beendet werden (3 - 26 Monate). Bei 47 % der Patienten erfolgte eine erneute Aufnahme (Asthma Bronchiale, Bronchopneumonie, Hypertension, Operation).

Wir werden nach unseren bisherigen Erfahrungen die beschriebene Behandlung von Kindern mit chronischen Lungenveränderungen nach Langzeitbeatmung insgesamt als positiv bewerten. Es sind aber eine Reihe organisatorischer Fragen zu lösen (Schulung der Eltern, Bestellung und Finanzierung der Geräte) und das Risiko des Auftretens unvorhersehbarer Komplikationen, bis hin zum plötzlichen Kindstod (Werthammer und Mitarbeiter, 1982) muß uns bewußt sein und mit den Eltern ausführlich diskutiert werden.
Die Betreuung und Überwachung eines kranken Kindes kann für die Familie mit erheblichen physischen und psychischen Belastungen einhergehen, auf der anderen Seite werden, wie auch die Eltern der von uns betreuten Kinder betonen, Risiken, Belastungen und Ängste, die durch die Patienten in den Familien bestehen können, aufgewogen durch die positive Erfahrung, das Kind zu Hause zu haben (Pinney und Cotton, 1976) und es im heimischen Milieu aufwachsen zu sehen.
Bei einer verantwortungsbewußten Einstellung der Eltern und einem Sicherheits-

netz häufiger ambulanter Kontrolluntersuchungen kann eine Sauerstoffbehandlung zu Hause unter Umständen kontrollierter erfolgen als auf einer Krankenhaus-Station, auf der dauernd oder zeitweise ein Schwesternmangel besteht.
Da in der Gruppe der Patienten mit BPD mit einer Häufigkeit von 34 % (Northway, 1979) bis 80 % (Koops und Mitarbeiter, 1981) neurologische Störungen (Koops berücksichtigt geringe Probleme bis grobe Störungen) beobachtet wurden, diese Kinder zudem bei Kontrolluntersuchungen durch ein gegenüber der Norm geringes Gewicht und niedrigere Kopfumfangsmaße auffielen (Markestadt und Fitzhardinge, 1981), erscheint es sinnvoll, durch eine kontinuierliche O_2-Therapie eine chronische Unterversorgung an Sauerstoff unter allen Umständen zu vermeiden.

Zusammenfassung

Die Methode der kontinuierlichen Messung von FIO_2 und $TCPO_2$ erlauben eine Behandlung von Kindern mit BPD nach Beendigung der Beatmungstherapie und Stabilisierung der kardiorespiratorischen Funktionen auch außerhalb der Klinik (im häuslichen Milieu).
Voraussetzungen für diese Behandlung sind die positive Motivation verantwortungsbewußter Eltern, deren Schulung und die Möglichkeit, im Notfall den Patienten innerhalb kurzer Zeit in einem entsprechend ausgestatteten Krankenhaus vorzustellen.
Die Risiken und Nachteile der Methode werden nach unserer Meinung aufgewogen durch die Vorteile, die sich im psychosozialen Bereich durch eine Pflege und Behandlung innerhalb der Familie ergeben.

Literatur

Koops, B., Abman, S., F. Accurso: A 4-year clinical experience with follow-up of neonates with bronchopulmonary dysplasia on home oxygen. Jug. Pedijat. Suppl. 1 24:2, 1981

Markestadt, T., P. M. Fitzhardine: Growth and development in children recovering from bronchopulmonary dysplasia. J. Pediatr., 98:597 (1981)

Northway, W.H.: Observations on bronchopulmonary dysplasia. J. Pediatr. 95:815 (1979)

Philip, A.G.S., J.L. Peabody, J.F. Lucey: Transcutaneous PO_2 monitoring in the home management of bronchopulmonary dysplasia. Pediatrics 61:655 (1978)

Pinney, M.A., E.K. Cotton: Home management of bronchopulmonary dysplasia. Pediatrics 58:856 (1976)

Werthammer, J., E.R. Brown, R.K. Neff, H.W. Taeusch: Sudden infant death syndrome in infants with bronchopulmonary dysplasia. Pediatrics 69:301 (1982)

III. Verbrauchskoagulopathie und Fibrinolysetherapie

Verbrauchskoagulopathie - häufig behandelt, selten verifiziert

Barbara Schmidt

Die disseminierte intravaskuläre Gerinnung oder Verbrauchskoagulopathie ist eine erworbene Gerinnungsstörung mit einem gesteigerten intravasalen Umsatz von Gerinnungsfaktoren, Inhibitoren und Thrombozyten. Die Fibrinpräzipitation führt zur Mikrothrombosierung der Endstrombahn, der dekompensierte Verbrauch an Gerinnungssubstrat verursacht die Blutungsneigung. (9)

Das pathophysiologische und therapeutische Konzept für die experimentell ausgelöste Verbrauchskoagulopathie des Kaninchens ist klar und überzeugend. (9) Bei der Übertragung der Erkenntnisse vom Tiermodell auf den Patienten der Intensivstation hat diese Klarheit jedoch erheblich gelitten.

DIAGNOSTISCHE UNSICHERHEIT

Der direkte Nachweis von Intermediärprodukten der intravasalen Gerinnung soll das Vorliegen einer Verbrauchskoagulopathie beweisen, ist aber methodisch aufwendig, wenigen Speziallaboratorien vorbehalten und bis heute von akademischem, jedoch nicht von praktischem Wert. (9)
Im klinischen Alltag muß man sich auf eine bestimmte Auswahl schnell durchführbarer Gerinnungstests beschränken. Die Kombination von Thrombozytopenie, niedrigem Fibrinogen, erhöhten Fibrinspaltprodukten, Verlängerung von PTT und Thromboplastinzeit nach Quick sowie erniedrigtem Antithrombin III gilt als typisches Laborbefundmuster einer Verbrauchskoagulopathie. (5)

Antithrombin III-Kinetik bei fraglicher Verbrauchskoagulopathie
Ein reifes Neugeborenes mit perinataler Asphyxie, Zentralisation, arterieller Hypotension und hämorrhagischer Diathese bot dieses Bild einer schweren Verbrauchskoagulopathie. (Thrombozyten 32 x 10^7/l, Fibrinogen 30 mg/100 ml, Fibrinspaltprodukte 160 µg/ml, PTT 125 sec., Quickwert unter 10%, Antithrombin III 3 IU/ml) Im Rahmen der therapeutischen Bemühungen wurde dem Neugeborenen Antithrombin-Konzentrat injiziert und aus den Meßdaten der folgenden Stunden die Plasma-Eliminationshalbwertszeit des substituierten Antithrombins mit 3.6 h berechnet.

Antithrombin III-Kinetik bei fehlender Gerinnungsstörung
Austauschtransfusionen heben bei Neugeborenen vorübergehend die Antithrombin III Aktivität an, weil der Altersrichtbereich nur halb so hoch liegt wie bei Erwachsenen. Diesen Aktivitätsanstieg haben wir benutzt, um die Plasma-Eliminationshalbwertszeit von Antithrombin bei Neugeborenen ohne Gerinnungsstörung zu berechnen. Insgesamt 7 Kinder wurden untersucht, die eine Austauschtransfusion wegen Blutgruppenunverträglichkeit erhielten. (15)

Die Plasma-Eliminationshalbwertszeit lag im Mittel bei 3,9 Stunden
(3,9 h + 1,4 h = $\bar{x}$ + SEM), sie unterscheidet sich also nicht
von der Halbwertszeit des Kindes mit hämorrhagischer Diathese.
Im untersuchten Zeitraum fand im Meßkompartiment, das wahrscheinlich annähernd dem zirkulierenden Plasmavolumen entspricht, keine Umsatzsteigerung von Antithrombin III und folglich
keine gesteigerte intravasale Gerinnung statt.
Das vermeintlich typische Laborbefundmuster der Verbrauchskoagulopathie (VK) ist nicht pathognomonisch - eine Fülle anderer
Ursachen kann für VK-verdächtige Laborbefunde verantwortlich
sein.

I Thrombozytopenie

Die Thrombozytopenie ist ein häufiges und vieldeutiges Symptom.
Sie kann immunologisch ausgelöst sein, indem eine Beladung der
Plättchen mit IgG zu einem beschleunigten Thrombozytenabbau im
RHS führt. Erhöhtes plättchen-assoziiertes IgG wurde u.a. bei
viralen und bakteriellen Infektionen und nach bestimmten - gelegentlich eine Thrombozytopenie auslösenden - Medikamenten gefunden. (6, 14)

Ein gestörtes Gleichgewicht von proaggregatorischen-vasokonstriktorischen und antiaggregatorischen-vasodilatierenden Prostaglandinen kann die Ursache sein für einen gesteigerten Thrombozytenverbrauch durch Aggregatbildung ohne wesentliche Beteiligung
des plasmatischen Gerinnungssystems.
Über ein relatives Mißverhältnis zwischen Thromboxan und Prostazyklin lassen sich heute Krankheitsbilder erklären, die wie das
Hämolytisch-urämische Syndrom aus der Rubrik 'Verbrauchskoagulopathie' gestrichen werden müssen. (10)

II Mangel an Gerinnungsfaktoren und Inhibitoren

Häufige Ursache eines globalen Mangels an Gerinnungs-Faktoren
und Inhibitoren ist eine verminderte Produktion der Leber. In
einer australischen pathologisch-anatomischen Untersuchung fanden sich unter 754 obduzierten Schock-Patienten nur 4 mit intrahepatisch nachweisbaren Thromben, aber 308 mit Nekrosen und
Blutungen als morphologischen Schock-Korrelaten. (8)
Bei der Obduktion des asphyktischen Neugeborenen mit fraglicher Verbrauchskoagulopathie wurden flächenhafte hämorrhagische Nekrosen der Leber gefunden, daneben massive Blutungen
in fast alle Organe, aber keine Mikrothromben.*

Verdünnung, z.B. durch Volumensubstitution mit gerinnungsinaktiven Präparaten, und Verlust von Gerinnungssubstrat aus der
Zirkulation können ebenfalls Mangel durch Verbrauch vortäuschen.
Alle Situationen, in denen größere Eiweißmengen in den Extravaskulärraum verloren werden, vermindern auch die Konzentration

* Die Obduktionsbefunde verdanken wir Herrn Prof. Dr. N. Böhm,
Leiter der Sektion Kinderpathologie, Pathologisches Institut der
Universität Freiburg.

von gerinnungsaktiven Proteinen. Dazu gehören akute Blutungen, schwere Verbrennungen und eiweißreiche Höhlenergüsse ebenso wie die Schocklunge und verschiedene Dialyseverfahren. (13)

III Erhöhung der Fibrinspaltprodukte

Eine Erhöhung der Fibrinspaltprodukte wurde beobachtet nach körperlichem Streß, postoperativ, im Rahmen eines paraneoplastischen Syndroms sowie nach Medikamenten wie Furosemid und Katecholaminen, die relativ großzügig bei dem für eine Verbrauchskoagulopathie in Frage kommenden Patientenkollektiv eingesetzt werden. (1) Besonders hervorgehoben werden muß, daß die im Serum nachgewiesenen Spaltprodukte gar nicht intravaskulär entstanden sein müssen, sondern aus dem extravaskulären Fibrinabbau stammen können, wie er z.B. in eiweißreichen Höhlenergüssen, Hämatomen oder Verbrennungsblasen stattfindet. (11, 13)

THERAPEUTISCHE RATLOSIGKEIT

Die Behandlung der Verbrauchskoagulopathie ist umstritten. Die Substitution des Hämostasepotentials mit Frischblut, Blutkomponenten oder durch Austauschtransfusion wird von den puristischen Verfechtern des Verbrauchs-Konzeptes angeprangert, weil damit Öl ins Feuer gegossen werde. Diese Autoren empfehlen die Gabe von Heparin zur Verhütung der Mikrothrombosierung, (4) eventuell kombiniert mit dem Heparin-Kofaktor Antithrombin III. (12) Vereinzelt wurde die fibrinolytische Behandlung propagiert (7) und schließlich gibt es viele Kliniker, die auf eine speziell in das Gerinnungssystem eingreifende Therapie völlig verzichten.

Kontrollierte Studien zur Therapie der Verbrauchskoagulopathie gibt es kaum - vor allem gibt es keine Untersuchung am Menschen, die die Überlegenheit irgendeiner Therapiemaßnahme dokumentiert. Heparin sowie die Austauschtransfusion und Substitutionstherapie wurden bei Neugeborenen mit Verdacht auf Verbrauchskoagulopathie prospektiv geprüft und hatten keinen Einfluß auf die Mortalität. (2, 3) Die Schlußfolgerung liegt nahe, daß nicht zuletzt die Unsicherheit bei der Diagnose verantwortlich ist für die Ratlosigkeit bei der Therapie der Verbrauchskoagulopathie.

Literatur

1. Barthels, M., H. Poliwoda: Gerinnungsanalysen, 2. Auflage 1980, Georg Thieme Verlag Stuttgart

2. Göbel, U. u. Mitarb.: Efficiency of heparin in the treatment of newborn infants with respiratory distress syndrome and disseminated intravascular coagulation. Eur.J. Pediatr. 133, 47 (1980)

3. Gross, S.J. u. Mitarb.: Controlled study of treatment for disseminated intravascular coagulation in the neonate J Pediatr 100, 445 (1982)

4. Heene, D.L.: Disseminated intravascular coagulation: Evaluation of therapeutic approaches. Semin Thromb Hemost 3:4, 291 (1977)

5. Hilgartner, M.W., C.W. Mc Millan in: Smith's Blood Diseases of Infancy and Childhood. Hrsg. v. D.R. Miller, H.R. Pearson. 4. Auflage, The Mosby Company 1978

6. Kelton, J.G. u. Mitarb.: Drug-induced thrombocytopenia is associated with increased binding of IgG to platelets both in vivo and in vitro Blood, 58, 524 (1981)

7. Künzer, W. u. Mitarb.: Gerinnungsphysiologische Aspekte und Fibrinolytische Therapie des Schocks. Mschr. Kinderheilk. 122, 116 (1974)

8. Mc Govern, V.J., D.J. Tiller: Shock. A clinicopathologic correlation. 1980 Masson Publishing USA

9. Müller-Berghaus, G.: Pathophysiology of generalized intravascular coagulation. Semin Thromb Hemost 3:4, 209 (1977)

10. Remuzzi, G. u. Mitarb.: Haemolytic-uraemic syndrome: Deficiency of plasma factor(s) regulating prostacyclin activity? Lancet II, 871 (1978)

11. Rüegg, R., P.W. Straub: Exchange between intravascularly and extravascularly injected radioiodinated fibrinogen and its in vivo derivatives. J.Lab. Clin.Med. 95, 842 (1980)

12. Schipper, H.G. u. Mitarb.: Antithrombin III transfusion in disseminated intravascular coagulation. Lancet I, 854 (1978)

13. Straub, P.W.: Intravasale Gerinnung: Symptom oder Krankheit? Schweiz. med. Wschr. 109, 1351 (1979)

14. Tate, D.Y. u. Mitarb.: Immune thrombocytopenia in severe neonatal infections. J. Pediatr. 98, 449 (1981)

15. Wais, U., B. Schmidt, W. Pringsheim: Turnover rates of antithrombin III in term newborns in Vorbereitung

Fibrinolyse-Therapie von Gefäßverschlüssen im Kindesalter

R.Schreiber, G.Schumacher, H.P.Lorenz, K.Bühlmeyer
Klinik für Herz- und Kreislauferkrankungen im Kindesalter am
Deutschen Herzzentrum München (Direktor:Prof.Dr.K.Bühlmeyer)

Verschlüsse englumiger Arterien als Komplikation nach retrograden Herzkatheteruntersuchungen (2,3,7) können im Kindesalter mit einer Inzidenz von 3% auftreten (6); dagegen sind zentralvenöse Thrombosierungen durch Traumen oder Verweilkatheter bei Kindern seltener. Das Risiko derartiger Gefäßverschlüsse kann durch frühzeitige Heparinisierung zwar weitgehend gesenkt werden (1,5); über die Streptokinase(SK)-Therapie manifester Gefäßthrombosierungen im Kindesalter gibt es jedoch nur wenige Mitteilungen (6,9,10). Da einerseits eine Thrombektomie bei zu geringen Arterienkalibern oder ausgedehnten venösen Thrombosierungen wenig Erfolg verspricht, andererseits aber das Unterlassen einer thrombolytischen Behandlung letale Folgen haben kann, entschlossen wir uns vor 4 Jahren zur systemischen SK-Behandlung in Fällen, bei denen eine chirurgische Revision abgelehnt worden war. Die folgende Kasuistik vergleicht die klinischen Verläufe mit und ohne Anwendung der Fibrinolyse-Therapie im Krankengut unserer Klinik.

Patienten und Methodik

Im Zeitraum von 1975 - 82 betreuten wir 26 Kinder mit Gefäßthrombosierungen, deren bedrohlicher Charakter therapeutische Maßnahmen indizierte. In 21 Fällen lagen arterielle Gefäßverschlüsse vor, welche in der Regel nach retrograden Sondierungen aufgetreten waren (Tab.1), in 5 Fällen venöse Thrombosierungen, welche sich überwiegend nach Operationen mit extrakorporaler Zirkulation entwickelt hatten (Tab.2). Vor 1978 wurden arterielle Sondierungen nur bei größeren Kindern vorgenommen; die in 5 Fällen erforderlichen Thrombektomien hatten in der Regel ein befriedigendes Resultat (Tab.1/1.1.). Dagegen war das Ergebnis einer Heparinbehandlung peripherer Arterienverschlüsse bei 4 Neugeborenen nicht ermutigend (Tab.1/1.2.): 2 Frühgeborene, bei denen nach einer diagnostischen Punktion die Arteria brachialis thrombosiert war, verloren mehrere Finger des betroffenen Armes, während 2 Neugeborene mit katheterbedingtem Femoralis-Verschluß an wachsenden Thrombosierungen mit der Folge einer Verbrauchskoagulopathie (DIC) verstarben. Tragisch verlief auch ein unbehandelter Verschluß einer V.subclavia nach einem stumpfen Thoraxtrauma bei einer 8jährigen Patientin, welche nach 4 Monaten durch einen fortschreitenden Verschluß der V.cava superior akut ad exitum kam (Tab.2/2.1).
Unter dem Eindruck dieser Risiken stellten wir die Indikation zur SK-Behandlung dann, wenn bei einem Arterienverschluß trotz kontinuierlicher Heparinisierung nach 12-24 Stunden mit der Doppler-Methode kein arterieller Fluß meßbar war, oder wenn eine rasch auftretende Einflußstauung auf eine intrathorakale Venenobstruktion hinwies, wobei ein Mindestabstand von 6-8 Tagen zum vorangegangenen Eingriff gewährleistet sein mußte.
Die SK-Therapie wurde unmittelbar vor und 2-6 Stunden nach Lysebeginn sowie jeweils am Ende der 12-24stündigen Lyse-Periode durch folgende Laborparameter kontrolliert:
1. Fibrinogen (Fbg) nach CLAUSS: Mindestwert vor Lysetherapie

150 mg/100 ml (Fibrinogen-Reagenz Boehringer/Mannheim).
2. Schermodul ϵ des Thrombelastogramms nach HARTERT: Ausgangswert 80-100 (Thrombelastograph D Hellige/Freiburg).
3. Thrombinzeit (TZ): Ausgangswert unter 24 s (Test-Thrombin Behring/Marburg).
4. Proaktivator-Plasminogen-Komplex (PP), modifiziert (6) nach SUTOR (8): Ausgangswert 60-80%.

Die SK-Behandlung erfolgte mit Kabikinase (KabiVitrum/München) in üblicher Dosierung (4).Nach einem initialen Bolus von 4000 E/kg KG innerhalb von 25 min wurden 1000 E SK/kg KG/Std infundiert. Nach 2-6 Std lag der PP-Komplex im therapeutischen Bereich (1-5%); nach 12-24 Std erreichte der Fbg-Spiegel Werte unter 100 mg/100 ml und der Schermodul ϵ Werte unter 60,so daß die SK-Therapie zur Vermeidung einer Afibrinogenämie durch ein Heparin-Intervall mit 400 E/ m^{2}KO/Std für 12-24 Std unterbrochen wurde. Bei weiterem Fehlen des peripheren Pulses und nach Restitution der Laborparameter folgten weitere Lyseperioden.

Ergebnisse (Tab.1/1.3, Tab.2/2.2)

Mit diesem Verfahren gelang bei 10 Säuglingen und Kleinkindern mit einem medianen Alter von 7 Monaten sowie bei einem 7 Jahre alten Mädchen die Rekanalisation komplett verschlossener Arterien; die SK-Therapie begann 10-46 Stunden nach dem Thrombose-Ereignis und erstreckte sich über 4-56 Stunden. Bei einem 17-jährigen Mädchen mit einem 3 Wochen alten, langstreckigen Brachialis-Verschluß, dessen chirurgische Revision abgelehnt worden war, blieb ein Spätlyse-Versuch erfolglos; seit mittlerweile 10 Monaten traten keine peripheren Nekrosen auf.
Bei 3 Kindern entwickelten sich 2-8 Wochen nach Thoraxeingriffen mit extrakorporaler Zirkulation venöse Einflußstauungen; in 2 Fällen war angiographisch eine V. subclavia, in 1 Fall die V.cava superior komplett thrombosiert. Während die Symptome der Subclavia-Verschlüsse nach 14 bzw. 48 Stunden Lysedauer verschwanden, war im Falle des Hohlvenenverschlusses erst nach mehreren Lyseperioden von 80 Stunden Dauer eine partielle Rekanalisation nachweisbar. Bei einem 9 Monate alten Säugling wurde erst 6 Monate nach einem Thoraxeingriff ein Subclavia-Verschluß mit Schwellung des betroffenen Armes festgestellt; ein Spätlyse-Versuch brachte keinen erkennbaren Erfolg.

Tab.1: Arterielle Gefäßverschlüsse im Kindesalter (DHM 1976-82): n=21
(AF = A. femoralis, n=15; AB = A. brachialis, n=6)

Therapie	n	m̄ Alter (Bereich)	Verschluß AF	Verschluß AB	Therapiebeginn nach Verschluß	Klinischer Verlauf und Ergebnis
1.1 Thrombektomie	5	8 Jahre (2-10)	4	1	6-7 Stunden	ausreichende Rekanalisation: n=5
1.2 Heparin	4	6 Tage (4-8)	-	2	12-36 Stunden	Mutilation von Fingern: n=2; verstorben an DIC: n=2
			2	-		
1.3 Streptokinase	10	7 Monate (0.2-31)	9	1	10-46 Stunden	Rekanalisation nach 4-56 Stunden Lysedauer: n=11
	1	7 Jahre	-	1		
	1	17 Jahre	-	1	3 Wochen	erfolglose Spätlyse

Tab.2: **Venöse Gefäßverschlüsse im Kindesalter** (DHM 1975-81): n=5
(VS = V. subclavia, n=4; VCS = V. cava superior, n=1)

Therapie	n	Alter (Jahre)	Verschluß VS	Verschluß VCS	Therapiebeginn nach Op/Trauma	Klinischer Verlauf und Ergebnis
2.1 Keine Antikoagulation	1	8.0	1	-	—	verstorben an VCS-Verschluß 4 Monate nach Thorax-Trauma
2.2 Streptokinase	4	9.7	1	-	2-8 Wochen nach Operation mit extrakorporaler Zirkulation	Abschwellung nach 14-48 Std. Lysedauer durch Rekanalisation/ Kollateralenbildung: n=3
		3.2	1	-		
		2.1	-	1		
		0.7	1	-	6 Monate nach Operation	persistierende Schwellung

Diskussion und therapeutische Konsequenzen

Bei frühzeitigem Beginn innerhalb von 24-48 Stunden war die SK-Therapie peripherer Arterienverschlüsse in allen Fällen erfolgreich; dagegen war das Ergebnis bei zentralen venösen Thrombosierungen weniger befriedigend, da diese - möglicherweise infolge einer kompensierenden Kollateralenbildung - erst spät klinisch manifest wurden. Bei der Therapie-Steuerung waren Fbg-Spiegel und PP-Komplex sehr hilfreich, während Schermodul θ und TZ eine mehr komplementäre Bedeutung hatten. Therapeutische Risiken wie Afibrinogenämie und Hyperplasminämie konnten vermieden werden; außer 3 leicht beherrschbaren, externen Blutungen aus Gefäßläsionen wurden keine Nebenwirkungen registriert. Kontraindikationen wie Fibrinogenmangel, innere Blutungsquellen und arterielle Katheterläsionen oberhalb des Ligamentum inguinale wurden ausgeschlossen und ein Mindestabstand von 2-3 Tagen vor bzw. 5-6 Tagen nach Operationen sichergestellt. Der Behandlungserfolg bei arteriellen Verschlüssen berechtigt zur Empfehlung, auch bei größeren Kindern, deren Gefäßkaliber eine chirurgische Revision erlauben würden, die SK-Therapie der Thrombektomie vorzuziehen.

Literatur

1. FREED, M.D., et al.: Circulation 50 (1974) 565
2. HO, C.S., et al.: J. Hopkins Med. J. 131 (1972) 247
3. KIRKPATRICK, S.F., et al.: Circulation 42 (1970) 1049
4. KÜNZER, W., et al.: Mschr.Kinderheilk. 122 (1974) 116
5. MILLER, H.C., et al.: Brit. Heart J. 36 (1974) 1122
6. SCHREIBER, R.(ed.): Hämostase bei Herzfehlern und Angiopathien, Müller&Steinicke München 1981, p.283 / p.266
7. SIMOVITCH, H., et al.: Circulation 41 (1970) 513
8. SUTOR, A.H., et al.: Mschr. Kinderheilk. 125 (1977) 533
9. SUTOR, A.H.: in Tavares/Frey (eds.): Acute Care, Springer Berlin - Heidelberg - New York 1979, p.306
10. WEISSBACH, G., et al.: Folia Haematol. 104 (1977) 801

IV. Probleme des Herz- und Kreislaufsystems

Therapeutisches Drug Monitoring für Indometacin beim pharmakologischen Verschluß des persistierenden Ductus arteriosus des Frühgeborenen

H.W.Seyberth, H.Müller, L.Wille, H.E.Ulmer, H.Plückthun, D.Wolf

In einer vorangegangenen Studie (1.Studie) nahmen wir eine Bestandsaufnahme der Indometacin-Therapie beim pharmakologischen Verschluß des persistierenden Ductus arteriosus (PDA) mit Atemnotsyndrom vor (1). Bei einer Dosierung von maximal dreimal 0,2 mg/kg/12 h intravenös hatten wir in 11 Behandlungsrunden gute initiale Therapieerfolge bei etwa 9o% der behandelten Kinder beobachtet. Unter der Indometacin-Therapie hatte jedoch die Kreatinin-Clearance auf 4o% des Ausgangswertes abgenommen. Diese erhebliche Einschränkung der Nierenfunktion bildete sich zwar mit abfallendem Indometacin-Serumspiegel rasch wieder zurück, parallel hierzu kam es jedoch zu einem Wiederanstieg der Prostaglandinbildung und hohen Rezidivrate des PDA.

Möglicherweise ist für den erfolgreichen und bleibenden Verschluß eines PDA nicht so sehr die Höhe des Indometacin-Serumspiegels bedeutsam, sondern die Länge der Zeit, in der durch Indometacin die Prostaglandinbildung unterdrückt wird. Dies würde bedeuten, daß nach einer geringeren, nicht so sehr die Nierenfunktion beeinträchtigenden Anfangsdosierung, die Indometacin-Therapie über mehrere Tage zur Verhütung eines Rezidivs fortgesetzt werden müßte. Zur Überprüfung dieser Arbeitshypothese wurde eine weitere Indometacinstudie (2.Studie) geplant. Hierzu war es notwendig, über eine rasch durchführbare und ausreichend sensitive und spezifische Bestimmungsmethode von Indometacin in kleinen Blutproben zu verfügen. Nur mit einem derartigen therapiebegleitenden Drug Monitoring (TDM) war es möglich, die Indometacin-Erhaltungsdosis den individuell sehr variablen pharmakokinetischen Verhältnissen, wie sie für das Indometacin bei Frühgeborenen vorliegen (siehe Abb.1), anzupassen und die Höhe der Serumspiegel größenordnungsmäßig konstant zu halten. Für diesen Zweck wurde ein hochdruckflüssigkeitschromatographisches Verfahren entwickelt, mit dem in 50 μl Serum bzw. Plasma innerhalb 45 min der Indometacinspiegel in guter Übereinstimmung mit der Massenfragmentographie bestimmt werden kann.

Auch die Form der Applikation hatte einen erheblichen Einfluß auf die Variabilität des erzielten Indometacin-Serumspiegels. Ein Vergleich zwischen der oralen, intravenösen und intramuskulären Darreichungsform ergab für die intramuskuläre Form die geringste Streuung hinsichtlich des Serumspiegels (s.Abb.2).

Folgendes Vorgehen wurde bei der Indometacin-Dosierung in der 2. Studie eingeschlagen: Initial erfolgte eine einmalige Gabe von 0,2 mg/kg intramuskulär. Nach 24 Stunden erfolgte die erste Erhaltungsdosis, die speziell für das zu behandelnde Kind unter der Annahme einer Einkompartment-Eliminationskinetik aus drei Serumspiegelbestimmungen nach der Initialdosis annäherungsweise berechnet wurde (s. als Beispiel Abb.3).

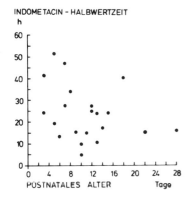

Abb. 1 Variabilität der Serumhalbwertigkeit von Indometacin bei Frühgeborenen mit unterschiedlichem postnatalen Alter

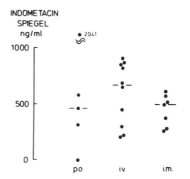

Abb. 2 Indometacin-Serumkonzentration nach p.o., i.v. und i.m. Applikation 12 Stunden nach der ersten Indometacingabe (0,2 mg/kg) bei Frühgeborenen mit PDA

Dabei wurde am Ende des Dosisintervalls ein Indometacinspiegel zwischen 500 und 75o ng/nl angestrebt, den es galt durch entsprechende Dosierung für sieben Tage zu halten. Unter dieser Indometacin-Konzentration war in der 1. Studie eine ausreichende Verminderung der renalen Exkretion des Hauptmetaboliten der E-Prostaglandine (PGE-M), als Ausdruck einer gehemmten PGE-Bildung im Organismus, beobachtet worden.

Bisher wurden sechs Frühgeborene mit PDA zu sieben Behandlungsrunden in das Protokoll der 2. Studie aufgenommen, nachdem die Einverständniserklärung der Eltern nach Aufklärung eingeholt und die Studie durch die Ethik-Kommission der Universitäts-Kinderklinik zugelassen worden war. Eine Zusammenfassung der Ausgangssituation, 36 Stunden und sieben Tage unter Indometacintherapie und 6 Tage nach Beendigung dieser Therapie hinsichtlich der Respirator-Abhängigkeit, des Vorliegens eines sog. Ductus-Geräusches, des Indometacin-Serumspiegels, der renalen Ausscheidung von PGE-M und der Kreatinin-Clearance ist in Tabelle 1 dargestellt. In allen sieben Fällen ergab die klinische Untersuchung die Existenz eines hämodynamisch-bedeutsamen PDA, der wesentlich zu dem Unvermögen, die Kinder vom Respirator zu entwöhnen, beitrug. Bei zwei Frühgeborenen mußte am zweiten Indometacin-Behandlungstag der PDA operativ ligiert werden. Bei einem dritten Patienten erfolgte die Operation erst am siebten Behandlungstag, nachdem es zunächst den Anschein hatte, daß der pharmakologische Verschluß erfolgreich vorgenommen werden könnte.

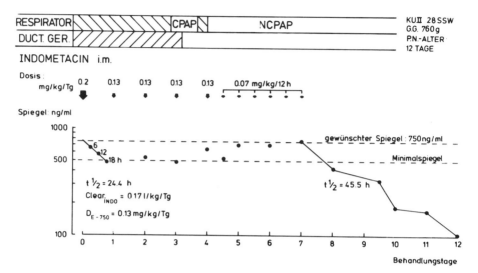

Abb.3 Individuelle Einstellung der Indometacintherapie bei einem Frühgeborenen mit PDA und zeitlicher Verlauf der Entwöhnung vom Respirator mit Verschwinden des sog. Ductus-Geräusches (Clear. Indo = Indometacin-Clearance, D E-750=Erhaltungsdosis für einen Indometacinspiegel von 750 ng/ml)

Die wesentlichen Ergebnisse der 2. Studie sind: a) unter der niederen Anfangsdosis des Indometacins kommt es im Gegensatz zur 1. Studie zu einem verzögerten Ductusverschluß, b) trotz dieser niedrigen Anfangsdosierung ist die Nierenfunktion entsprechend der Beobachtung in der 1. Studie nahezu um die Hälfte eingeschränkt, c) bei der über sieben Tage ausgedehnten Indometacin-Erhaltungsdosis scheint die Rezidivrate des Ductus arteriosus gering zu sein und d) trotz der fortgesetzten Indometacin-Therapie stellt sich nach wenigen Tagen die Nierenfunktion wieder auf ihre Ausgangssituation ein. Aus den nun vorliegenden Erfahrungen der 1. und 2. Studie scheint die Höhe des Indometacinspiegels in den ersten 36 Stunden nach Beginn der Behandlung für den raschen und zunächst funktionellen Verschluß des PDA bedeutsam zu sein.

In einer 3. Studie wird zu prüfen sein, ob durch die Kombination beider vorausgegangener Studienprotokolle, d.h. eine hohe Initialdosierung und eine sich anschließende niedrige Erhaltungsdosis über mehrere Tage, die gewünschte Wirkung eines raschen und bleibenden Verschlusses des PDA bei Frühgeborenen erzielt werden kann.

Tabelle 1 Zusammenstellung der Behandlungsergebnisse der 2. Indometacin-Studie bei sechs Frühgeborenen mit PDA in sieben Behandlungsrunden. Bei zwei Kindern wurde am zweiten und bei einem Kind am siebten Behandlungstag wegen unzureichendem Behandlungserfolg unter Indometacin der PDA operativ ligiert (Angaben in Median und Bereich).

	VOR	INDOMETACIN		NACH
	12 Std.	36 Std.	7 Tage	6 Tage
Respirator-Abhängigkeit	7/7	7/7	2/5	0/4(3/7)[+]
Ductus-Geräusch	7/7	7/7	2/5	2/4(2/7)[+]
		(n=7)	(n=5)	
Indometacin-Serumkonzentration (ng/ml)		584 (458-750)	550 (406-774)	0 (0-500)
PGE-M (Urin) (ng/h/1,73m^2)	510 (164-815)	60* (0-113)	16* (0-24)	153 (0-191)
Kreatinin-Clearance (ml/min/1,73m^2)	10,2 5,9-22,6	5,7* 3,2-19,0	10,3 8,2-21,5	15,2 8,5-35,0

* $p \leq 0,05$ (Maximum-Test für Paardifferenzen bezogen auf die Ausgangswerte)
+ inklusive der drei postoperativen Verläufe

Literatur:

1. H.W.Seyberth, H.Müller, L.Wille, H.Plückthun, H.E.Ulmer, D.Wolf:

   Nutzen-Risiko-Analyse von Indometacin beim pharmakologischen Verschluß des offenen Ductus arteriosus beim Frühgeborenen mit Atemnotsyndrom. INA, im Druck.

Akutes Nierenversagen nach Indometacin bei Neugeborenen: Analyse möglicher Ursachen

R. Burghard, F. Pohlandt, U. Töllner

Der Prostaglandinsynthetaseinhibitor Indometacin wird seit 1976 in größerem Umfang zum pharmakologischen Verschluß des offenen Ductus arteriosus bei Frühgeborenen eingesetzt (8, 11). Die Angaben über anhaltende Therapieerfolge gehen weit auseinander (6,8,11,12,13). Als mögliche Ursache der unterschiedlichen Behandlungsergebnisse wird die unsichere enterale Resorption diskutiert, die zu inadäquaten Serumspiegeln und inkompletter Blockade der Prostaglandinsynthese führt (7).

Klinische Untersuchungen über die akute Toxizität von Indometacin zeigen, daß besonders häufig mit renalen Nebenwirkungen zu rechnen ist (5,9,10). Passagere Nierenfunktionsstörungen treten bei 70 - 100 % aller behandelten Frühgeborenen auf (5,10). Über lebensbedrohliche renale Komplikationen liegen dagegen nur Einzelbeobachtungen vor (12).

In unserem Patientengut wurde seit 1977 bei 23 beatmeten Frühgeborenen versucht, einen medikamentösen Ductusverschluß durch orale Gabe von Indometacin zu induzieren. Ein dauerhafter Therapieerfolg stellte sich lediglich in sieben Fällen (= 30 %) ein. Bei sieben weiteren Kindern wurde daher Indometacin intravenös appliziert (Ductusverschluß in fünf Fällen). Bei drei Patienten trat ein akutes Nierenversagen (ANV) auf, zwei verstarben an den direkten Folgen der Behandlung.

Das Ziel der vorliegenden retrospektiven Untersuchung war es, die klinischen Bedingungen und Ursachen dieser schwerwiegenden Komplikation der Indometacintherapie bei Frühgeborenen zu analysieren.

Patienten und Methoden

Die Untersuchung umfaßte 26 wegen eines IRDS maschinell beatmete Frühgeborene mit einem Gestationsalter von 26 - 35 Wochen und einem Geburtsgewicht von 780 - 2140 Gramm. 19 erhielten Indometacin oral als Suspension über eine Magensonde bis zu dreimal innerhalb von 24 Stunden in einer Gesamtdosis von 0.1 - 2.0 mg/kg (Median: 0.3 mg/kg) (Gruppe A). Bei sieben Patienten wurde einheitlich eine einmalige Dosis von 0.1 mg/kg einer lyophilisierten Zubereitung des N-Methyl-D-Glucaminsalzes intravenös appliziert (Gruppe B).

Als Kriterien zur Beurteilung der Nierenfunktion wurden Urinausscheidung, harnpflichtige Substanzen und Serumelektrolyte herangezogen. Fortlaufende Kontrollen der Eiweißausscheidung erfolgten mit Albustix. Bei Vorliegen einer Proteinurie von $>$ 100 mg % wurden die Urinproteine durch Polyacrylamidgel-Elektrophorese (PAGE) entsprechend ihrem molekularen Radius qualitativ differenziert.

Die statistische Analyse erfolgte mit Standardmethoden (Wilcoxontest, Korrelationsanalyse).

Ergebnisse

Beide untersuchten Gruppen unterschieden sich nicht signifikant hinsichtlich Gestationsalter, Geburtsgewicht, Apgar-Index und Zeitpunkt der Indometacintherapie (Abb. 1).

In der oral behandelten Gruppe ging der Indometacintherapie ein Behandlungsversuch über 24 Stunden (0 - 72 Stunden; Median, Min., Max.) mit Flüssigkeitsreduktion auf 111.9 (80.2 - 154.8) ml/kg/24 h, Digitalisierung und Furosemidgabe voraus, während in der intravenös behandelten Gruppe Indometacin kurz nach der Diagnosestellung (6, 0, 16 Stunden; Median, Min., Max.) ohne vorherige Flüssigkeitseinschränkung gegeben wurde (137.8, 112.6, 192.3 ml/kg/24 h; Median, Min., Max.). Der Hydratisierungszustand der oral behandelten Gruppe war damit vor Indometacintherapie signifikant schlechter (p $<$ 0.001). Die Urinausscheidung

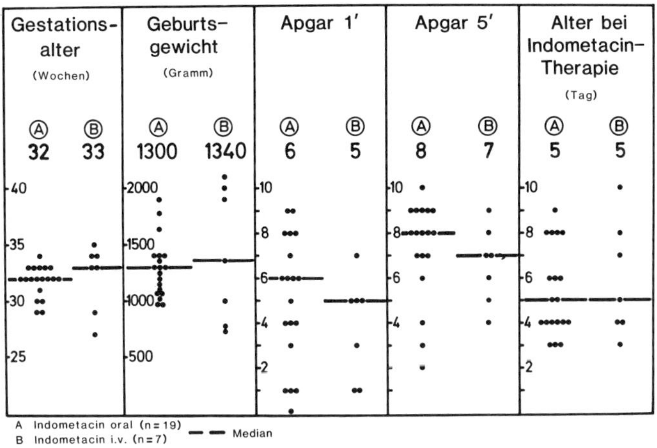

Gestations-alter (Wochen)		Geburts-gewicht (Gramm)		Apgar 1'		Apgar 5'		Alter bei Indometacin-Therapie (Tag)	
Ⓐ	Ⓑ	Ⓐ	Ⓑ	Ⓐ	Ⓑ	Ⓐ	Ⓑ	Ⓐ	Ⓑ
32	33	1300	1340	6	5	8	7	5	5

A Indometacin oral (n=19)
B Indometacin i.v. (n=7)   — — Median

Abb. 1 Vergleich der untersuchten Gruppen

nahm in der oral behandelten Gruppe in den ersten 24 Stunden nach Indometacintherapie von 5.6 (2.9 - 9.4) auf 1.8 (1.1 - 5.1) ml/kg/h ($p < 0.001$), in der intravenös behandelten Gruppe von 3.7 (2.9 - 5.2) auf 1.7 (0.5 - 3.3) ml/kg/h ab ($p < 0.01$). Der antidiuretische Effekt war bei allen untersuchten Patienten nachweisbar. Nach vier bis fünf Tagen hatte sich die Ausscheidung in beiden Gruppen auf dem Prä-Indometacinniveau stabilisiert (Abb. 2).

Absolut und in Relation zur Flüssigkeitszufuhr zeigte sich unter oraler Indometacintherapie ein stärkerer antidiuretischer Effekt, der allerdings nicht mit der Indometacindosis korreliert war ($r = 0.2$). Die Urinausscheidung nahm in der oral behandelten Gruppe in den ersten 24 Stunden nach Indometacingabe um 67,9 % (32 - 71.4 %), in der intravenös behandelten Gruppe um 51.4 % (15.4 - 84.4 %) ab, wäh-

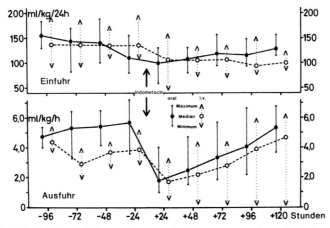

Abb. 2 Flüssigkeitszufuhr und -ausscheidung vor und nach Indometacintherapie

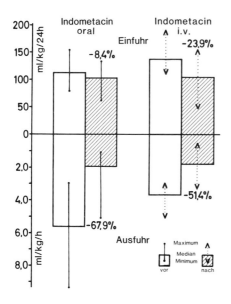

Abb. 3 Abnahme der Diurese nach Indometacintherapie in Relation zur Flüssigkeitsrestriktion

rend die Flüssigkeitszufuhr lediglich um 8.4 % (0 - 33.4 %) bzw. 23.9 % (9.7 - 63.6 %) eingeschränkt wurde (Abb. 3).

Abb. 4 stellt die in beiden Gruppen quantitativ vergleichbaren Veränderungen der Serumkonzentrationen von Natrium, Kalium und Harnstoff dar. Alle 3 Parameter waren im Mittel nach 5 Tagen normalisiert.

Zwei Patienten blieben nach intravenöser Indometacingabe anurisch und verstarben in direktem Zusammenhang mit der Therapie.

Bei beiden Kindern fanden sich zum Zeitpunkt der Indometacintherapie erhöhte Tobramycinspiegel von 12.5 bzw. 12.7 µg/ml. Eine komplette Anurie über 4 Tage trat bei einem Frühgeborenen der 29. SSW (960 g) auf, das im Rahmen einer Aortographie versehentlich eine überhöhte Dosis (7 ml/kg) eines jodierten Kontrastmittels erhielt. Die betroffenen Patienten wiesen neben einem geringeren Gestationsalter und Geburtsgewicht sowie schlechteren Apgar-Werten eine vorbestehende Proteinurie auf.

Abb. 5 zeigt, daß der Proteinurie pathogenetisch eine tubuläre Transportstörung

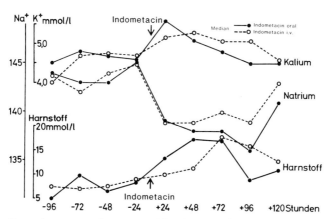

Abb. 4 Serumkonzentrationen von Natrium, Kalium und Harnstoff vor und nach Indometacingabe

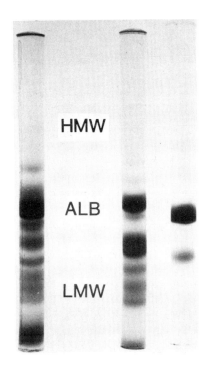

Abb. 5 Tubuläre Proteinurie bei 2 Patienten mit akutem Nierenversagen nach Indometacin. Rechts Normalisierung 3 Wochen nach Restitution der Nierenfunktion (Pat. 3). **HMW**: heigh mol weight proteins, **ALB**: Albumin, **LMW**: low mol weight proteins

für niedermolekulare Eiweißkörper (LMW) zugrunde liegt, die glomerulär frei filtriert und bei intakter Tubulusfunktion nahezu vollständig reabsorbiert werden.

Diskussion

In der vorliegenden Studie wurde der Einfluß von oral und intravenös appliziertem Indometacin auf die Nierenfunktion beatmeter Frühgeborener untersucht. Wir fanden bei allen Patienten unabhängig von der Applikationsart eine Abnahme der Diurese nach Indometacintherapie. Die orale Gabe führte absolut und in Relation zur korrespondierenden Flüssigkeitszufuhr zu einem stärkeren, aber dosisunabhängigen antidiuretischen Effekt. Die Veränderungen der Serumelektrolyte und des Serumharnstoffes waren quantitativ vergleichbar und in der oral behandelten Gruppe ebenfalls nicht mit der Indometacindosis korreliert. Dagegen zeigen tierexperimentelle Untersuchungen, daß die Wirkung von Indometacin auf die Nierenfunktion dosisabhängig ist (3,16). Unsere Ergebnisse sind daher ein Hinweis auf die bekannt inkomplette enterale Resorption von Indometacin, die zu nicht zur Dosis korrelierten Serumspiegeln führt (7). Der stärkere antidiuretische Effekt der oralen Indometacintherapie steht vermutlich im Zusammenhang mit der gegenüber der intravenös behandelten Gruppe signifikant geringeren Flüssigkeitszufuhr vor Beginn der Behandlung. Die vasokonstriktorische Wirkung von Angiotensin II auf das renale Gefäßsystem wird durch die endogenen Prostaglandine gehemmt (1). Durch Blockierung der Prostaglandinsynthese kommt es daher zu einem verstärkten vasokonstriktorisch-antidiuretischen Effekt des in der Hypovolämie auf erhöhtem Regulationsniveau arbeitenden Renin-Angiotensin-Systems.

Die pathophysiologische Grundlage des Anstiegs harnpflichtiger Substanzen nach Indometacin bleibt unklar (5). Eine Einschränkung der glomerulären Filtrationsfunktion wird bei Erwachsenen und größeren Kindern nur selten beobachtet (4). Der Nachweis einer tubulären Proteinurie bei 3 Frühgeborenen mit lang anhaltender kompletter Anurie nach Indometacintherapie macht eine primäre Tubulusläsion wahrscheinlich, die durch Hypoxie, Hypoperfusion und nephrotoxische Substanzen ausgelöst und durch die zusätzliche Wirkung von Indometacin auf die renale Homöostase begünstigt werden kann.

Ein akutes Nierenversagen wurde nur bei Patienten der intravenös behandelten Gruppe beobachtet. Dennoch lassen unsere Untersuchungen aufgrund der quantitativ vergleichbaren Effekte beider Applikationsformen den Schluß zu, daß schwere renale Komplikationen auch nach oraler Indometacingabe nicht auszuschließen sind. Unsere Erfahrungen zeigen, daß Frühgeborene mit folgenden Risikomerkmalen besonders gefährdet sind: 1. Gestationsalter < 30 SSW, 2. perinatale Asphyxie, 3. vorbestehende Proteinurie, 4. gleichzeitige Behandlung mit nephrotoxischen Medikamenten (Aminoglykoside), 5. eingeschränkte Flüssigkeitszufuhr.

Vor Beginn einer Indometacintherapie sollte daher eine ausreichende Volumenzufuhr gewährleistet sein, und die Notwendigkeit einer gleichzeitigen Behandlung mit nephrotoxisch wirksamen Medikamenten überprüft werden.

Literatur

1 Aiken, J.W., J.R. Vane: J. Pharmacol. Exp. Ther. 184 (1973) 678
2 Anderson, R.J., et al.: J. Clin. Invest. 56 (1975) 420
3 Benson, D., G. Lister, M. Heymann; et al.: Circulation 56 (III) (1977) 192.
4 Boardman, P.L., F.D. Hart: Ann. Rheim. Dis. 26 (1967) 127
5 Cifuentes, R.F., P.M. Olley, J.W. Balfe, et al.: J. Pediatr. 95 (1979) 583
6 Cooke, R.W.I., D. Pickering: Br. Heart J. 41 (1979) 301
7 Evans, M.A., R. Bhat, D. Vidyasagar, et al.: Clin. Pharmacol. Ther.26(1979) 746
8 Friedman, W.F., M.J. Hirschklau, et al.: N.Engl.J.Med. 295 (1976) 526
9 Friedman, W.F., K.M. Fitzpatrick: Semin. Perinatol. 4 (1980) 143
10 Halliday, H.L., T. Hirata, J.P. Brady: Pediatrics 64 (1979) 154
11 Heymann, M.A., A.M. Rudolph, et al.: N.Engl.J.Med. 295 (1976) 530
12 Ivey, H.H., J. Kattwinkel, T.S. Park, et al.: Br.Heart J. 41 (1979) 304
13 McCarthy, J.S., L.G. Zies, H. Gelband: Pediatrics 62 (1978) 706
14 McGiff, J.C., K. Crowshaw, H.D. Itskovitz: Fed. Proc. 33 (1974) 39
15 Tan, S.Y., P.J. Mulrow: J. Clin. Endocrinol. Metab. 45 (1977) 174
16 Winther, J., M.P. Printz, S.A. Mendoza et al.: Pediatr.Res. 11 (1977) 402

Hypertrophe/obstruktive Kardiomyopathie bei Frühgeborenen mit Ateminsuffizienz

Ch. Kupferschmid, D. Lang

Bei Frühgeborenen mit schwerer Ateminsuffizienz allgemein und insbesondere nach Entwicklung einer bronchopulmonalen Dysplasie erwartet man für gewöhnlich die hämodynamischen Folgen einer rechtsventrikulären Druckbelastung.

Seit April 1981 konnten wir 8 Frühgeborene mit schwerer Ateminsuffizienz beobachten, in deren Krankheitsverlauf sich eine dynamische linksventrikuläre Ausflußtraktobstruktion entwickelte. Echokardiographisch und angiokardiographisch entsprachen die Befunde bei diesen Patienten denjenigen einer obstruktiven Kardiomyopathie.

Patienten:
Alle Kinder waren Frühgeborene mit einem Gestationsalter von 28 - 36 SSW (Median 29 SSW) und einem Geburtsgewicht von 0,88 - 2,46 kg (Median 1,45 kg). Außer vorzeitigen Wehenbestrebungen waren die Schwangerschaftsverläufe unkompliziert, insbesondere bestand kein mütterlicher Diabetes mellitus. Bei 5 Kindern wurde ein symptomatischer Ductus arteriosus ligiert, 5 Patienten entwickelten im Rahmen einer Langzeitbeatmung von 3 Wochen bis über 4 Monate eine bronchopulmonale Dysplasie.

Klinische Befunde:
Lediglich drei der beschriebenen Patienten wiesen klinische Befunde auf, die auf eine dynamische linksventrikuläre Ausflußtraktobstruktion hinweisen können. Diese bestanden in kritischen Blutdruckabfällen, Blässe, sowie in einem Fall in rezidivierenden metabolischen Azidosen. Bei zwei Patienten wurde infolge eines überaktiven Herzens, springender Pulse sowie eines systolischen Geräusches fälschlich die Diagnose eines PDA gestellt. Bei den übrigen Patienten diagnostizierten wir die Kardiomyopathie ohne klinisch hinweisende Zeichen bei echokardiographischen Routinekontrollen.

Elektrokardiogramm:
Im EKG zeigten alle Kinder eine über die Altersnorm hinausgehende rechtsventrikuläre Hypertrophie. Drei hatten darüberhinaus die Zeichen einer linksventrikulären Hypertrophie mit Repolarisationsstörungen in den linkspräkordialen Brustwandableitungen.

Echokardiogramm:
Bei allen Kindern fand sich im M-mode Echokardiogramm eine Verdickung des Ventrikelseptums (4,6 - 11,0 mm) sowie bei 7 Patienten eine gleichzeitig bestehende Verdickung der linksventrikulären Hinterwand (4 - 9 mm) verglichen mit den Altersnormalwerten (1,2). Bei einem Patienten bestand zusätzlich eine passagere früh- bis mittsystolische Schlußbewegung der Aortenklappe als Hinweis auf eine Subaortenstenose.

Im 2-dimensionalen Echokardiogramm bestätigte sich bei allen Kindern der Befund einer Verdickung des Ventrikelseptums sowie bei 7 eine gleichzeitig bestehende Verdickung der linksventrikulären Hinterwand. Bei diesen beobachteten wir auch eine fast vollständige Occlusion des linksventrikulären Lumens in der Systole. Bei 1 Patienten sahen wir eine Abschnürung des linksventrikulären Cavuums durch einen Muskelwulst am verdickten Ventrikelseptum (Abb. 1).

Herzkatheterbefunde:
Bei zwei Kindern wurde eine Herzkatheteruntersuchung durchgeführt. Beide hatten eine schwere pulmonale Hypertension. Bei einem konnte der erhöhte pulmonale Gefäßwiderstand größtenteils zu Lasten eines erhöhten linksatrialen Druckes, d. h. vermutlich zu Lasten der verminderten linksventrikulären Compliance berechnet werden. Angiokardiographisch sahen wir bei beiden Patienten eine vollständige Occlusion des linken Ventrikels in der Systole.

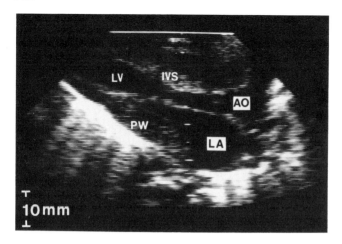

Abbildung 1: Zweidimensionales Echokardiogramm eines Frühgeborenen mit bronchopulmonaler Dysplasie und hypertropher obstruktiver Kardiomyopathie. Lange Achse des linken Ventrikels mit parasternaler Transducerposition. Das linksventrikuläre Cavum (LV) erscheint unterhalb der Aorta (AO) durch ein wulstförmig vorspringendes Ventrikelseptum (IVS) abgeschnürt. Die linksventrikuläre Hinterwand ist mit 4 mm zu dick für das Körpergewicht von 1,8 kg. Der linke Vorhof (LA) ist deutlich vergrößert.

Verlauf und Therapie:
Von den 8 Patienten verstarben 3, einer hiervon vermutlich direkt an den Folgen der dynamischen linksventrikulären Ausflußtraktobstruktion. Eine Therapie mit Dopamin, die in Unkenntnis der Diagnose begonnen wurde, mag zu diesem letalen Ausgang beigetragen haben. Ein Patient verstarb an einer Enterokolitis sowie ein weiterer an den Folgen der bronchopulmonalen Dysplasie im Alter von 9 Monaten.

Nach Diagnosestellung im Alter von 6 Monaten begannen wir bei einem Kind eine Therapie mit Betarezeptorenblockern (Pindolol), die mittlerweile über 4 Monate durchgeführt wird. Hierunter nahm die Dicke des Ventrikelseptums bei diesem Patienten zwar weiter zu, die Hinterwanddicke des linken Ventrikels normalisierte sich jedoch. Bei 2 Patienten beobachteten wir im Verlauf von 3 Wochen bis zu 4 Monaten eine spontane Rückbildung der Myokardverdickungen.

Pathologisch anatomische Befunde:
Zwei Kinder wurden postmortal untersucht. Bei beiden fand sich eine den echokardiographischen Befunden entsprechende Verdickung von Ventrikelseptum und linksventrikulärer Hinterwand. Diese war deutlich muskelkräftiger als die Vorderwand des rechten Ventrikels. Weitere kardiale Mißbildungen wurden nicht gefunden

Diskussion:
Zur Ätiologie der hypertrophen Kardiomyopathie bei den beobachteten acht Frühgeborenen mit Ateminsuffizienz erscheinen mehrere Ansatzpunkte diskussionswürdig:
1. Handelt es sich bei der Veränderung um ein Persistieren der während der Fetalzeit entwicklungsphysiologischen, asymetrischen Septumhypertrophie (3)?
2. Entsteht die dynamische Ausflußtraktobstruktion durch eine endogene Katecholaminwirkung analog zur katecholamininduzierten Kardiomyopathie (4, 5)?
3. Handelt es sich um eine familiäre hypertrophe Kardiomyopathie mit frühem Manifestationsalter?
4. Ist eine Hyperglykämie oder eine vermehrte Insulinsekretion verantwortlich für die Entwicklung der myokardialen Veränderungen, die denjenigen entsprechen, die bei Kindern diabetischer Mütter gefunden werden können (6)?

5. Handelt es sich bei den Veränderungen des Herzmuskels lediglich um Folgen der rechtsventrikulären Druckbelastung mit einer Verdickung des Ventrikelseptums, wobei das Ventrikelseptum durch den rechtsventrikulären Druck in den linken Ventrikel hinein vorgewölbt wird?

Für alle diese Hypothesen können wir in unserem Patientenkollektiv keine schlüssigen Beweise, wohl aber viele Gegenargumente finden. Somit bleibt für uns die Pathogenese der hypotrophen Kardiomyopathie bei den beschriebenen Kindern unklar.

Bislang unklar sind auch die hämodynamischen Auswirkungen der verringerten linksventrikulären Compliance auf den Lungenkreislauf. Meinick (7) beschreibt neun Säuglinge mit bronchopulmonaler Dysplasie, die alle ebenfalls eine hypertrophe Kardiomyopathie hatten. Er diskutiert, ob der erhöhte linksatriale Druck bei diesen Kindern und die daraus resultierende pulmonal-venöse Stauung die Entwicklung einer bronchopulmonalen Dysplasie begünstigt. Die Herzkatheterbefunde bei einem unserer Patienten unterstützen diese Hypothese.

Schlußfolgerungen:
Eine hypertrophe obstruktive Kardiomyopathie kann im Krankheitsverlauf von ateminsuffizienten Frühgeborenen komplizierend auftreten. Sie kann klinisch zur Fehldiagnose eines persistierenden Ductus arteriosus führen und durch eine erhebliche Obstruktion des linksventrikulären Ausflußtraktes letale Folgen haben. Möglicherweise trägt die Verminderung der linksventrikulären Compliance zur Entwicklung und zum Verlauf einer bronchopulmonalen Dysplasie bei. Eine spontane Rückbildung der myokardialen Veränderungen ist offensichtlich möglich. Inwieweit eine Therapie mit Beta-Rezeptorenblockern den Verlauf günstig beeinflussen kann, ist noch unsicher. Positiv inotrope Substanzen (Digitalis und insbesondere Katecholamine) sollten in der Therapie dieser Patienten jedoch nicht verwandt werden. Eine Diagnostik dieser linksventrikulären Ausflußtraktobstruktion ist durch Echokardiographie leicht und sicher möglich.

Literatur:
1) Solinger, R., F. Elbl and K. Minhas: Echocardiography in the normal neonate. Circulation 47:108 (1973)
2) Oberhänsli, J., G. Brandon, B. Friedli: Echocardiographic growth pattern of intracardiac dimensions and determination of function indices during the first year of life. Helv paediat Acta 36:325 (1981)
3) Maron, B. J., J. Verter and S. Kapur: Disproportionate ventricular septal thickening in the developing human heart. Circulation 57:520 (1978)
4) Schaffer, M. S., P. Zuberbuhler, G. Wilson, V. Rose, W. J. Duncan and R. Rowe: Catecholamine cardiomyopathy: An unusual presentation of pheochromocytoma in children. J Pediatrics 99:276 (1981)
5) Shub, C., M. D. Williamson, A. J. Tajik: Dynamic left ventricular outflow tract obstruction associated with pheochromocytoma. Am Heart J 102:286 (1981)
6) Halliday, H. L.: Hypertrophic cardiomyopathy in infants of poorly controlled diabetic mothers. Arch Dis Childh 56:258 (1981)
7) Meinick, G., A. S. Pickoff, P. L. Ferrer, J. Peyser, E. Bancalari and H. Gelband: Normal pulmonary vascular resistance and left ventricular hypertrophy in young infants with bronchopulmonary dysplasia: An echocardiographic and pathologic study. Pediatrics 66:589 (1980)

Persistierende fetale Zirkulation nach Muskelrelaxation bei beatmeten Frühgeborenen

G. Kusenbach, A. Giller, B. Roth, H. Günther.

Die kontrollierte Beatmung von Früh- und Neugeborenen mit schwerer respiratorischer Insuffizienz wird häufig unter medikamentöser Relaxation durchgeführt. Von mehreren Autoren wurde berichtet, daß dies zu einer Verbesserung des pulmonalen Gasaustausches, insbesondere zu einer besseren arteriellen Oxygenierung führt (3,4,6,7). Während einige Arbeitsgruppen (3,4,7,8) eine Gabe von Muskelrelaxantien nur im Extremfall bei Gegenatmung und hohen Beatmungsdrucken für indiziert halten, propagieren andere die frühzeitige Relaxierung von beatmeten Früh- und Neugeborenen (6).

Auf unserer Intensivstation führten wir in den letzten Jahren bei kontrollierter Beatmung eine Muskelrelaxation durch, wenn folgende Beatmungsparameter erreicht oder überschritten wurden: Fi O2 = 0,6, P endinsp. = 25 cmH2O, PEEP = 6 cmH2O. Wir verabreichten zunächst 5 - 10 mg/kgKg Phenobarbital i.v. und injizierten dann initial 0,3 mg/kgKg Diallyl-Nortoxiferin. Diese Medikation entspricht den Empfehlungen im Neonatalbereich (8).

In einem Zeitraum von 9 Monaten, in dem ca. 150 Früh- und Neugeborene medikamentös relaxiert wurden, beobachten wir bei 5 Patienten unmittelbar nach Gabe des Muskelrelaxans eine generalisierte Zyanose. Dies veranlaßte uns die apparative Beatmung deutlich zu forcieren (Abb. 1). Trotzdem besserte sich der Zustand der Kinder nur unzureichend und die im arterialisierten Kapillarblut bestimmten Blutgas- und Säure-Basen-Werte waren deutlich verschlechtert (Abb. 2). Erst nach weiterer Erhöhung der Beatmungsparameter und Pufferinfusion stabilisierte sich der Zustand der Patienten. Alle Neugeborenen, die auf die Relaxierung mit Schocksymptomatik reagierten, waren vom Gestationsalter jünger als 35 SSW und wogen weniger als 2000g. Die Gabe des Muskelrelaxans erfolgte innerhalb der ersten 12 Lebensstunden. Der Blutdruck (Flushmethode) lag zwischen 35 und 50 mmHg, die Herzfrequenz betrug 120 bis 165 pro Minute. Eine kontinuierliche arterielle Druckregistrierung wurde nicht durchgeführt.

Folgende bekannten Nebenwirkungen der Muskelrelaxantien könnten für die von uns beschriebenen Schockzustände ursächlich sein:
1. Öffnung des Ductus arteriosus (4)
   (Ein offener Ductus arteriosus wurde bei 3 unserer Patienten nachgewiesen).
2. Erhöhung des pulmonalen Widerstandes (6)
   (Dies wurde bei 3 Frühgeborenen echokardiographisch diagnostiziert).
3. Senkung des peripheren Widerstandes (1,2,5)

Zusammen führen diese Faktoren zu einer Kreislaufumstellung im Sinne der Fetalen Zirkulation mit Minderperfusion der Lunge und Rechts-Links-Shunt auf Vorhof- bzw. Ductusebene.

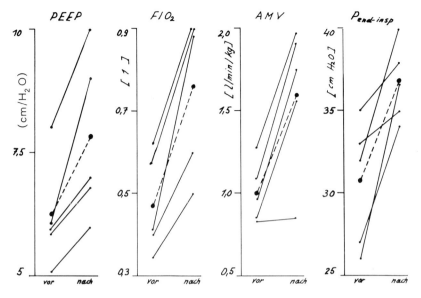

Abb. 1: Beatmungsparameter vor und wenige Minuten nach Muskelrelaxation (Mittelwerte gestrichelt).

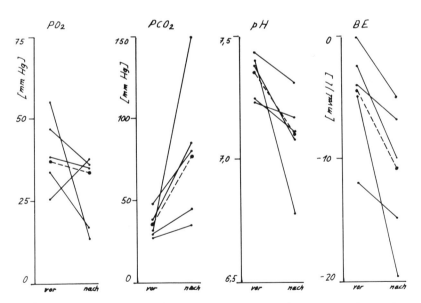

Abb. 2: Blutgas- und Säure-Basen-Werte vor und wenige Minuten nach Muskelrelaxation (Mittelwerte gestrichelt).

Die beschriebene Schocksymptomatik nach medikamentöser Muskelrelaxation kann vermutlich mit dem Wiedereintritt fetaler Zirkulationsverhältnisse erklärt werden.
Die vitale Bedrohung bei den beobachteten Zwischenfällen verbietet eine kontrollierte prospektive Studie zur Bestätigung dieser Hypothese. Als praedisponierende Faktoren sind pulmonaler Hypertonus, Blutvolumenmangel, Kreislaufhypotonie, Frühgeburtlichkeit und das Lebensalter zu nennen.

Stark berichtete, daß bei 2 von 27 beatmeten Neugeborenen sich die arterielle Oxygenierung nach Relaxation verschlechterte(7). Kattwinkel beobachtete dies in drei Fällen (6). Beide Arbeitsgruppen verwendeten Pancuronium als Relaxans. Goetzman und Milstein konstatierten 1981,daß es zur Zeit keine gesicherten Kriterien zum Einsatz von Muskelrelaxantien bei beatmeten Neugeborenen gibt. Sie warnen ausdrücklich vor der Möglichkeit gravierender kardiopulmonaler Nebenwirkungen (4). Auf Grund der geschilderten Erfahrungen in unserer Klinik muß damit insbesondere bei Frühgeborenen vor der 35. Schwangerschaftswoche gerechnet werden, wenn die Relaxierung in den ersten 12 Lebensstunden erfolgt. Eine medikamentöse Muskelrelaxation sollte bei dieser Patientengruppe daher nur unter strengster Indikation erfolgen.

Literatur

1. A. BARAKA: A comparative study between diallylnortoxiferine and tubocurarine. Brit. J. Anaesth. 39 (1967),624.
2. A.J. COLEMAN et al.: The immediate cardiovascular effects of pancuronium, alcuronium, and tubocurarine in man. Anaesthesia 27 (1972),415.
3. R.K. CRONE et al.: The effects of pancuronium bromide on infants with hyaline membrane disease. J. Pediatrics 97 (1980),991.
4. B.W. GOETZMAN, J.M. MILSTEIN in Assisted Ventilation Of The Neonate. Edtrs.: J.P. GOLDSMITH, E.H. KAROTKIN, W.B. Saunders Company, Philadelphia 1981.
5. G.A. HARRISON: The cardiovascular effects and some relaxant properties of four relaxants in patients about to undergo cardiac surgery. Brit. J. Anaesth. 44 (1972),485.
6. J. KATTWINKEL in Care of The High-Risk-Neonate,Edtrs.: M.H. KLAUS, A.A. FANAROFF, W.B. Saunders Company, Philadelphia 1979.
7. R. STARK et al.: Muscle relaxation in mechanically ventilated infants. J. Pediatrics 94 (1979),439.
8. L.WILLE, M.OBLADEN: Pädiatrische Intensivmedizin, Springer-Verlag, Berlin-Heidelberg-New York 1979.

Therapie mit Natrium-Nitroprussid beim Neugeborenen

Bernhard Roth, Volker Schulz und Heinz Günther

Natrium-Nitroprussid (NNP) wurde bei Kindern zur Behandlung hypertensiver Krisen (5,6,7,8), schwerer congestiver Herzinsuffizienz (4) und zur Durchführung einer kontrollierten Hypotension während chirurgischer Eingriffe eingesetzt (2). Über die Anwendung von NNP zur Senkung des pulmonalen Gefäßwiderstands bei schwerem RDS wurde ebenfalls berichtet (1,3). T u r m e n und Mitarbeiter (10) warnten demgegenüber vor dem Einsatz von NNP im Neugeborenenalter, besonders im Hinblick auf fehlende Kenntnisse zur Detoxikation des Cyanids zu Thiocyanat durch das Enzym Rhodanase in dieser Altersgruppe.

Im folgenden soll über die NNP-Behandlung eines Neugeborenen mit einem schweren arteriellen Hypertonus berichtet werden, in deren Verlauf es unter therapeutischen Dosisströmen von NNP zu einer schweren Cyanid-Intoxikation kam.

Fallbeschreibung

Ein reifes männliches Neugeborenes entwickelte am 3. Lebenstag einen zunehmenden arteriellen Hypertonus mit Blutdruckwerten um 190/130 mmHg, der unter einer herkömmlichen antihypertensiven Therapie mit Dihydralazin, Clonidin und Diazoxid nicht kontrollierbar war. Angiotensin-Converting-Enzym-Inhibitoren standen uns seinerzeit (1980) nicht zur Verfügung. Am 10. Lebenstag wurde eine Behandlung mit NNP (Nipruss[R], Pharma Schwarz GmbH) in einem Dosisstrom von 2 - 5 µg/kg/min eingeleitet. Nach einer anfänglichen Senkung der Blutdruckwerte wurde im Verlauf des ersten Behandlungstages ein erneuter Blutdruckanstieg beobachtet. 30 Stunden nach Beginn der NNP-Infusion folgte ein plötzlicher Blutdruckabfall in Verbindung mit einer metabolischen Azidose mit einem arteriellen pH-Wert von 7,19. Die Cyanid-Konzentration in den Erythrozyten lag zu diesem Zeitpunkt bei 524 nmol/ml, was einer lebensbedrohlichen Cyanid-Intoxikation entspricht (9). Die Thiocyanat-Konzentration betrug 263 nmol/ml Serum. Sofortiges Absetzen der NNP-Infusion und intravenöse Verabreichung von Natriumthiosulfat (S-hydril[R], Laves GmbH) in einer Dosierung von 100 mg/kg führten innerhalb von 3 Stunden zu einem Abfall der erythrozytären Cyanid-Konzentration auf 5 nmol/ml.
Vom 11. bis 14. Lebenstag wurde die NNP-Infusion ausgesetzt, anschließend jedoch wegen fehlender Kontrollierbarkeit des Blutdrucks als Mischinfusion mit Natriumthiosulfat (NTS) in einem Gewichtsverhältnis von 1:10 (NNP:NTS) mit Dosisströmen zwischen 0,75 und 6 µg/kg/min. erneut aufgenommen. Eine befriedigende Kontrolle des Blutdrucks konnte erreicht werden. Unter dieser Behandlung lagen die Cyanid-Konzentrationen mit 0,8 bis 2,8 nmol/ml unterhalb der Toxizitätsgrenze. Die Serum-Konzentration des Thiocyanats erreichte mit 252 bis 364 nmol/ml ebenfalls keine toxikologisch relevante Höhe. Am 16. Lebenstag verstarb das Neugeborene unter dem klinischen Bild einer zunehmenden respiratorischen Insuffizienz bei Septikämie.

Obduktionsbefund: Ausgedehnte pneumonische Infiltrate in beiden Lungen, biventrikuläre Hypertrophie des Herzens, hypoplastische linke Niere, Nierenrinden-Nekrosen rechts, multiple Nekrosenherde des Gehirns.

Diskussion

In der pädiatrischen Literatur der letzten Jahre, die Anwendung von NNP betreffend, wird fast ausschließlich nur auf die Toxizität des Thiocyanats hingewiesen (1-8).
Die folgende Tabelle gibt Auskunft über die eingesetzten NNP-Dosisströme und Behandlungszeiträume. In keinem Fall wurde von den Autoren eine Mischinfusion mit Natriumthiosulfat durchgeführt.

Dosisstrom µg/kg/min	Behandlungsdauer	Patienten Zahl	Alter	Literatur
0,5 - 3,5	8 - 240 Std.	20	7 - 17 Jahre	6
0,5 - 16,5	0,8 - 614 Std.	7	7 - 14 Jahre	5
2 - 4	28 Tage	1	11 Jahre	7
7 - 13	49 Tage	1	6,5 Jahre	8
2 - 35	45 - 140 Min.	30	5 - 15 Jahre	2
1,1 - 3,5	20 - 216 Std.	6	0,5 - 17 Jahre	4
2 - 5	120 Std.	1	3 Tage[+]	1
2	72 Std.	1	1 Tag[++]	3

Tabelle:
Übersicht über Dosierung und Behandlungsdauer von NNP bei Kindern mit arteriellem Hypertonus (5,6,7,8), kontrollierter Hypotension (2), congestiver Herzinsuffizienz (4) sowie Früh- und Neugeborenen mit RDS (1,3); + 38. bzw. ++ 28. Schwangerschaftswoche. NNP wurde als Monoinfusion ohne Thiosulfatzusatz verabreicht.

T u r m e n et al. (10) diskutierten besonders die Gefahr einer Cyanid-Intoxikation, nicht zuletzt im Hinblick auf fehlende Kenntnisse über die Rhodanase-Aktivität und den endogenen Thiosulfat-Pool beim Neugeborenen. Unser Fallbericht demonstriert, daß bereits "therapeutische" Dosisströme von NNP bis zu 8 µg/kg/min zu einer schweren Cyanid-Intoxikation geführt haben, ohne daß die Thiocyanat-Konzentration nennenswert anstieg. Unter einer Mischinfusion von NNP und Natriumthiosulfat konnte ein bedrohlicher Anstieg des Cyanids sicher vermieden werden. Die Beobachtung, daß der Cyanid-Spiegel nach Infusion von Thiosulfat rasch abfiel, läßt auf eine bereits beim Neugeborenen effiziente enzymatische Detoxikation des Cyanids durch die Rhodanase zu Thiocyanat schließen. Voraussetzung ist ein ausreichend hohes Angebot an Thiosulfat. Der endogene Thiosulfat-Pool erweist sich als nicht ausreichend.

NNP sollte im Kindesalter nur unter strenger Indikationsstellung eingesetzt werden und dann nur unter gleichzeitiger Infusion von Natriumthiosulfat.

Literatur

1 - Abbott, T.R., Dickinson, D., Reynolds, G., Lord, D.:
Sodium nitroprusside in idiopathic respiratory distress syndrome.
Br.Med.J. 1, 1113-4 (1978)

2 - Bennett, N.R., Abbot, T.R.:
The use of sodium nitroprusside in children.
Anaestesia 32, 456-63 (1977)

3 - Beverley, D.W., Hughes, C.A., Davies, D.P., Harran, M.J., Ducker, D.A.:
Early use of sodium nitroprusside in respiratory distress syndrome.
Arch.Dis.Child. 54, 403-4 (1979)

4 - Dillon, T.R., Janos, G.G., Meyer, R.A., Benzing, G., Kaplan, S.:
Vasodilator therapy for congestive heart failure.
J.Pediatr. 96, 623-29 (1980)

5 - Elberg, A.J., Gorman, H.M., Baker, R., Strauss, J.:
Use of sodium nitroprusside in hypertension crisis in children.
Cardiovasc.Med. 4, 484-502 (1979)

6 - Gordillo-Paniagua, G., Velasquez-Jones, L., Martini, R., Valdez-Bolanos, E.:
Sodium nitroprusside treatment of severe arterial hypertension in children.
J.Pediatr. 87, 799-802 (1975)

7 - Luderer, J.R., Hayes, A.H., Dubynsky, O., Berlin, C.M.:
Longterm administration of sodium nitroprusside in childhood.
J.Pediatr. 91, 490-1 (1977)

8 - Lupatkin, W.L., Morrison, S., Challop, R.:
Prolonged use of sodium nitroprusside.
J.Pediatr. 92, 1032-1033 (1978)

9 - Schulz, V., Gross, R., Pasch, T., Busse, J., Loeschke, G.:
Toxicity of sodium nitroprusside in therapeutic use with and without sodium thiosulfate.
Klin.Wochenschr., im Druck

10 - Turmen, T.T., Davis, J.M., Aranda, J.V.:
Sodium nitroprusside and RDS - primum non nocere.
Arch.Dis.Child. 55, 82-3 (1980)

Die renale Wirkung von Dopamin bei Frühgeborenen mit Atemnotsyndrom

T. Tulassay, I. Seri, T. Machay, J. Kiszel

Bei Frühgeborenen mit Atemnotsyndromen kann häufig eine periphere Kreislaufstörung beobachtet werden. Die Volumensubstitution ist nur in Hypovolaemie wirksam. Die vasoregulative Kreislaufstörung ist mit Dopamin gut zu beeinflussen (6, 7, 8, 11). In eigenen Untersuchungen wurde bei Frühgeborenen mit Atmungsstörungen oft eine arterielle Hypotension festgestellt, die mit Dopamin in jedem Fall normalisierbar war. Nach unseren Beobachtungen ist bei Neugeborenen die Empfindlichkeit der alfa-Rezeptoren gegenüber Dopamin grösser als die der beta-Rezeptoren (10). Neben der blutdrucksteigernden Wirkung von Dopamin konnte immer eine bedeutende Erhöhung der Diurese beobachtet werden. Fraglich war, ob die Besserung der Diurese und Erhöhung der Natriurese nur mit der Stimulation der alfa-Rezeptoren, also der Blutdruckerhöhung, im Zusammenhang stand oder ob die Wirkung auch an die renalen dopaminergen Rezeptoren gebunden ist.

Die funktionelle Reife der Dopamin-Rezeptoren in der Niere von Frühgeborenen ist nicht bewiesen und Tierversuche weisen darauf hin, dass die Niere der Frühgeborenen auf Dopamin-infusion nur mit einer alfa-Stimulation, bzw. Vasokonstriktion reagieren kann (1). *Wille* u. *Mitarb.* (1979) und *Schranz.* u. *Mitarb.* (1981) fanden aber beim Neugeborenen eine signifikante Erhöhung der Diurese und der Na-Ausscheidung durch Dopamin (9, 12).

In den vorliegenden Untersuchungen wurde Dopamin in einer so niedrigen Dosis verabreicht, dass weder Blutdruck noch Pulszahl erhöht wurde, und damit nur die Dopamin-Rezeptoren erregt werden konnten. Die geeignete Dosis wurde bei 0,5–2,0 µg/kg/min gefunden. Das Dopamin wurde 31 Frühgeborenen verabreicht, bei denen die periphere Kreislaufgestörung nur zu Oedemen und Oligurie führte, aber noch nicht zur Blutdrucksenkung (Tab. 1).

	Dopamin –	Dopamin +
n	20	31
Geburtsgewicht (g)	1949 ± 467	1900 ± 372
Gestationsalter (Wochen)	33,7 ± 2,3	32,8 ± 1,6
Lebensstunden	10,5 ± 5,8	8,6 ± 6,0
Diagnose	HMD 12 Pneumonie 7 Sepsis 1	HMD 19 Pneumonie 10 Sepsis 2
Therapie	CPAP/PEEP	CPAP/PEEP DOPAMIN

Tabelle 1

Durch die Wirkung von 0,5–2,0 µg/kg/min Dopamin änderten sich der Blutdruck (46/25 ± 4/2 versus 48/27 ± 6/4 mmHg) und Pulszahl (142 ± 10 vs. 140 ± 9) nicht.

Eine signifikante Erhöhung konnte bei der Minutendiurese (U_V), der Na-Ausscheidung (U_{Na}) und der Kreatinine-Clearance (C_{kr}) beobachtet werden (Tab. 2). Die Harnstoffstickstoff (UN) -Ausscheidung im Urin und die Freiwasser-Clearance waren vermindert (3,0 ± 0,41 vs. 1,8 ± 0,47 µmol/min/kg; $p < 0,001$; 0,013 ± 0,003 vs. 0,008 ± 0,001 ml/min/kg; $p < 0,001$).

Während der Dauerinfusion von Dopamin erhielten 10 Patienten synthetisches ADH intranasal in einer Dosis von 10 µg. In allen Fällen wurde die ADH Wirkung beobachtet, d.h. eine signifikante Erhöhung der Urinosmolarität (Abb.).

	n	U_V $\bar{x} \pm SD$	C_{kr} $\bar{x} \pm SD$	U_{Na} $\bar{x} \pm SD$	FeNa $\bar{x} \pm SD$
		ml/min/kg	ml/min/kg	µmol/min/kg	%
Dopamin –	20	0,023 ± 0,012	0,38 ± 0,12	2,14 ± 0,46	1,98 ± 1,15
Dopamin +	31	0,06 ± 0,02	0,46 ± 0,14	3,71 ± 0,99	4,76 ± 1,44
		p < 0,001	p < 0,02	p < 0,001	p < 0,001

Tabelle 2

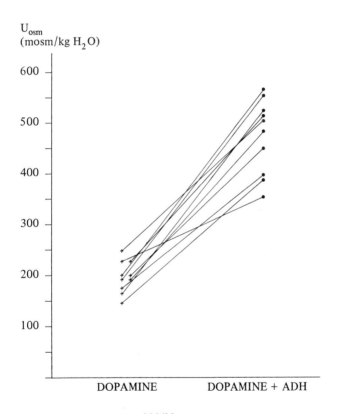

Abbildung

Aufgrund der durchgeführten Untersuchungen kann festgestellt werden, dass durch eine niedrige Dosis von Dopamin solche renale Veränderungen zustandekommen, die bei Erwachsenen bzw. in Tierversuchen charakteristisch für eine Reizung der Dopamin-Rezeptoren sind. Auf Grund dessen scheint die funktionelle Reife des renalen Dopamin-system schon von der 29. Gestationswoche an zu bestehen. In erster Linie bedeutet die renale Wirkung eine wesentliche Erhöhung der Wasser- und Na-Ausscheidung. Die Wasserdiurese ist grösser als es aufgrund der Na-Ausscheidung zu erwarten wäre. Der Grund für die erhöhte Na-Ausscheidung durch Dopamin ist bekannt. Sie kann auf mehrere Faktoren zurückgeführt werden: GFR Erhöhung, direkte tubuläre Reabsorptionshemmung, Veränderung der intrarenalen Haemodynamik, eine eventuelle Aktivierung des renalen Prostaglandinsystems (PG) (2, 4).

Am wahrscheinlichsten ist die Steigerung des medullären Kreislaufs. Die Folge davon ist eine erhöhte Na-Belastung und eine Exkretion der distalen Tubuli (3, 5), Die Erhöhung des medullären Kreislaufes ist auf indirekte Weise demonstrierbar: durch eine erhöhte "vasa recta flow" ist die Konzentration des medullären Interstitium vermindert. Dadurch ist die UN-Rediffusion vergrössert und das hat eine verminderte UN-Ausscheidung im Urin und eine Wasserdiurese zur Folge. Es entspricht der Tatsache, dass durch Dopamin eine grössere Wasser- als Natriumdiurese eintritt.

Die Untersuchungen mit ADH können nicht auf die Aktivierung des PG Systems durch Dopamin hinweisen, weil die erhöhte PG Konzentration eine ADH-Hemmung verursachen würde. Das trat bei unseren Untersuchungen in der angewandten Dosis nicht ein.

Zusammenfassen kann festgestellt werden, dass die renalen Dopamin-Rezeptoren bei Frühgeborenen funktionell reif sind. Dopamin kommt es zu einer intrarenalen Kreislaufredistribution. Deren Folge ist eine erhöhte Na-Ausscheidung und Wasserdiurese. Dass kann zu einer Auflösung der peripheren Kreislaufstörung bei Frühgeborenen beitragen und fördert die physiologische Kontraktion des extrazellulären Wasserraumes.

LITERATUR

1. Arant B.S. jr.: Nonrenal factors influencing renal function during the perinatal period. Clin. Perinatol. 8: 225. 1981.
2. Chapman B.J. u. Mitarb.: The effect of Indomethacin on the renal vasodilation induced by dopamine in the rat. J. Physiol. 298: 29P. 1980.
3. Chapman B.J. u. Mitarb.: The actions of dopamine and of sulpiride on regional blood flows in the rat kidney. J. Physiol. 298: 437. 1980.
4. Chevillard C. u. Mitarb.: Contribution of prostaglandins to the vasodepressor effect of dopamine in the rat. J. Pharm. Pharmac. 30: 329. 1978.
5. Earley L.E. and Friedler R.M.: Changes in renal blood flow and possibly the intrarenal distribution of blood during natriuresis accompanying saline loading in the dog. J. Clin. Invest. 44: 929. 1965.
6. Goldberg L.I.: Dopamine–clinical uses of an endogeneous catecholamin. N. Engl. J. Med. 291: 707. 1974.
7. Holloway E.L. u. Mitarb.: Acute circulatory effects of dopamine in patients with pulmonary hypertension. Br. Heart J. 37: 482. 1975.
8. Reid. P.R. and Thompson W.L.: The clinical use of Dopamine in the treatment of shock. Johns Hopkins Med. J. 137: 276. 1975.
9. Schranz D. u. Mitarb.: Die Bedeutung der Catecholamintherapie im septischen Shock des Früh- und Neugeborenen. 7. Symposium über Pädiatrische Intensivmedizin Abstract 33. 1981. Graz.
10. Seri I. u. Tulassay T.: unpublished data.
11. Talley R.C. u. Mitarb.: A haemodynamic comparison of dopamine and isoproterenol in patients in shock. Circulation 39: 361. 1969.
12. Wille L. u. Mitarb.: Akute Niereninsuffizienz beim Neugeborenen. Ther. Umschau. 29: 8690. 1979.

V. Diagnostik des ZNS und neurologischer Verlauf
   nach intensiv-medizinischer Behandlung

Klinische Befunde bei Frühgeborenen mit sonographisch nachgewiesener intrakranieller Blutung

H.M. Straßburg, R. Bohlayer, B. Gleske, W. Pringsheim

Seit der CT-Studie von PAPILE (5) ist bekannt, daß bei ca. 40 % der Frühgeborenen mit einem Geburtsgewicht unter 1500 g eine intrakranielle Blutung besteht, die in der Mehrzahl keine sichere klinische Symptomatik hervorruft.
In den vergangenen 3 Jahren konnte in einer Vielzahl von Veröffentlichungen (1,2) gezeigt werden, daß mit modernen Ultraschall-Methoden, insbesondere der auch von uns angewendeten mechanischen Sektor-Scan-Technik durch die offene Fontanelle (6) mindestens gleichwertig zum CT Hirnblutungen dargestellt werden können.
Im Laufe eines Jahres haben wir bei 52 Frühgeborenen mit einem Geburtsgewicht unter 2000 g, die sofort nach der Geburt von der Intensiv-Station unserer Klinik versorgt werden mußten, mindestens zwischen dem 10. und 21. Lebenstag eine kraniale Ultraschall-Untersuchung durchgeführt (2).
Bei 5 Säuglingen haben wir keine eindeutige Diagnose stellen können, sie werden im Weiteren nicht mehr berücksichtigt.
Bei 27 Säuglingen fanden sich sonographisch keine Zeichen für eine Hirnblutung.
Bei 20 Säuglingen (38,5 %) fanden wir eine Blutung, 15 davon in Form einer mindestens 0,5 cm im Durchmesser messenden ein- oder doppelseitigen subependymalen Blutung, 5 Säuglinge hatten eine intraventrikuläre Blutung mit Ventrikel-Erweiterung und/oder Parenchym-Einbruch.
Verschiedene klinische Parameter wurden im Mehrfelder-Test und im Gruppenvergleich nach SCHEFFE mit den sonographischen Befunden korreliert.
Geschlecht, Schwangerschafts-Verlauf und Geburts-Komplikationen hatten ebenso wenig einen nachweisbaren Einfluß auf eine Hirnblutung wie die Tatsache, daß die Geburt in einer auswärtigen Klinik stattfand.
Beim Vergleich des Gestationsalters fand sich ein hochsignifikanter Unterschied, das Geburtsgewicht zeigte hingegen keine Korrelation (vgl. Abb. 1).
Weitere klinische Merkmale sind der folgenden Tabelle zu entnehmen. Die Werte für Blutdruck, Säure-Basen-Haushalt und Beatmungs-Parameter beziehen sich auf die 3 ersten Lebenstage.

Merkmal	Kinder mit Blutung			ohne Blutung			α
	n	$\bar{x}$	Bereich	n	$\bar{x}$		
Gestations-Alter in Wochen	20	$30{,}1 \pm 2{,}5$	27–35	27	$33{,}0 \pm 2{,}3$	28–40	0,001
Geburtsgewicht	20	1364 ± 340	850–2000	27	1544 ± 282	970–2000	n.s.
Apgar 1 min	20	$5{,}1 \pm 2{,}3$	1–9	26	$4{,}8 \pm 3{,}2$	0–9	n.s.
Apgar 5 min	20	$7{,}1 \pm 1{,}9$	2–10	25	$7{,}6 \pm 2{,}5$	2–10	n.s.

Merkmal	mit Blutung			ohne Blutung			α
	n	$\bar{x}$	Bereich	n	$\bar{x}$	Bereich	
Aufnahme-Temp. °C	20	$35,2\pm1,2$	33,3-37	27	$35,2\pm1,4$	30,5-37,3	n.s.
Na^+-Wert 3. LT mval/l	16	130 ± 7	118-139	27	134 ± 44	125-143	0,05
höchster systol. RR mmHg	19	71 ± 11	47-87	26	76 ± 11	50-99	n.s.
niedrigster systol. RR mmHg	19	42 ± 6	31-54	26	76 ± 11	37-69	0,05
höchster PEEP/CPAP cm H_2O	16	$4,1\pm1,4$	2-7	11	$3,8\pm1,6$	2-6	n.s.
höchster Beatmungsdruck	14	30 ± 7	20-40	10	32 ± 6	20-40	n.s.
minimaler p_aO_2	19	36 ± 16	13-70	24	51 ± 17	20-99	0,01
maximaler p_aCO_2	19	55 ± 8	40-75	25	53 ± 10	35-69	n.s.
minimaler pH	19	$7,18\pm0,12$	6,88-7,39	25	$7,26\pm0,09$	7,14-7,48	0,05

Die Korrelation zwischen dem Vorliegen einer Hirnblutung und einem RDS, schweren Apnoen und einem offenem Ductus Botalli war schwach signifikant.
Säuglinge mit einer Blutung mußten häufiger beatmet werden, wobei PEEP oder CPAP öfter angewendet wurden.
Keine statistisch nachweisbaren Unterschiede ergaben sich bei dem Vergleich der Häufigkeit einer Sepsis, einer Meningitis, einer Pneumonie oder eines Pneumothorax, der Gabe von Antibiotika, dem Liquor-Befund, -insbesondere dem Nachweis von Makrophagen, und einem Hämoglobin-Abfall von mehr als 3 g% innerhalb der ersten 3 Lebenstage.
Beim Vergleich der Infusions-Menge konnten keine Unterschiede gefunden werden, aber nur bei Kindern mit einer Blutung wurden mehr als 2 g Humanalbumin in den ersten 3 Lebenstagen appliziert.
7 der 15 Säuglinge mit subependymaler Blutung und alle 5 Säuglinge mit einer intraventrikulären Blutung verstarben, hingegen nur 1 Säugling ohne Blutung. Auch die statomotorische Entwicklung, soweit sie bisher von unserer säuglingsneurologischen Ambulanz erfaßt wurde, zeigt eine signifikant schlechtere Prognose bei den Säuglingen mit einer Hirnblutung (Abb. 2).

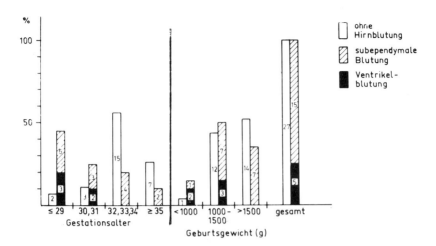

Abbildung 1: Häufigkeits-Verteilung für das Gestationsalter und das Geburtsgewicht bei Frühgeborenen ohne Hirnblutung, mit subependymaler und Ventrikel-Blutung.

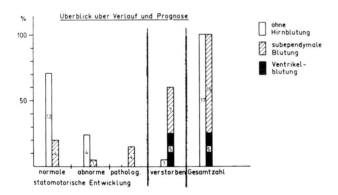

Abbildung 2: Befunde zur statomotorischen Entwicklung und zur Letalität bei Frühgeborenen mit und ohne Hirnblutung.

Zusammenfassend kann auf Grund der Analyse unseres noch kleinen Kollektivs folgendes gesagt werden:
1. Eine Hirnblutung läßt sich sonographisch gut und in ähnlicher Häufigkeit wie in den bisher bekannten CT-Studien nachweisen.
2. Die deutlichsten statistischen Unterschiede beim Vergleich klinischer Parameter finden sich für das Gestationsalter und die Prognose.
3. Jenseits eines Gestationsalters von 34 Schwangerschaftswochen werden perinatale Risiko-Faktoren von zunehmender Bedeutung für die Entstehung einer Blutung.
4. Trotz der deutlich schlechteren Prognose bei nachgewiesener Blutung, insbesondere nach Einbruch in das Ventrikel-System, schließt eine kleine subependymale Blutung eine primär normale statomotorische Entwicklung nicht aus.
5. Außer dem Gestationsalter ist offenbar kein einzelner Faktor für die Entstehung einer Blutung entscheidend. Eine abschließende Beurteilung einer Reihe von angeführten Kofaktoren (1,3) kann nur nach genauer Analyse eines wesentlich größeren Kollektivs erfolgen.

Insgesamt stützen unsere bisherigen Ergebnisse die besonders von HAMBLETON, WIGGLESWORTH und VOLPE (4,7) vermuteten Vorstellungen zur Pathogenese der Frühgeborenen-Hirnblutung.

Literatur
1. COOKE, R.W.I.: Factors associated with periventricular haemorrhage in very low birthweight infants
   Arch.Dis.Childh. 56 (1981) 425-431
2. DE CRESPIGNY, L.C., MACKAY, R., MURTON, L.J., ROY, R.N.D. ROBINSON, P.H.: Timing of neonatal cerebroventricular haemorrhages with ultrasound
   Arch.Dis.Childh. 57 (1982) 231-233
3. DYKES, F.D., LAZZARA, A., AHMANN, P., BLUMENSTEIN, B. SCHWARTZ, J., BRANN, A.W.: Intraventricular hemorrhage: a prospective evaluation of etiopathogenesis
   Pediat. 66 (1980) 42-49
4. HAMBLETON, G., WIGGLESWORTH, J.S.: Origin of intraventricular haemorrhage inpreterm infant
   Arch.Dis.Childh. 51 (1976) 651-659
5. PAPILE, L.A., BURSTEIN, J., BURSTEIN, R., KOFFLER, H.: Incidence and evolution of subependymal and intraventricular hemorrhage: a study of infants with birth weights less than 1500 gm
   J.Pediat. 92 (1978) 529-534
6. STRASSBURG, H.M., BOHLAYER, R., NIEDERHOFF, H., PRINGSHEIM, W., KÜNZER, W.: Zur Diagnostik von Hirnblutungen beim Säugling mit der zweidimensionalen Sektor-Echo-Encephalographie
   Pädiat.Pädol. 17 (1982) 259-270
7. VOLPE, J.J.: Current concepts in neonatal medicine. Neonatal intraventricular hemorrhage
   N.Engl.J.Med. 304 (1981) 886-891

EEG bei intrakraniellen Blutungen von Neugeborenen: Ein Vergleich mit klinischen Befunden und CT-Scan

Staudt F., Howieson J., Benda Gerda I., Engel R.C.

Die intrakranielle Blutung (ICH) ist ein wesentliches neurologisches Problem während der Neugeborenenperiode (13), insbesondere bei sehr unreifen Frühgeborenen. Vor der Verfügbarkeit der Computertomographie beruhte das Wissen um die Häufigkeit dieser Komplikation auf klinischen Daten und Sektionsbefunden. Sowohl bei überlebenden als auch bei verstorbenen Frühgeborenen wurde eine hohe Frequenz für die intraventrikuläre Blutung (IVH) gefunden (7). In den vergangenen Jahren erschienen viele Arbeiten über die ICH beim Neugeborenen und ihre Diagnose mit Hilfe des CT (2,6,7) und der Sonographie (1,10). Dagegen gibt es relativ wenige Angaben über EEG-Befunde und ihre Bedeutung bei Neugeboreen mit ICH (2,5) und über den Zusammenhang zwischen EEG und CT-Befunden (8,14).

Material und Methode

Es wird über 38 Neugeborene (19 weibliche) berichtet, bei denen computertomographisch eine ICH nachgewiesen werden konnte, nachdem sie entsprechende Symptome (13) zeigten. Die CT-Scans wurden bei 34 Kindern während der ersten Lebenswoche durchgeführt. Die EEG-Ableitung erfolgte bei 31 Kindern innerhalb von 24 Stunden, bei sieben weiteren innerhalb von drei, bei einem nach sieben Tagen. Die Klassifizierung der IVH entspricht der von KRISHNAMOORTHY (6) vorgeschlagenen Gradeinteilung.

Die EEG-Registrierung (meist mit Respiration und EKG) erfolgte auf der Neugeborenenintensivstation. Folgende Begriffe bzw. Definitionen wurden bei der Auswertung der EEG-Kurven benutzt: <u>Hypersynchrone Aktivität:</u> Repetiv auftretende unifokale oder multifokale Spikes oder Sharp waves, die nicht nur während "Burst"-Perioden, sondern auch in Abschnitten mit niedrigeren Amplituden abgeleitet werden. Diese beginnen abrupt und setzen sich deutlich von der Grundaktivität ab. <u>Inaktives EEG:</u> Amplituden während der gesamten Ableitung unter 5 µV (4). <u>Burst suppression:</u> EEG-Kurve mit amplitudenarmen Abschnitten (weniger als 5µV), die mit kurzen Ausbrüchen einer hypersynchronen Aktivität alternieren. Dabei besteht keine reguläre Periodizität keine Labilität und üblicherweise auch keine Reaktivität (4). <u>Suppression der Grundaktivität:</u> Permanent auftretetende überlang dauernde Intervalle zwischen den höheramplitudigen Abschnitten des diskontinuierlichen EEG bei Frühgeborenen oder eine diskontinuierliche Aktivität bei Reifgeborenen.

Ergebnisse

<u>Klinische Daten:</u> Von den insgesamt 38 Neugeborenen hatten 23 eine IVH. 17 zeigten zusätzlich eine Subarachnoidalblutung (SAH). Eine alleinige SAH fand sich bei 15 Kindern. Die Kinder mit IVH waren fast alle kleine Frühgeborene mit einem durchschnittlichen Gestationsalter von 30 Wochen. Alle verstorbenen Kinder gehörten zur Gruppe der besonders unreifen Frühgeborenen. Das durchschnittliche Gestationsalter der Kinder mit SAH betrug dagegen 36 Wochen. Klinische Krampfanfälle wurden bei 20 Kindern mit IVH (90%) und 12 mit SAH (80%) ohne Unterschied bei Überlebenden und später Verstorbenen beobachtet. Eine Nachsorgeuntersuchung erfolgte bei 19 von den 21 Überlebenden im Alter zwischen 2 1/2 und 12 Monaten. Die dabei gestellten Diagnosen wie therapieresistentes Krampfleiden, Mikrozephalus, Zerebralparese etc. weisen auf eine definitive Hirnschädigung hin.

<u>CT-Befunde:</u> Eine IVH fand sich bei 23 Neugeborenen. Eine Grad-IV-Blutung wurde bei sechs Frühgeborenen beobachtet. Von diesen verstarben fünf. Das einzige Überlebende wurde im Alter von sieben Monaten als normal eingestuft. Eine Grad-III-Blutung wiesen 13 Kinder auf, von denen acht verstarben. Bei vier der fünf Über-

lebenden mußte ein ventrikulo-peritonealer Shunt gelegt werden. Davon entwickelten zwei eine infantile Zerebralparese. Zwei Kinder hatten eine Grad-II- Blutung und wurden bei der Nachuntersuchung als normal beurteilt. Die beiden Kinder mit einer Grad-I-Blutung zeigten therapieresistente Krampfanfälle und verstarben noch während der Neugeborenenperiode. Eine primäre SAH wurde bei 15 Neugeborenen gefunden. Vier verstarben. Von den zehn Nachuntersuchten waren sieben normal, drei hatten einen eindeutigen Zerebralschaden. Ein Hydrozephalus entwickelte sich bei keinem der Kinder.

EEG-Befunde: Alle 17 Kinder, die verstarben zeigten im EEG eine Suppression der Grundaktivität. Dies zeigte sich bei vier Frühgeborenen in Form eines inaktiven EEG. In dieser Gruppe befinden sich v.a. Kinder mit Grad- III- und Grad-IV- Blutungen. Doch sind dabei auch zwei Kinder mit einer Grad-I- Blutung und drei Frühgeborene mit alleiniger SAH. Ein Burst suppression Pattern fand sich bei vier reifgeborenen Kindern mit SAH. Eines verstarb, zwei entwickelten einen definitiven Hirnschaden. Eines wurde im Alter von drei Monaten als normal eingestuft. Dagegen zeigten zehn der zwölf Kinder, die bei der Kontrolluntersuchung keinen definitiven Hirnschaden aufwiesen eine normale Grundaktivität. Uni- oder multifokale hypersynchrone Aktivität wurde bei 23 Kindern abgeleitet. Unifokale Krampfaktivität fand sich häufiger bei den Überlebenden. Wenn die Grundaktivität normal war (vier Kinder), war auch die Prognose gut. Ein elektrographischer Krampfanfall während der gesamten Ableitung trat nur bei zwei Kindern auf. Beide überlebten. Unter den EEG-Mustern fielen u- oder n-förmige steile Wellen aus dem Zwischenwellenbereich auf, die repetitiv, meist in kurzen Ausbrüchen auftraten. Sie fanden sich meist über den zentralen Abschnitten, manchmal aber auch über temporal oder okzipital. Sie fanden sich bei 33% der Kinder mit SAH und mit 48% etwas häufiger bei den Kindern mit IVH.

Diskussion

Die intrakranielle Blutung findet sich meistens bei Frühgeborenen mit niedrigem Gestationsalter, die eine schwere perinatale Asphyxie erleiden (13). Dementsprechend waren viele der hier erfaßten Kinder sehr unreife Frühgeborene mit niedrigen APGAR-Werten. Immerhin fanden sich aber auch zwei Reifgeborene mit IVH in diesem Kollektiv. Dies wird in dieser Altersgruppe nur selten beobachtet. Die Entscheidung zur Durchführung eines CT-Scans und eines EEG erfolgte aufgrund klinischer Gesichtspunkte. So kann diese retrospektive Studie nur vorläufige Ergebnisse bringen. Die Computertomographie kommt inzwischen nicht mehr als Routinemethode in Frage. Daher wäre eine prospektive Studie über die Wertigkeit des EEG bei Kindern mit sonographisch nachgewiesener Hirnblutung (1,10) wünschenswert.

Bei der Beurteilung der EEG wurde besonders auf das Auftreten von "Positive Rolandic sharp waves" geachtet. CUKIER (2) beschrieb sie bei 23 von 36 Frühgeborenen, die eine autoptisch nachgewiesene oder klinisch vermutete IVH hatten. ROPERT (8) berichtet über 39 verstorbene reife Neugeborene mit IVH und konnte die diagnostische Bedeutung der "positive Rolandic sharp waves" nicht bestätigen. Im in der Vorliegenden Arbeit untersuchten Kollektiv fanden sich keine derartigen Wellenformen. Die beobachteten EEG-Muster (repetitiv auftretende u- oder n-förmige steile Wellen aus dem Zwischenwellenbereich) können wahrscheinlich als Hinweis auf eine intrakranielle Blutung gedeutet werden, ohne daß damit eine Unterscheidung zwischen SAH und IVH oder des jeweiligen Schweregrades möglich gewesen wäre. Ihr repetitiver Charakter läßt annehmen, daß sie als hypersynchrone Aktivität zu werten sind. Es erscheint wichtig, darauf hinzuweisen, daß die Suche nach EEG-Mustern, die für die ICH spezifisch sind, ziemlich unbedeutend ist (8), da mit den beiden bildgebenden Untersuchungsmethoden CT-Scan und Sonographie dieser Nachweis meist eindeutig geführt werden kann.

Der prognostische Wert des Neugeborenen-EEG ist unbestritten (4,5,9,12). Alle Kinder, die verstarben, zeigten im EEG eine Suppression der Grundaktivität, dabei vier Frühgeborene ein inaktives EEG. Die Grundaktivität war auch bei allen Überlebenden, die einen definitiven Hirnschaden entwickelten supprimiert. Ein Burst suppression Pattern konnte bei vier Neugeborenen mit SAH abgeleitet werden. Nur eines entwickelte sich im Beobachtungszeitraum normal. Auch diese EEG-Veränderung bedeutet eine schlechte Prognose (4). Dagegen hatten zehn von den zwölf Kindern, die sich später normal entwickelten auch eine normale Grundaktivität. Ebenso bestätigte WATANABE (14) den prognostischen Wert des EEG in einer Studie an 16 Reifgeborenen mit ICH.

Während das EEG für die Diagnose der ICH nur von geringer Bedeutung ist, erlaubt es aber eine Beurteilung der Gehirnfunktion und das Erkennen von hypersynchroner Aktivität. Beim unreifen Frühgeborenen kann das Erkennen von klinischen Krampfanfällen schwer sein. Auch können sie durch therapeutische Maßnahmen wie Muskelrelaxation mit curare-ähnlichen Medikamenten verdeckt werden (11). Da Hinweise für die protektive Wirkung von Phenobarbital bei Frühgeborenen mit Hirnblutung gefunden wurden (3), sollte gerade beim Vorliegen elektrographischer Krampfaktivität großzügig eine antikonvulsive Behandlung eingesetzt werden.

Literatur

1. Bejar R., V. Curbelo, R.W. Coen et al.: Diagnosis and follow-up of intraventricular and intracerebral hemorrhages by ultrasound studies of infant's brain through the fontanelles and sutures. Pediatrics 66 (1980) 661
2. Cukier F., M. André, N. Monod, C. Dreyfus-Brisac: Apport de l'EEG au diagnostic des hemorrhagies intraventriculaires du prématuré. Société d'EEG et de Neurophysiologie Clinique de Langue Francaise, Paris, pp. 319-322 (1972)
3. Donn S.M., D.W. Roloff, G.M. Goldstein: Prevention of intraventricular hemorrhage in preterm infants by phenobarbitone. A controlled trial. Lancet II (1981) 215
4. Creyfus-Brisac C., F. Cukièr, F. Morel-Kahn: Le tracé paroxystique: sa valeur prognostique suivant le degré de prématurité. Revue de Neuropsychiatrie et d'Hygiéne Mentale de l'Enfance 11 (1969) 795
5. Engel R.C.H.: Abnormal Electroencephalograms in the neonatal period. Charles C. Thomas, Springfield, Illinois, p. 75 (1975)
6. Krishnamoorthy K.S., R.A. Fernandez, K.J. Momose et al.: Evaluation of neonatal intracranial hemorrhage by computerized tomography. Pediatrics 59 (1977) 165
7. Papile L., J. Burstein, R. Burstein: Incidence and evolution of subependymal and intraventricular hemorrhage: A study of infants with birth weights less than 1.500 gm. J. Pediatr. 92 (1978) 529
8. Ropert J.C., Y. Navalet, A.M. D'Allest et al.: Etude de la valeur diagnostique de l'EEG au cours des Hémorrhagies péri et intraventriculaires du nouveau-né. Arch. Fr. Pédiatr. 37 (1980) 381
9. Staudt F., M.L. Scholl, R.W. Coen, R.B. Bickford: Phenobarbital therapy in neonatal seizures and the prognostic value of the EEG. Neuropediatrics 13 (1982) 24
10. Staudt F., M. Rahatzad, J. Howieson: Zweidimensionale Echoenzephalographie (Sektor-Scan) bei Frühgeborenen: Ein Vergleich mit der Computertomographie. Der Kinderarzt 12 (1981) 1233
11. Staudt F., J.G. Roth, R.C. Engel: The usefulness of electroencephalography in curarized newborns. EEG and Clinical Neurophysiology 51 (1981) 205
12. Tharp B., F. Cukier, M. Monod: Valeur prognostique de l'EEG du prématuré. Rev. EEG Neurophysiol. 7,3 (1977) 385
13. Volpe J.J.: Intracranial hemorrhage in the newborn: Current understanding and dilemmas. Neurology 29 (1979) 632
14. Watanabe K., K. Hara, S. Miyazyki et al.: The Value of EEG and cerebral evoced potentials in the assessment of neonatal intracranial hemorrhage. Eur. J. Pediatr. 137 (1981) 177

Korrespondenz: Dr. Franz Staudt, Kinderkrankenhaus St. Hedwig, 78 Freiburg/Brsg.

Die neurologische Entwicklung von Frühgeborenen mit einem Geburtsgewicht unter 1 500 g

W. Stockinger, M. Schaab, K. Stenzel, L. Wille

In der Zeit vom 1.7.73-31.12.80 wurden auf unserer Intensivstation 324 Frühgeborene bzw. hypotrophe Frühgeborene mit einem Geburtsgewicht unter 1500 g und einem Gestationsalter von 25-36 Wochen überwiegend wegen eines Atemnotsyndroms (ANS) behandelt. 153 (= 47%) unserer Patienten verstarben. Hierbei handelt es sich um die ungereinigte Letalität. Von den 171 Überlebenden mußten 102 (= 60%) beatmet werden, 37 davon länger als 7 Tage. 132 Kinder (= 77%) konnten z.T. bis zu 4 Jahren nach der Entlassung nachuntersucht werden.

Für die neurologischen Nachuntersuchungen wurde folgende Klassifikation gewählt:
I = altersgemäße Entwicklung, II = harmonische Retardierung, III = Retardierung, IV = abnorme cerebral-motorische Symptome, V = cerebrale Bewegungsstörung, geistige Behinderung, Mehrfachbehinderung.
Unter harmonischer Retardierung verstehen wir eine dem Gestationsalter entsprechende Entwicklungsverzögerung; unter Retardierung einen Entwicklungsrückstand, der nicht auf das Gestationsalter bezogen werden kann. Abnorme cerebral-motorische Symptome sind durch das Persistieren tonischer Reflexaktivität und/oder abnormen Muskeltonus charakterisiert. Eine krankengymnastische Behandlung wurde bei allen Kindern der Kategorien III-V durchgeführt. Die erste neurologische Untersuchung nach der Entlassung erfolgte bei fast allen Kindern im Alter von 4 Monaten, die endgültige Einordnung in die von uns verwendete Kategorie V war durchschnittlich mit 25 Monaten möglich.
Über den neurologischen Ausgangsbefund und die Enddiagnose gibt die Tabelle 1 Aufschluß.

Einordnung bei Erstuntersuchung		Enddiagnose				
Klassifikation	Anzahl	I	II	III	IV	V
I	3	3	-	-	-	-
II	98	42	50	3	3	-
III	-	-	-	-	-	-
IV	31	13	9	2	2	5
V	-	-	-	-	-	-
Summe	132	58	59	5	5	5

Tab. 1 Entwicklungsneurologischer Verlauf

Es geht daraus hervor, daß die drei Kinder, die bei der Erstuntersuchung einen altersentsprechenden Befund boten, auch im weiteren Verlauf unauffällig blieben. 42 der 98 bei der Erstuntersuchung als harmonisch retardiert bezeichneten Kinder waren bei weiteren Kontrollen altersgemäß entwickelt. 50 Kinder wurden weiterhin als harmonisch retardiert betrachtet und nur sechs Kinder wiesen bei der Enddiagnose eine Verschlechterung auf. Das Fehlen der als retardiert bezeichneten Kinder bei der Erstuntersuchung zeigt die Schwierigkeiten bei der Beurteilung von Kindern mit sehr niedrigem Geburtsgewicht auf. Von den 31 Kindern, die ursprünglich abnorm cerebral-motorische Symptome aufwiesen, konnten 22 nach krankengymnastischer Behandlung abschließend als unauffällig bzw. harmonisch retardiert betrachtet werden, zwei Kinder als retardiert. Immerhin wurden bei zwei Kindern weiterhin abnorme cerebral-motorische Symptome festgestellt und fünf Kinder hatten eine cerebrale Bewegungsstörung entwickelt. Von den 132 nachuntersuchten Kindern waren abschließend 117 ohne neurologische Auffälligkeiten.

Die Überlebenschancen von Kindern mit sehr niedrigem Geburtsgewicht auf unserer Intensivstation stieg ständig an - 54% 1974 gegenüber 71% 1980; der Anstieg der Überlebenschancen geht jedoch nicht mit einer Verminderung der Lebensqualität einher (Tab.2).

Jahr	Kinderzahl	Überlebende	Nachuntersuchte	Klassifikation				
	n	n	n	I	II	III	IV	V
73	12	1	1	-	-	-	-	1
74	28	15(54%)	12	6	5	-	1	-
75	46	12(27%)	6	3	3	-	-	-
76	29	16(56%)	13	5	4	1	2	1
77	50	27(54%)	24	14	10	-	-	-
78	46	25(55%)	18	11	6	1	-	-
79	51	31(61%)	24	10	10	2	1	1
80	62	44(71%)	34	9	21	1	1	2
Summe	324	171	132	58	59	5	5	5

Tabelle 2 Jahrgangsvergleich

Vergleicht man das Gestationsalter mit der Überlebensrate und der neurologischen Enddiagnose, so läßt sich erkennen, daß mit dem Erreichen der 31./32. Schwangerschaftswoche sowohl eine deutlich gestiegene Überlebenschance als auch eine verminderte neurologische Schädigungsinzidenz besteht. So beträgt die Mortalität bei Kindern der 29./30. Schwangerschaftswoche noch 50%, und sechs der nachuntersuchten 46 Kinder weisen ernstzunehmende neurologische Störungen auf.

GA	Kinderzahl	Überlebende	Nachuntersuchte	Klassifikation				
Wochen	n	n	n	I	II	III	IV	V
25/26	17	1 (6%)	1	1	-	-	-	-
27/28	60	16 (27%)	12	3	5	2	2	-
29/30	121	61 (50%)	46	20	19	1	3	3
31/32	70	53 (76%)	40	17	22	-	-	1
33/34	38	26 (68%)	21	12	7	1	-	1
35/36	18	14 (78%)	12	5	6	1	-	-
Summe	324	171	132	58	59	5	5	5

Tabelle 3 Neurologische Entwicklung in Abhängigkeit zum Gestationsalter (GA)

Ab der 31./32. Schwangerschaftswoche steigt die Überlebenschance auf über 70% an, nur noch eins von 40 nachuntersuchten Kindern bot eine cerebrale Bewegungsstörung (Tab.3).

Von besonderem Interesse war die Frage, ob die Überlebensqualität unserer Patienten durch die maschinelle Beatmung oder deren Zeitdauer negativ beeinflußt wurde.

Wie aus Tabelle 4 hervorgeht, überlebten von den nicht beatmeten Frühgeborenen 69 (= 87%), von den beatmeten 244 Kindern 102 (= 41%).

Beatmungsdauer	Kinderzahl	Überlebende	Nachuntersuchte	Klassifikation				
Tage	n	n	n	I	II	III	IV	V
Ø beatmet	80	69 (87%)	55	24	25	3	1	2
≤ 7 Tage	174	65 (38%)	50	22	26	1	1	-
> 7 Tage	70	37 (53%)	27	12	8	1	3	3
Summe	324	171	132	58	59	5	5	5

Tabelle 4 Neurologische Entwicklung in Abhängigkeit zur Beatmungsdauer

Betrachtet man die neurologische Entwicklung, so wurden 87% der nicht beatmeten Kinder als altersgemäß entwickelt bzw. harmonisch retardiert angesehen. Von den 77 beatmeten und nachuntersuchten Kindern wurden 88% ebenfalls als altersentsprechend bzw. harmonisch retardiert beurteilt.

Vergleicht man jedoch die neurologischen Folgen mit der Beatmungsdauer, so erkennt man, daß bei einer Beatmungsdauer unter 7 Tagen nur zwei von 50 nachuntersuchten Kindern neurologisch auffällig waren, bei einer Langzeitbeatmung jedoch sieben von 27 Kindern. Insgesamt finden sich in unserem nachuntersuchten Kollektiv sowohl bei beatmeten als auch bei nicht beatmeten Kindern in ca. 13% neurologische Behinderungen. Dabei ist festzuhalten, daß sich neurologische Spätschäden bei einer Beatmungsdauer von länger als sieben Tagen erheblich häufiger finden.

Zusammenfassend lassen unsere Ergebnisse folgende Schlußfolgerungen zu:
1. Zwischen 1973-80 konnten die Überlebenschancen von Frühgeborenen mit einem Geburtsgewicht unter 1500 g deutlich verbessert werden. Damit war keine Zunahme neurologischer Behinderungen verbunden.
2. Die Häufigkeit neurologischer Behinderungen ist abhängig vom Gestationsalter
3. Frühgeborene, die einer Langzeitbeatmung bedürfen, weisen häufiger neurologische Behinderungen auf.

Literatur beim Verfasser

Wertigkeit der cerebralen Sequenzszintigraphie in der Diagnostik des dissoziierten Hirntodes im Kindesalter - Vergleich mit Angiographie, CT, EEG und klinischen Parametern

ROCHEL, M., D. EIßNER, K. HAHN, H. STOPFKUCHEN, D. SCHRANZ, P. EMMRICH, B. LUDWIG

Nach der in den letzten Jahren diskutierten Problematik der cerebralen Angiographie zur Diagnostik des Hirntodes im Kindesalter, werden andere zuverlässige Methoden gesucht, welche auch unter der Intensiv-Therapie eine sichere Aussage zur Hirndurchblutung bieten.

Methode

In der Zeit vom 1.10.1979 - 31.7.1981 wurden bei 12 Kindern unserer interdisziplinären Intensivstation mit dissoziiertem Hirntod eine cerebrale Sequenzszintigraphie durchgeführt.
Nach bolusförmiger i.v.-Injektion eines ^{99m}Technetium-Komplexes (Glucoheptonat) in einer Dosierung von 0,21 mCi (7,8 MBq)/kg KG wurde der Aktivitätseinstrom in die Halsgefäße und den Kopf mit einer Gamma-Kamera in schnellen Sequenzaufnahmen (Einzelbilddauer 2 sec.) über eine Gesamtzeit von 3o sec. registriert. Gleichzeitig erfolgte die Speicherung der Daten in 1-sec.-Aufnahmen über 60 sec. in einem Datenverarbeitungssystem zur Erstellung von Zeitaktivitätskurven über den Hemisphären. Statische Hirnszintigramme in 3 bis 4 Projektionen wurden 5 bis 10 min. p.i., in Einzelfällen bis 60 min. p.i., aufgenommen.
Die Befunde wurden als eindeutig gewertet bei:
1. Fehlender Darstellung der a. cerebri media und anterior
2. Fehlender Darstellung der intracerebralen sinus.

Ergebnisse

Die Wertigkeit der cerebralen Sequenzszintigraphie wird den klinischen Parametern und den anderen angegebenen diagnostischen Methoden (Angiographie, CT, EEG) gegenübergestellt (Tab. 1).

Patient Nr.	Alter (Jahr)	Diagnose	Klinik	EEG	CT	Angiographie (Carotis)	cerebrale Sequenzszintigraphie
1	2/12	SHT	DHT	IE 3x	HÖ	Stop flow	fehlende i.cr. Perfusion
2	11/12	SHT	DHT	IE 3x	HB, HÖ	Ø	fragliche Restaktivität
3	1 10/12	SHT	DHT	IE 3x	HB	Stop flow	fehlende i.cr. Perfusion
4	3 8/12	SHT	DHT	IE 2x	HÖ	Stop flow	fehlende i.cr. Perfusion
5	6 11/12	SHT	DHT	IE 3x	HB, HÖ	Stop flow	fehlende i.cr. Perfusion
6	9 7/12	Hirn TU	DHT	IE 3x	HÖ	Ø	fehlende i.cr. Perfusion
7	9 8/12	Status asthma.	DHT	IE 3x	Ø	Ø	fehlende i.cr. Perfusion
8	9 11/12	Hirn TU	DHT	IE 2x	HÖ	Ø	fehlende i.cr. Perfusion
9	12 2/12	SHT	DHT	IE 2x	HB	Ø	fehlende i.cr. Perfusion
10	12 9/12	thrombocytopen. Purpura	DHT	IE 3x	HB, HÖ	Stop flow	fehlende i.cr. Perfusion
11	14 1/12	subarachnoidal Blutung	DHT	IE 2x	HB, HÖ	Ø	fehlende i.cr. Perfusion
12	14 10/12	SHT	DHT	IE 3x	HB, HÖ	Ø	fehlende i.cr. Perfusion

DHT = dissoziierter Hirntod, HB = Hirnblutung, HÖ = Hirnödem, IE = isoelektrische Kurve, i.cr.= intra cranielle
Ø = Untersuchung nicht durchgeführt.

Tab. 1 : Ergebnisse der verschiedenen Untersuchungsmethoden

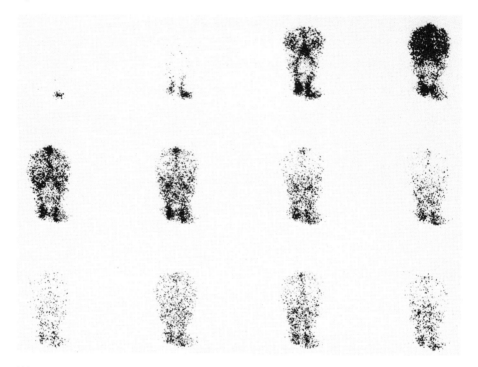

Abb. 1 : Normale intracerebrale Perfusion

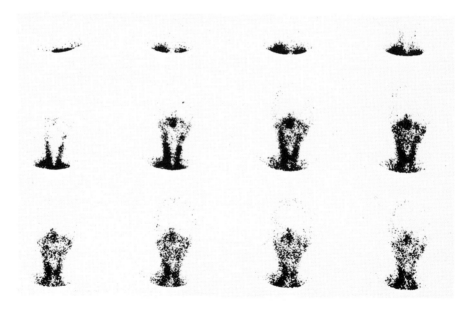

Abb. 2 : Fehlende intracranielle Perfusion

Diskussion
Bei 12 Kindern mit klinisch diagnostiziertem Hirntod wurden jeweils mehrfache EEG-Ableitungen mit isoelektrischer Kurve, bei 11 Kindern craniale CT und bei 5 Kindern eine transfemorale Carotis-Angiographie beidseits mit 'stop-flow'-Bedingungen durchgeführt. Nur bei einem Patienten (Nr.2) wurde noch mit der cerebralen Sequenzszintigraphie eine geringgradige Restaktivitätsanreicherung links sowohl in der arteriellen als auch in der venösen Phase gefunden. Es handelte sich um einen 11 Monate alten männlichen Säugling mit subduralem Hämatom links parieto-occipital durch einen Spielunfall. Die diskrete Aktivitätsanreicherung lag genau über der Region der osteoplastischen Kraniotomie. Bei den übrigen 11 Kindern mit dissoziiertem Hirntod stimmten die Ergebnisse der cerebralen Sequenszintigraphie mit den Befunden von EEG und Carotisangiographie überein. Die bei vier Kindern erlaubte Obduktion ergab jeweils eindeutige Befunde von massivem Hirnödem bzw. Malazie.

Insgesamt erscheint die cerebrale Sequenzszintigraphie als zuverlässige Methode, welche im Zusammenhang mit der Klinik und dem EEG eine sichere Aussage über das Vorliegen eines Hirntodes zuläßt. Wie die Ergebnisse auch anderer Autoren zeigen (1-5), kann in den meisten Fällen auf eine Angiographie verzichtet werden.

Literaturverzeichnis

1. ASHWAL, S., A.J.K. SMITH, F. TORRES, M. LOKEN, S.N. CHOU : Journal of Pediatrics 91 (1977) 722-727
2. J A M A - D 1 (1982) 261-263
3. KOREIN, J., P. BRAUNSTEIN, A. GEORGE, M. WICHTER, I. KRICHEFF, A. LIEBERMAN, J. PEARSON: Annals of Neurology 2 (1977) 195-204
4. PEARSON, J., J. KOREIN, J.H. HARRIS, M. WICHTER, P. BRAUNSTEIN: Annals of Neurology 2 (1977) 206-210
5. SCHMIDT, H.A.E.: Deutsches Ärzteblatt (1980) 2161-2168

Früh- und vorläufige Spätprognose von 18 Kindern nach intrauterinen Transfusionen bei Morbus Haemolyticus Neonatorum(RH

Ch. Kartheiser, G. Kochs und S. Kowalewski

Es wird über 18 lebendgeborene Kinder berichtet, die in den Jahren 1974 bis 1982 auf der Früh- und Neugeborenen-Intensivstation der Universitäts-Kinderklinik Bonn aufgenommen wurden, nachdem sie wegen eines schweren Morbus haemolyticus fetalis bei Rhesus-Inkompatibilität (Anti-D) in der Universitäts-Frauenklinik (Prof. M. Hansmann) pränatal überwacht und transfundiert worden waren.

Die intrauterine intraperitoneale Transfusion (IUT) wird seit 1979 ultraschallgesteuert ausgeführt, vorher zusätzlich mittels Röntgen-Kontrastverfahren.
In allen Fällen erfolgte die Entbindung in Anwesenheit von Geburtshelfern, Pädiatern und Neugeborenenintensivschwestern. Bei bestehender Notwendigkeit fand die Primärbehandlung (1. Austauschtransfusion, Ascitespunktion) bereits im Kreissaal statt.

Bei 17 Schwangerschaften fand sich eine belastende Anamnese hinsichtlich einer Erythroblastosis fetalis, wie Aborte, Totgeburten oder Austauschtransfusionen bei lebendgeborenen Kindern. Bei einer dieser Patientinnen waren in der vorhergehenden Gravidität schon 2 IUT durchgeführt worden. In 2 Schwangerschaften war die Sensibilisierung auf Fehltransfusionen zurückzuführen.

Kind	Zahl IUT	SSW b.Geb.	Geb.gew.(g)	AT	Transf.
1	2	33	2350	2	0
2	2	32	2300	2	-
3	7	36	2560	1	2
4	3	36	2890	8	1
5	3	32	1400	4	1
6	4	37	3050	1	1
7	3	36	2160	0	0
8	1	34	3000	9	2
9	3	36	3260	4	2
10	3	36	2390	5	0
11	3	29	1250	0	-
12	7	32	2550	5	-
13	3	35	2310	3	3
14	1	36	2630	2	0
15	7	37	2840	1	0
16	3	36	2490	0	2
17	3	37	3350	2	0
18	2	36	2770	3	1

Tab.: Lebendgeborene Kinder nach IUT   n=18

Es handelt sich um 9 Jungen und 9 Mädchen, die in der 29. bis 37. Schwangerschaftswoche (SSW) entbunden wurden, nachdem sie eine bis 7 IUT erhalten hatten. Die erste pränatale Transfusion war zwischen der 23. und der 34. SSW erfolgt, bei 5 Patienten hatte schon zu diesem Zeitpunkt ein im Ultraschall nachweisbarer Hydrops bestanden. Eine Schnittentbindung war in 12 Fällen erforderlich. Das Geburtsgewicht lag zwischen 125o und 326o g, keines der Kinder war "small for gestational age".

Bei der Geburt zeigten 4 Kinder einen ausgeprägten Hydrops congenitus; 7 eine schwere Hypoxie, die in 5 Fällen bei der Reanimation eine Intubation notwendig machte. 5 Neugeborene wiesen eine Hämoglobinkonzentration unter 12 g/dl im Nabelschnurblut auf. Das Nabelschnurbilirubin lag bei 16 Patienten über 3,5 mg/dl, in einem Fall bei 14,7 mg/dl. Der Rhesusfaktor war in 14 Fällen negativ, viermal nicht bestimmbar. Der direkte Coombstest war bei 8 Kindern positiv.

Postpartal verstarben im Gesamtkollektiv 3 von 18 Neugeborenen. Alle hatten zum Zeitpunkt der 1. IUT bereits einen schweren Hydrops fetalis aufgewiesen und wurden zwischen der 29. und 32. SSW geboren. Die minimale Hb-Konzentration im weiteren Verlauf betrug 2,9 bis 8,3 g/dl, das maximale Serumbilirubin 5,3 bis 2o,o mg/dl, und der niedrigste pH-Wert lag zwischen 7,o8 und 7,2o. Ein Hyalines-Membranen-Syndrom, ein Amnioninfektionssyndrom sowie die allgemeine hämorrhagische Diathese waren mit dem Leben nicht zu vereinbarende Komplikationen.

Von den 15 überlebenden Kindern zeigten 2 einen ausgeprägten Hydrops congenitus. Bei 5 Patienten stieg das Serumbilirubin über 18 mg/dl; 6 Kinder entwickelten während des stationären Aufenthaltes eine schwere Anämie unter 8 g/dl, 2 davon hatten 7 IUT erhalten. Die Zahl der erforderlichen Austauschtransfusionen lag zwischen o und 9, die der ausgeführten Transfusionen zwischen o und 3. Ein Zusammenhang zwischen der Intensität der pränatalen Behandlung und der notwendigen postnatalen Therapie war nicht erkennbar (s. Tabelle).
Asymptomatische Hypoglykämie (5), asymptomatische Hypocalcämie (4) und transitorische Thrombopenie (6) waren häufige Komplikationen. Eine vorübergehende Transaminasenerhöhung (2), einmal in Verbindung mit einem "inspissated bile syndrome", ein passagerer Gammaglobulinmangel (2), eine temporäre Hypothermie (3) sowie transitorische Muskeltonusstörungen (4) wurden beobachtet.
Bei einem Kind traten gehäufte Neugeborenenkrämpfe ungeklärter Genese auf. In einem Fall entwickelte sich ein Hyalines-Membranen-Syndrom; zweimal wurde ein persistierender Ductus arteriosus diagnostiziert, einmal kombiniert mit einem offenen Foramen ovale.

13 Kinder wurden, mit Ausnahme der hämatologischen Daten, als internistisch und neurologisch unauffällig entlassen. 2 Kinder zeigten zu diesem Zeitpunkt noch eine leichte muskuläre Hypotonie.

In 3 Fällen entwickelte sich noch nach der Entlassung eine hyporegeneratorische Anämie, bei einem der Kinder in lebens-

bedrohlichem Ausmaß. Die Transfusion von Erythrocytenkonzentrat wurde bei 2 Patienten erforderlich.
Transitorische Transaminasenanstiege (2), häufige bronchitische Infekte, ein weiterer Krampfanfall und eine intercurrente Hepatitis A waren andere zwischenanamnestische Befunde.

Die im korrigierten Alter von 6 Monaten bis zu 3 2/12 Jahren an 11 der 15 überlebenden Kindern durchgeführten Nachuntersuchungen umfaßten einen internistischen, neurologischen, entwicklungsdiagnostischen und motoskopischen Teil; Hörtest, EEG; hämatologische und serologische Daten, Hepatitissuchtest und Kontrolle auf persistierende Donorzellen. Schwerwiegende Störungen waren bei den Kindern nicht erkennbar, Auffälligkeiten ohne Krankheitswert waren: abnorme Konstitutionsbefunde (3), zusätzliche Zahnverfärbung mit Schmelzhypoplasie (1); Strabismus convergens in Verbindung mit Hyperopie (1), leichte psychomotorische Entwicklungsstörung (2); niedriger Serumeisenspiegel (2), erniedrigte Gammaglobulinkonzentration (2), positiver Anti-HA-Titer (1).

Abschließend bleibt festzustellen, daß bei interdisziplinärer Kooperation und konsequenter Intensivtherapie die spezifischen Probleme in der frühkindlichen Periode beherrscht werden können, und die vorläufige Spätprognose ermutigend ist.

Liquorproteine bei Früh- und Neugeborenen

A. Statz, Th. Statz, K. Felgenhauer

Beim Neugeborenen und mehr noch beim Frühgeborenen ist die Proteinkonzentration im Liquor höher als beim älteren Kind und Erwachsenen (1). Diese Beobachtung ist eine der Hauptgründe für die Annahme, daß die Blut-Liquor- bzw. Blut-Hirn-Schranke beim Foeten und Neugeborenen unreif sei. Der Quotient Serumkonzentration durch Liquorkonzentration von Albumin und Alpha2-Makroglobulin ist ein empfindlicheres Kriterium zur Beurteilung der Blut-Liquor-Schranke als etwa der Gesamteiweiß- oder Albumingehalt des Liquors (5).

Material und Methoden

Angesichts ethischer Bedenken gegen eine Liquorentnahme bei gesunden Kindern sind die erhobenen Normalwerte retrospektiv verwertete Daten von Kindern, die sich als gesund erwiesen, oder zumindest keine Erkrankung des Zentralnervensystems hatten. Da nur geringe Mengen Liquor für die eingesetzten Untersuchungsverfahren benötigt werden, können auch bei Frühgeborenen mehrere Liquorproteine im routinemäßig entnommenen Liquor quantitativ bestimmt werden. Es wurden 195 Liquores und Seren untersucht. Die Kinder waren zwischen 27 Gestationswochen und 16 Jahren alt. Die Anzahl der Kinder je Altersgruppe ist den Tab. 1 - 3 zu entnehmen. Bei den Früh- und Neugeborenen wurde das Konzeptionsalter (Gestationsalter + Alter nach der Geburt) angegeben. Serum wurde durch Venenpunktion nach der Liquorentnahme gewonnen. LAURELL's Elektroimmuno Assay (8) oder die Laser-Nephelometrie (9) wurden zur Quantifizierung von Albumin, Alpha2-Makroglobulin, Immunglobulin G, A und M benutzt. Das Liquor-Gesamteiweiß wurde nach LOWRY bestimmt.

Ergebnisse

Albumin, IgG und Alpha2-Makroglobulin waren in allen Liquores nachweisbar. Die Liquorspiegel dieser Proteine und des Gesamteiweiß nehmen von der Foetalzeit bis zum Ende der Neugeborenenperiode rasch, dann bis zum Ende des 1. Jahres nur noch wenig ab (Tab. 1 - 3). Eine Ausnahme macht das IgG, dessen Liquorspiegel zwischen dem 6. und 12. Monat die niedrigsten Werte aufweisen und dann wieder ansteigen. Dies entspricht den im Serum in diesem Alter gemessenen minimalen IgG-Werten. Die unterste Nachweisgrenze der benutzten Verfahren liegt bei etwa 0,1 mg/dl. IgM konnte im nativen Liquor nicht nachgewiesen werden, IgA nur in wenigen Fällen. Die Serum/Liquor-Quotienten für IgA entsprachen der jeweiligen Schrankenpermeabilität.

Ein Vergleich der Liquor- und Serumspiegel der einzelnen Proteine zeigt, daß kleinmolekulare Eiweisse wie das Albumin im Liquor stärker vertreten sind als großmolekulare wie das Alpha2-M. Das Verhältnis der Liquorspiegel von Albumin und Alpha2-M verschiebt sich mit zunehmendem Alter zugunsten von Alpha2-M. Entsprechend der Abnahme der Liquorspiegel mit dem Alter zeigen die Serum/Liquor-Quotienten der Proteine einen kontinuierlichen Anstieg bis in die 2. Hälfte des 1. Lebensjahres.

Bei Frühgeborenen sind die Liquordaten vom Gestationsalter abhängig, es besteht keine Korrelation mit dem Geburtsgewicht. Es fanden sich keine geschlechtsspezifischen Korrelationen. Die Länge der postnatalen Periode am Konzeptionsalter eines Frühgeborenen ist ohne Einfluß auf die Reifungsgeschwindigkeit der Blut-Liquor-Schranke. Es fand sich also kein Unterschied zwischen einem Reifgeborenen aus der 40. Schwangerschaftswoche am 2. Lebenstag und einem Frühgeborenen der 34. Schwangerschaftswoche mit einem postnatalen Alter von 6 Wochen.

Diskussion

Die von uns gemessenen Proteinkonzentrationen im Liquor sind in Einklang

Alter	N	Gesamt-Eiweiß (mg/dl) $\bar{x} \pm s$	Streubereich	Zellzahl (mm^{-3}) $\bar{x} \pm s$	Streubereich
27 - 32 Wo.	10	139 ± 77	68 - 240	7,6 ± 6,2	0,3 - 20
32 - 36 Wo.	21	120 ± 49	67 - 230	6,5 ± 6,0	0 - 20
36 - 40 Wo.	15	93 ± 29	58 - 150	7,3 ± 4,5	2 - 16
0 - 1 Wo.	24	77 ± 16	45 - 109	5,6 ± 9,3	0 - 28
1 - 4 Wo.	10	66 ± 16	51 - 101	2,5 ± 2,0	0 - 8
1 - 3 Mo.	23	45 ± 13	24 - 65	1,3 ± 2,1	0 - 8
3 - 6 Mo.	13	29 ± 4	23 - 37	2,0 ± 1,5	0 - 5
6 - 12 Mo.	17	27 ± 7	17 - 35	0,8 ± 2,2	0 - 4
1 - 16 Ja.	62	22 ± 5	16 - 31	1,4 ± 1,9	0 - 7

Tab. 1: Altersabhängigkeit der Gesamteiweiß-Konzentration und der Zellzahl im Liquor cerebrospinalis.

Alter	N	CSF Albumin (mg/dl) $\bar{x} \pm s$	Streub.	Serum/CSF Albumin $\bar{x} \pm s$	Streub.	CSF α2M (mg/dl) $\bar{x} \pm s$	Streub.	Serum/CSF α2M $\bar{x} \pm s$	Streub.
27 - 32 Wo.	10	119,5±30,2	71-165	28± 11	20- 49	1,6 ±0,7	0,8 -2,8	153± 79	72- 250
32 - 36 Wo.	21	89,6±42,5	45-202	46± 19	22- 79	1,3 ±0,7	0,3 -2,5	302±207	120- 785
36 - 40 Wo.	15	59,1±25,6	18-100	73± 32	36-131	0,8 ±0,3	0,4 -1,4	464±229	169- 961
0 - 1 Wo.	24	46,8±13,5	22- 72	79± 30	43-182	0,7 ±0,3	0,3 -1,3	527±251	303-1217
1 - 4 Wo.	10	39,7±10,8	29- 57	98± 26	61-132	0,47±0,15	0,28-0,72	683±157	366- 825
1 - 3 Mo.	23	24,1±10,3	8- 45	190± 94	94-426	0,41±0,23	0,11-1,1	1074±535	585-2220
3 - 6 Mo.	13	13,3± 2,8	7- 17	319±100	210-499	0,26±0,09	0,17-0,46	1872±923	798-3110
6 - 12 Mo.	17	11,3± 3,7	6- 17	394±140	221-717	0,24±0,08	0,12-0,46	1702±485	1127-3100
1 - 16 Ja.	62	9,5± 3,7	4- 22	525±190	222-980	0,19±0,07	0,09-0,33	2184±742	1216-4200

Tab. 2: Konzentrationen von Albumin und Alpha2-Makroglobulin im Liquor (CSF).

Alter	N	CSF IgG (mg/dl) $\bar{x} \pm s$	Streubereich	Serum/CSF IgG $\bar{x} \pm s$	Streubereich
27 - 32 Wo.	10	12,6 ± 5,4	6,7 - 21,0	48 ± 18	23 - 81
32 - 36 Wo.	21	10,9 ± 6,8	3,0 - 23,7	76 ± 32	34 - 150
36 - 40 Wo.	15	7,7 ± 3,6	2,7 - 14,0	100 ± 28	58 - 150
0 - 1 Wo.	24	6,8 ± 2,7	2,8 - 13,0	141 ± 71	65 - 450
1 - 4 Wo.	10	4,1 ± 2,5	1,0 - 7,8	202 ± 93	105 - 354
1 - 3 Mo.	23	1,8 ± 1,1	0,4 - 4,5	380 ± 247	121 - 941
3 - 6 Mo.	13	0,8 ± 0,4	0,4 - 1,5	767 ± 377	510 - 1820
6 - 12 Mo.	17	0,6 ± 0,3	0,1 - 1,0	1000 ± 415	500 - 1529
1 - 16 Ja.	62	1,0 ± 0,6	0,3 - 2,8	1056 ± 374	482 - 1914

Tab. 3: Konzentration von IgG im Liquor.

mit der Literatur soweit Methodik und Personenkollektiv vergleichbar sind (1,2,4,6 u.a.m.). Dies gilt auch für die Liquorzellzahlen (2). Der Nachweis von IgA im Liquor bei einigen unserer Kinder überrascht nur bei vordergründiger Betrachtung. Alle hatten Serum IgA-Spiegel im jeweilig obersten Normbereich. Bei dem unreifen Funktionszustand der Blut-Liquor-Schranke der Früh- und Neugeborenen kann es dann trotz niedriger Serumspiegel zu einer messbaren Konzentration im Liquor kommen.
Die Konzentrationen des Gesamteiweiß und der einzelnen Proteine im Liquor zeigen bei gesunden Früh- und Neugeborenen und Säuglingen einen großen Streubereich. Dies trifft auch auf die Serum/Liquor-Quotienten zu. Dabei ist erwartungsgemäß der Streubereich dann weniger groß, wenn der Altersunterschied der Kinder innerhalb eines Kollektivs klein ist. Um für kurze Zeitperioden Normalwerte zu ermitteln, sollten die Daten in Form von Entwicklungsprofilen dargestellt werden (10).
Unsere Beobachtungen zeigen eine kontinuierliche Permeabilitätsabnahme während der Gestation, die sich bis zum Ende des 1. Lebensjahres fortsetzt. Die von uns benutzten Parameter zur Beurteilung der Schrankenfunktion ermöglichen es nicht zu unterscheiden, ob die Abnahme der Proteinkonzentrationen im Liquor Folge einer verminderten Permeabilität der Schrankenstrukturen oder einer gesteigerten Liquorumsatzrate ist. Auch tierexperimentelle Untersuchungen haben es bisher nicht ermöglicht, diese Frage zu entscheiden (3,7). Es ist zu vermuten, daß die Unreife der Blut-Liquor-Schranke beim Foeten und Neugeborenen auf Grund des Transfers von Hormonen, Antikörpern und Medikamenten für die Entwicklung des Gehirns von Bedeutung ist.

Literatur:
1. Adinolfi, M., Haddad, S.A. (1977): Levels of plasma proteins in human and rat fetal CSF and the development of the blood-CSF-barrier. Neuropädiatrie 8, 345-353
2. Ammon, J., Richterich, R. (1970): Die Ermittlung von Normalwerten der Konzentration von Glukose, Protein und Zellen im Liquor des Kindes. Schweiz. med. Wschr. 100, 1317-1320
3. Amtorp, O. (1976): Transfer of I^{125}-albumin from blood into brain and cerebrospinal fluid in newborn and iuvenile rats. Acta Physiol. Scand. 96, 399-406
4. Bauer, C.H., Neur, M.J., Miller, J.M. (1965): Cerebrospinal fluid protein values of premature infants. J. Pediatr. 66, 1017-1022
5. Felgenhauer, K. (1980): Protein filtration and secretion at human body fluid barriers. Pflügers Archiv Eur. J. Physiol. 384, 9-17
6. Krieg, A.F. (1979): Cerebrospinal fluid and other body fluids. In Henry, J.B. (ed.): Clinical diagnosis and management by laboratory methods. 16th Ed. Philadelphia, W.B. Saunders, pp 635-657
7. Saunders, N.R. (1977): The blood brain barrier in the fetal and newborn lamb. Ann. Rech. Vet. 8, 384-395
8. Schliep, G., Rapic, N., Felgenhauer, K. (1974): Quantitation of high-molecular proteins in cerebrospinal fluid. Z. klin. Chem. klin. Biochem. 12, 367-369
9. Schliep, G., Felgenhauer, K. (1978): Rapid determination of proteins in serum and cerebrospinal fluid by Laser-Nephelometry. J. clin. Chem. clin. Biochem. 16, 631-635
10. Statz, A., Felgenhauer, K.: The development of the blood-CSF-barrier. Dev. Med. Child Neurol., im Druck

Dr. A. Statz, Dr. Th. Statz, Kinderklinik
Prof. Dr. K. Felgenhauer, Nervenklinik der Universität, 5000 Köln 41

VI. Diagnostik und Therapie von Infektionskrankheiten

Zur Epidemiologie von Rotavirus-Infektionen auf einer neonatologischen Abteilung

Von G. Hook, G. Hieronimi, A. Irtel v. Brenndorff, G. Enders

Einleitung
In den letzten Jahren werden zunehmend Rotavirus-Enteritiden auf Neugeborenenstationen beschrieben. Auch auf unserer Abteilung (zwei Stationen mit 30 und 38 Betten und ca. 1300 Aufnahmen jährlich aus vier großen und mehreren kleineren geburtshilflichen Kliniken) beobachten wir das Auftreten dieser Infektion.
Trotz Isolierungsmaßnahmen konnten wiederholte Ausbrüche der Erkrankung nicht verhindert werden. Zur Klärung der Epidemiologie führten wir eine prospektive Untersuchung durch.

Fragestellung:
1. Haben Neugeborene bei Verlegung bereits Rotaviren und werden damit immer wieder neue Keimträger aufgenommen?
2. Infizieren sich rota-negative Neugeborene neu auf unserer Abteilung?

Methodik:
Wir wählten für die Untersuchung den Zeitraum von Dezember 1981 bis Februar 1982. 195 Kinder wurden untersucht, die Befunde von 172 Kindern konnten ausgewertet werden.
Stuhluntersuchungen wurden wie folgt durchgeführt:
1. Das erste Mekonium der Neugeborenen, die am ersten Lebenstag aufgenommen wurden.
2.1. Die zweite Stuhluntersuchung zwischen dem 5. und 8. Lebenstag für die Neugeborenen, die am ersten Lebenstag bereits eine Stuhluntersuchung hatten.
2.2. Die erste Stuhluntersuchung für die Neugeborenen, die nach dem ersten Lebenstag aufgenommen wurden.
3. Letzte Stuhluntersuchung nach drei Wochen bei den Neugeborenen, die einen positiven Rota-AG-Nachweis hatten.

Der Antigennachweis erfolgte mit dem ROTA-ELISA-TEST. Zusätzliche bakteriologische Stuhluntersuchungen wurden bei den ersten 36 Neugeborenen durchgeführt und nach negativen Ergebnissen abgebrochen.

Alle Neugeborenen wurden auf bestimmte Symptome untersucht: Durchfall, Erbrechen, positiver Blutnachweis im Stuhl, Zuckerausscheidung im Stuhl, Stuhl-pH, metabolische Acidose, Blutbildveränderungen, Anorexie.

Ergebnisse:
Von 172 Neugeborenen schieden 92 (53 %) Rotaviren im Stuhl aus (Tab. 1).
1. Im ersten Mekonium nachweisbar war das Virus bei 19 (21 % der rota-positiven) Neugeborenen. 13 von ihnen waren asymptomatisch, bei sechs fanden sich Durchfall, Anorexie

und positiver Blutnachweis im Stuhl. Zehn Kinder -- unter ihnen 3 der symptomatischen Neugeborenen --, bei denen zwischen dem 5. und 8. Lebenstag eine Stuhlkontrolle durchgeführt werden konnte, waren weiterhin rota-positiv (Tab. 2).

2. Zweiundzwanzig (24 % der rota-positiven) Neugeborene, die zwischen dem 2. und 10. Lebenstag aus einer der geburtshilflichen Kliniken verlegt wurden, waren bei Aufnahme rota-positiv.

3. Einundfünfzig (55 % der rota-positiven) Neugeborene waren bei Aufnahme rota-negativ und erst bei späteren Kontrollen rota-positiv (zwischen dem 5. und 8. Lebenstag).

rota-positiv 1. Lebenstag (Mekonium)	n = 19 (21 %)
rota-positiv bei Aufnahme im Alter > 24h	n = 22 (24 %)
Auf Station acquiriert (5.-8.LT)	n = 51 (55 %)

Tab. 1
Aufschlüsselung von 92 rota-positiven Neugeborenen zur Feststellung der Besiedelung bei Aufnahme.

Aufnahme am 1.Lebenstag n = 113	rota-negativ	n = 94 (83 %)
	rota-positiv	n = 19 (17 %)
Aufnahme im Alter > 24 h n = 59	rota-negativ	n = 37 (63 %)
	rota-positiv	n = 22 (37 %)

Tab. 2
Verteilung der rota-negativen und rota-positiven Neugeborenen am 1. Lebenstag und bei Aufnahme im Alter von > 24 h.

Von den unter Punkt 2 und 3 genannten Neugeborenen waren 36 (49 %) symptomatisch.
Häufigstes Symptom war eine Diarrhoe (26 x) mit Blutnachweis (25 x). Ein Stuhl-pH unter 6 wurde 14 mal gefunden, vermehrte Glucoseausscheidung im Stuhl 12 mal und eine Anorexie 11 mal. Metabolische Acidose und Blutbildveränderungen konnten nicht als sichere Zeichen einer Infektion gedeutet werden. Elektrolytverschiebungen traten nicht auf.

Diskussion:
Das endemische Auftreten von Rotavirusinfektionen auf unserer Abteilung ließ den Verdacht entstehen, daß Neugeborene schon bei Aufnahme mit Rotaviren besiedelt sind. Asymptomatische Carrier erklären unserer Meinung nach das immer neue Einschleppen der Infektion.
Bei der beschriebenen Virulenz vieler Stämme genügen die üblichen Isoliermaßnahmen nicht. Andere Maßnahmen sind aber auf einer Neugeborenen-Intensivstation kaum möglich.
Daraus ist der relativ hohe Prozentsatz der Neugeborenen zu erklären, die anfangs rota-negativ waren und das Virus auf der Abteilung erwarben.
Da die Erkrankung bei unseren Neugeborenen durchweg komplikationslos verlief, scheinen striktere Isoliermaßnahmen (Isolette, Handschuh- und Kittelpflege) nicht gerechtfertigt.

Besonderes Interesse gilt den Neugeborenen, die bereits im Mekonium rota-positiv (und symptomatisch) sind. Es muß hier diskutiert werden, ob die Infektion transplacentar erfolgen kann oder ob es sich um aszendierende Infektionen handelt. Zur Beantwortung dieser Frage sind weitere Untersuchungen notwendig und geplant.
Zur Klärung der Frage, warum einige rota-positive Kinder krank werden und andere nicht, könnte die Differenzierung der Stämme bzw. der Untergruppen beitragen. Gleichzeitig könnte diese Untersuchung Aufschluß geben über den Verbreitungsmodus der Infektion.

Leberabszesse als seltene Komplikation einer Infektion bei Frühgeborenen

G. Korányi

In der Literaturzusammenstellung von Cushid sind Leberabszesse bis zur Einführung der Neugeborenen-Intensivmedizin recht selten: 3 Fälle in 20 Jahren. In Krankenmaterial von 50 Jahren von Dehner und Kissane gab es insgesamt zwei Neugeborene. Cushid hat in 20 Jahren nur 5 eigene Patienten mit Leberabszessen beobachtet. Darunter gab es 2 Neugeborene. Bei beiden waren Austauschtransfusionen vorgenommen worden. Diese zwei Kranken sind an den Folgen des Leberabszesses gestorben. Von den 61 in der englischsprachigen Literatur berichteten Patienten waren 11 Neugeborene, bei denen der Leberabszeß 8mal durch Omphalitis oder nach Katheterisierung der Nabelvene auftrat. Moss und Pysher gaben ebenfalls eine Literaturübersicht und berichteten über 13 eigene Fälle. Die Hälfte der Patienten ist in der ersten Woche gestorben und nur 4 haben das Neugeborenenalter überlebt. In den vergangenen drei Jahren haben wir bei zwei Frühgeborenen Leberabszesse festgestellt. Ich werde diese im folgenden beschreiben.

Fall 1
Der Patient wurde in der 32. Gestationswoche mit einem Gewicht von 1.630 g durch sectio caesarea geboren. Bakteriologie in der ersten Woche von Gehörgang und Nabel: Staphylococcus aureus, der nur für Gentamycin empfindlich war. Im Alter von 4 Tagen wurde wegen Hyperbilirubinaemie eine Austauschtransfusion vorgenommen. Danach bekam der Patient 24 Stunden lang über die Nabelvene eine Tropfinfusion. Im Alter von 10 Tagen trat unerwartet ein Atemstillstand auf. Trotz Fieberlosigkeit konnte man bei ihm eine Sepsis bestätigen. Blutkultur: Staphylococcus aureus. Am nächsten Tag besserte sich die Kreislaufinsuffizienz, aber der Bauch des Kindes wurde gespannt. Wir haben eine Haematurie und wiederholtes Erbrechen wahrgenommen. Wegen Ileus-Verdacht wurde der Patient laparotomiert. Bei der Operation fanden wir einen Ileus, der von einem coecum mobile verursacht worden war. Auf der Leberoberfläche waren gelblich weiße Bezirke mit 0,5 - 1,0 cm Durchmesser zu sehen. Aus einem dieser Abszesse wurde Staphylococcus aureus kultiviert. Aus der Leber wurde eine Keilexzision entnommen. Die Sonographie nach 3 Wochen: in der Leber waren mehrere, beinahe gleichartige, kleine Aufhellungen zu sehen.

Die Behandlung mit Antibiotika haben wir fortgesetzt. Nach 11 Tagen besserte sich der Zustand des Patienten. Inzwischen bekam er zweimal eine Austauschtransfusion. Nach weiteren 2 Wochen war der Patient gesund. Im Alter von 2 1/2 Monaten verließ er mit einem Gewicht von 2.500 g das Krankenhaus.

Histologische Untersuchung:
In mehreren Pfortaderzweigen war eine Trombophlebitis zu sehen. Das Gefäßlumen war von zahlreichen neutrophilen Granulozyten und Bakterienmengen enthaltenden Thromben ausgefüllt. Die neutrophilen Granulozyten hatten die Gefäßwand infiltriert, sie gelangten ins portale Bindegewebe und an manchen Stellen auch unter die benachbarten Leberzellen. An anderen Stellen hatten sich Abszesse herausgebildet, in deren Mitte das Lebergewebe nicht mehr zu erkennen war. An ihren Rändern zeigte sich eine Koagulationsnekrose der Leberzellen.

Laborwerte:
Leukozyten, Differentialblutbild und Thrombozyten: normal. SGOT/SGPT mäßig erhöht, BSG maximal 28 mm/h.

Nachuntersuchung im Alter von 1 Jahr: kein krankhafter Befund.

Fall 2
Unser Patient ist das 2. Kind eines Zwillingspaares. Er wurde in der 30. Woche mit einem Gewicht von 1.080 g geboren. Das Zwillingspaar war mit größter Wahrscheinlichkeit intrauterin infiziert, weil an den Zwillingen binnen 24 Stunden Infektionssymptome zu beobachten waren. Beide Neugeborenen wurden mit mazerier-

ter Haut, Zwilling 1 mit zusätzlichem Sklerödem geboren. Die mikrobiologische Untersuchung hat im Scheidensekret der Mutter, in den Blutkulturen der neugeborenen Zwillinge, sowie auf der Haut Pseudomonas aeruginosa nachgewiesen. Das Antibiogramm der von Mutter und Kind isolierten Keime war identisch. Der Zwilling 1 ist im Alter von 5 Tagen an einer Sepsis gestorben. Beim Zwilling 2 hat sich ein Sklerödem entwickelt, so daß wir zweimal eine Austauschtransfusion vorgenommen haben (1,5,6). Nach 21 Tagen schlechten Zustandes schien die Infektion des auf 800 g abgemagerten Frühgeborenen ausgeheilt zu sein. Danach bildete sich auf seinem rechten Auge eine retrolentale Fibroplasie heraus, die wir nach augenärztlichem Vorschlag mit Steroiden behandelt haben. Nach Absetzen der Steroide sind eine weitere Pneumonie und eine symptomfreie Osteomyelitis abgeklungen. Danach bildete sich eine Otitis media heraus, mit auf Sepsis hinweisenden Symptomen. Die inzwischen durchgeführten Laboruntersuchungen haben auf einen Leberschaden hingewiesen. Sonographisch wurde ein Leberabszess nachgewiesen. Der Kranke ist nach einer langen Behandlung mit Antibiotika genesen.

Nachuntersuchung: Im Alter von 2 Jahren körperlich und geistig retardiert. Kann laufen und einige Worte sprechen. Das rechte Auge völlig blind, das linke Auge 8D myopisch.

Die Erreger bei Leberabszessen im Neugeborenenalter in der Reihenfolge der Häufigkeit: Staphylococcus aureus, E. coli, Pseudomonas aeruginosa und Listeria monocytogenes.

Folgende Faktoren begünstigen die Entstehung eines Leberabszesses: Die langfristige Katheterisierung der Nabelgefäße, Austauschtransfusionen über die Nabelvene, bakterielle Infektionen der Mutter am Ende der Schwangerschaft, Enterocolitis necrotisans und Abdominalchirurgie im Neugeborenenalter.

Die Bakterien können in die Leber auf folgenden Wegen gelangen: Transplazentar über die vena umbilicalis, über die Gallenwege oder über die arterielle und venöse Blutversorgung der Leber.

Die Diagnose des Leberabszesses im Neugeborenenalter läßt sich sonographisch und szinigraphisch stellen. Im Rahmen einer Sepsis sollte auch an die Entwicklung eines Leberabszesses gedacht werden.

Die klinischen Symptome des Leberabszesses im Neugeborenenalter sind: Tachypnoe cyanosis - apnoe, Hepatomegalie, Auftreibung des Abdomen, Leberenzyme sind erhöht, Leukopenie - leukocytosis, Thrombocytopenie

Die Behandlung entspricht der Behandlung der Sepsis im Neugeborenenalter.

Literatur

1. Belohradszky, B.H., Ross, R., Marget, W.: Exchange transfusion in neonatal septicaemia. Infection, 6. suppl. 139, 1978
2. Cushid, M. J.: Pyogenic hepatic abscess in infancy and childhood. Pediatrics, 62:554, 1978
3. Dehner, L.P., Kissane, J. M.: Pyogenic hepatic abscess in infancy and childhood. J. Pediatr. 74:763, 1969
4. Moss, Th. J., Pysher, Th., J.: Hepatic abscee in neonates. Am. J. Dis. Child., 135:726, 1981
5. Pearse, R.G., Sauer, P.J.H.: Exchange transfusion in treatment of severe infections in newborns and of sclerema neonatorum. Arch. Dis. Child. 53:262, 1978
6. Töllner, U., Pohlandt, F., Heinze, F., Henrichs, I.: Treatment of septicemia in the newborn infants, choice of initial antimicrobial drug and role of exchange transfusion. Acta Paediatr. Scand. 66:605, 1977

Nachweis zirkulierender Chlamydien-Antigene bei Säuglingspneumonien durch Gegenstromimmunelektrophorese

W. Storm, H. Brunner

In den vergangenen Jahren häuften sich Mitteilungen über durch Chlamydia trachomatis verursachte Pneumonien im Säuglingsalter (1, 2, 5, 11), deren Verlauf häufig durch intensivmedizinisch zu betreuende Komplikationen gekennzeichnet ist. Trotz eines weitgehend typischen klinischen Erscheinungsbildes ist eine sichere Diagnose bisher nur durch zeitraubende Verlaufsuntersuchungen durch Titerbestimmungen bzw. durch den Erregernachweis aus Nasopharynx- und Tracheal-Sekreten möglich gewesen. Ermutigt durch die Berichte über den Antigen-Nachweis im Serum von Patienten mit einer Pneumocystis carinii Pneumonie mit der Methode der Gegenstromimmunelektrophorese (GIE) (6, 7), haben wir diese Technik für eine frühzeitige Diagnose einer Chlamydien-Pneumonie im Säuglingsalter angewandt.
Ausgehend von der Beobachtung von serologischen Kreuzreaktionen von Antikörpern gegen bestimmte Acinetobacter-Spezies mit Chlamydien (3, 4), haben wir im Serum von fünf Säuglingen mit den klinischen Symptomen einer Chlamydien-Pneumonie mit Hilfe der GIE Chlamydien-Antigene nachweisen können.

Methodik

GIE: Einzelheiten der Technik sind an anderer Stelle beschrieben (9, 10). Die Kaninchen Hyperimmunseren gegen Acinetobacter calcoaceticus wurden im Pharmaforschungszentrum Bayer, Wuppertal, hergestellt. Ihre Fähigkeit, Chlamydien-Antigene nachzuweisen, konnte in früheren Untersuchungen gezeigt werden (3, 4). Die potentielle Möglichkeit der Entstehung einer Präzipitatreatkion mit Chlamydien-Antigenen in der GIE konnten wir mit Chlamydien-Gruppenantigenen (Institut Pasteur Production, Code 52471) demonstrieren. Diese Antigene dienten in den Untersuchungen als positive Kontrollen.
Patienten: Die Studie umfaßte 27 ausgewählte Säuglinge, die von Januar bis April 1982 in der Kinderklinik des St.Vincenz Krankenhauses Paderborn behandelt wurden. Ihre klinische Dianose wurde als afebrile Pneumonie mit chronischem Husten dokumentiert. Von allen Kindern wurde Blut für ein Blutbild, Immunglobuline, Blutkultur und GIE (Antigen-Nachweis und Titerbestimmungen) entnommen. Ein Erregernachweis in der Kultur wurde nicht durchgeführt. Von den Kindern mit einer eitrigen Konjunktivitis wurde ebenfalls eine konventionelle Kultur und eine Kochsalz-Suspension zur GIE dieses Sekrets angelegt.
28 Neugeborene mit hyalinen Membranen bzw. Aspirationssyndromen und 31 Kinder älter als zwei Jahre mit einer Pneumonie dienten als Kontroll-Patienten.

Ergebnisse

Bei fünf der 27 ausgewählten Säuglingen konnten im Serum Chlamydien-Antigene mit der GIE nachgewiesen werden. Die Titer für Chlamydien-Antikörper waren bei allen fünf ≥ 1:64. Die

wichtigsten klinischen Daten sind in der Tabelle aufgeführt.
Alle GIE-Untersuchungen, Blutkulturen bzw. Titer bei den
Kontroll-Patienten waren negativ.

Diskussion

Die Chlamydien-Pneumonie der Säuglinge ist als ein charakteristisches klinisches Syndrom mit chronischem afebrilen Verlauf, diffuser Lungenbeteiligung, erhöhten Serum-Immunglobulinen und einer Eosinophilie beschrieben worden. Obwohl dieses Erscheinungsbild anscheinend nicht von durch andere Erreger bedingte Pneumonien (z.B. Zytomegalie, Pneumocystis carinii, Ureaplasma urealyticum) unterschieden werden kann (7, 8), ist ein Erregernachweis aus prognostischen wie therapeutischen Erwägungen wünschenswert. Titerbestimmungen sowie die nur in wenigen Laboratorien durchzuführedde Chlamydien-Kultur waren bisher die einzigen, zeitraubenden Methoden zur Klärung der Ätiologie. Die vorliegende Untersuchung zeigt, daß mit Hilfe der einfachen GIE-Technik ein frühzeitiger und spezifischer Erregernachweis sowohl im Serum als auch im Konjunktivalsekret geführt werden kann.

Alter	T. ♂ 5 Mon	S. ♂ 2 Mon	T. ♀ 5 Wo	B. ♂ 10 Wo	D. ♂ 7 Mon
Röntgen Lunge	Infiltrate	Infiltrate	Überbläht	Infiltrate	Infiltrate
Chronischer Husten	+	+	+	+	+
Eosinophilie	+	+	−	+	−
Erhöhtes IgM	+	+	+	+	+
Konjunktivitis	−	+	+	+	−
Kultur Konjunktival-Sekret		−	−	−	
GIE Konjunktival-Sekret		+	+	+	
Blutkultur	−	−	−	−	−
GIE Serum	+	+	+	+	+
Antibiotische Vorbehandlung	−	−	+	−	+
Chlamydien Antikörper-Titer	1:64	1:64	1:128	1:128	1:128
Fieber	−	−	−	−	−

Literatur

1. Alexander, E.R.: Chlamydia: The organism and neonatal infection. Hosp.Pract. 14:63 (1979).
2. Beem, M.O., Saxon, E.M.: Respiratory tract colonization and a distinctive pneumonia syndrome in infants infected with chlamydia trachomatis. N.Engl. J.Med. 296:306 (1977).
3. Brade, H., Brunner, H.: Serological cross-reactions between Acinetobacter calcoacticus and Chlamydia. J.Clin.Microbiol. 10:819 (1979).
4. Brade, H., Brunner, H.: Detection of chlamydial inclusion bodies with antisera to Acinetobacter calcoaceticus subspecies antitratus by indirect immunofluorescence. Infection 8:215 (1980).
5. Peuckert, W., Huys, J., Pringsheim, W., Reinwein, H.: Chlamydia pneumonia in early infancy. Monatsschr.Kinderheilkd. 129:575 (1981).
6. Pifer, L.L., Hughes, W.T., Stagno, S., Woods, D.: Pneumocystis carinii infection: Evidence for high prevalence in normal and immunosuppressed children. Pediatrics 61:35 (1978).
7. Stagno, S., Pifer, L.L., Hughes, W.T., Brasfield, D.M., Tiller, R.E.: Pneumocystis carinii pneumonitis in young immunocompetent infants. Pediatrics 66:56 (1980).
8. Stagno, S., Brasfield, D.M., Brown, M.B.,Cassell, G.H., Pifer, L.L., Whitley, R.J., Tiller, R.E.: Infant pneumonitis associated with cytomegalovirus, chlamydia, pneumocystis, and ureaplasma: A prospective study. Pediatrics 68:322 (1981).
9. Storm, W., Lemburg, P.: Early detection of bacterial antigens by counterimmunoelectrophoresis. Eur. J.Pediatr. 135:65 (1980).
10. Storm, W.: Mikrobielle Antigene: Nachweis durch Gegenstromimmunelektrophorese. Diagnostik & Intensivtherapie 6:223 (1981).
11. Zach, M., Ritschl, E.: Das chlamydienbedingte subakute Pneumoniesyndrom junger Säuglinge. Päd.Prax. 26:57 (1982).

VII. Freie Themen

Ist die retrolentale Fibroplasie ein aktuelles neonatologisches Problem?

G.Kühl, A.Blankenagel, A.Herrschaft, L.Wille (Heidelberg)

Einleitung
Um die Frage nach der aktuellen Bedeutung der Retinopathia praematurorum bzw. ihrer narbigen Endstadien, der retrolentalen Fibroplasie (RLF) im engeren Sinne, zu beantworten, möchte ich zunächst einen kurzen Überblick über die wechselvolle Geschichte dieser Erkrankung geben. Seit Mitte der dreißiger Jahre wurden Frühgeborene zur Therapie des Atemnotsyndroms und rezidivierender Apnoen zunehmend mit Sauerstoff behandelt. 1942 beschrieb TERRY als erster das Krankheitsbild der retrolentalen Fibroplasie, das in den folgenden Jahren in epidemischen Ausmaßen bei bis zu 26% aller Frühgeborenen zur Erblindung führte.

Durch klinische Beobachtungen und tierexperimentelle Arbeiten wurde die Pathogenese der Erkrankung erhellt, wobei zunächst eine Hypoxie, später eine Hyperoxie der noch unvollständig vaskularisierten Retina als zentrales pathogenetisches Prinzip herausgestellt und in ausgedehnten kontrollierten klinischen Studien bestätigt wurde. Als Konsequenz daraus wurde die Sauerstofftherapie Frühgeborener restriktiver und kontrollierter gehandhabt, bis mehrere Autoren über eine Zunahme der Mortalität und neurologischer Spätschäden berichteten. Trotz der mittlerweile möglichen einfachen pO_2-Messungen in Mikroblutproben und des transkutanen pO_2-Monitorings mußte man jedoch die Erfahrung machen, daß weiterhin besonders die dank der neonatologischen Intensivmedizin überlebenden extrem unreifen Frühgeborenen relativ häufig infolge einer Retinopathie erblindeten und eine besonders maligne Verlaufsform der Erkrankung zeigten. Es wurde zunehmend klarer, daß diese Erkrankung nicht einfach unter dem Aspekt der Sauerstofftoxität betrachtet werden konnte.

Retrospektive Analyse
Um die Häufigkeit schwerer Sehbehinderungen infolge einer RLF unter unseren Patienten zu ermitteln, analysierten wir retrospektiv die Krankengeschichten sämtlicher auf unserer Intensivstation zwischen 1973 und 1981 beatmeten Frühgeborenen.
Tab.1 zeigt die Verteilung der 358 Frühgeborenen, die die Neonatalperiode überlebten. 110 Kinder hatten ein Gestationsalter von weniger als 32 Wochen, 118 ein Geburtsgewicht von weniger als 1500 g und gehörten damit in die Gruppe mit besonders hohem Retinopathie-Risiko. 3 Patienten entwickelten an beiden Augen eine retrolentale Fibroplasie Grad V, 1 Patient Grad V/III und ein Patient Grad III/O in der Klassifikation nach PATZ, die eine erheblich spätere Visusminderung erwarten lassen. Sie sind in der Tabelle mit einem Kreuz repräsentiert. Es handelte sich bei allen um sehr unreife Frühgeborene mit einem Gestationsalter von 28-32 Wochen und einem Geburtsgewicht von 950-1400 g. Alle wiesen ein Atemnotsyndrom auf, mußten über 10-59 Tage beatmet und über 44-73 Tage mit einem erhöhten FiO_2 behandelt werden.

Geb.-Gew.	n	GA	n
< 750	4	< 26	1
750- 999	13+	26/27	3
1000-1249	41++	28/29	32+++
1250-1499	60++	30/31	74+
1500-1749	56	32/33	107+
1750-1999	50	34/35	86
2000-2249	54	36/37	55
2250-2499	43		
≥2500	37		

Tab.1 Überlebende beatmete Frühgeborene 1973-1981 (GA ≤ 37 Wochen, n=358). Verteilung nach Geburtsgewicht und Gestationsalter.

+ = Frühgeborene mit RLF ≥ Grad III

Alle 5 Kinder hatten Apnoen, entwickelten eine bronchopulmonale Dysplasie und benötigten mehrfach Transfusionen. In 3 Fällen komplizierten ein hämodynamisch relevanter Ductus arteriosus, in 2 Fällen eine Hirnblutung den Verlauf. Dies entspricht den in der Literatur publizierten Risikofaktoren, die bei vielen Patienten der Intensivstation zu erwarten sind. Die 4 Patienten mit der RLF Grad V wurden erst nach 3-4 Wochen zu uns verlegt. Über die pO_2-Kontrolle bis zu dieser Zeit haben wir keine ausreichenden Informationen. Bei uns erfolgten arterielle Blutgasanalysen, bei 4 Patienten zusätzlich ein kontinuierliches transcutanes Monitoring.

Im Gesamtkollektiv der 358 Kinder liegt somit die RLF-Inzidenz bei 1,1% für den Grad V, der zur völligen Erblindung führt, und bei 1,4% für die Grade III-V. Bezogen auf die Frühgeborenen unter 1500 g sind es 3,4 bzw. 4,2%. In der Literatur finden sich je nach der Selektion der Kollektive (Gestationsalter, Geburtsgewicht, nur intensivbehandelte Frühgeborene) Inzidenzen zwischen 0,5% und 2% (u.a. FLEDELIUS, KATZMANN, KÖRNER, PETERSEN, POMERANCE), die bei Geburtsgewichten unter 1250 bzw. 1000 g bis auf 20% ansteigen (RUIZ, SACHS).

Die Sektion Sozialophthalmologie der Universitäts-Augenklinik Heidelberg erfaßt alle sehbehinderten Kinder des Landes Baden-Württemberg. Von 1961 bis 1980 war eine schwere Sehbehinderung bei 105 Kindern auf eine RLF zurückzuführen. Tabelle 2 zeigt, daß bei unveränderter Frühgeborenenrate und deutlich absinkender neonataler und damit besonders Frühgeborenenmortalität sehbehindernde Grade der RLF praktisch unverändert in einer Häufigkeit von durchschnittlich 4,2 auf 100 000 Lebendgeborene auftreten. Unvermeidliche Lücken bei der Erfassung lassen eher noch höhere Zahlen erwarten. Die Mehrzahl der Patienten, bei denen diesbezüglich Angaben zu erhalten waren, entfiel auf die Gestationsalter von weniger als 32 Wochen (80%) und Geburtsgewichte unter 1500 g (81%). Die einzig vergleichbaren Daten mit 10 pro 100 000 Neugeborene wurden von FLEDELIUS für Dänemark mitgeteilt, wo eine Meldepflicht für sehbehinderte Kinder besteht.

Schlußfolgerungen
1. Unter intensivbehandelten Frühgeborenen ist mit mindestens 1%, bei extrem niedrigen Geburtsgewichten mit bis zu 20% Erblindungen infolge einer RLF zu rechnen.

Zeitraum	Neonatale Mortalität	Lebendgeborene <2500 g	Inzidenz sehbehindernder RLF (n/100000 Lbdgeb.)	
1961 - 65	1,9%	-	2,5	
1966 - 70	1,7%	-	5,1	⌀ 4,2
1971 - 75	1,4%	5,8%	4,6	
1976 - 80	0,8%	5,5%	4,9	

Tab.2 Neonatale Mortalität, Lebendgeborene unter 2500 g (beides Stat.Landesamt Stuttgart) und Inzidenz sehbehindernder RLF in Baden-Württemberg 1961-1980.

2. In Baden-Württemberg erleiden mindestens 4,2 pro 100 000 Lebendgeborene, d.h. zur Zeit durchschnittlich mindestens 4 Kinder pro Jahr eine relevante Sehbehinderung infolge einer RLF.
3. Wenn man diese Zahlen blinder Kinder und ihr späteres Schicksal nicht als unvermeidlichen Preis für das Überleben extrem unreifer Frühgeborener hinnehmen will, so muß energisch daran gearbeitet werden, die neonatale Intensivpflege weiter zu optimieren und Risikofaktoren einer Retinopathie auszuschalten.
4. Die anhaltende Aktualität der RLF sollte weiter dazu Anlaß sein, bei allen Frühgeborenen sorgfältige ophthalmologische Untersuchungen etwa ab der 7. Lebenswoche durchzuführen, um auch die in einem großen Prozentsatz reversiblen Stadien der Retinopathia praematurorum zu erfassen.
5. Aus den kleinen Fallzahlen einzelner Zentren ergibt sich die Notwendigkeit kooperativer und prospektiver Studien zur Untersuchung der Pathogenese und Prävention der RLF.

Literatur:
FLEDELIUS, H.C.: Retinopathy of Prematurity in Denmark. Retinopathy of Prematurity Conference, Washington 1981.
JAMES, L.S. und J.T. LANMAN: History of Oxygen Therapy and Retrolental Fibroplasia. Pediatrics 57 (Suppl.), 589-642, 1976.
KATZMAN, G.H. et al.: A Case-Control Study of Retrolental Fibroplasia. Retinopathy of Prematurity Conference, Wash., 1981.
KÖRNER, F. et al.: The Significance of Oxygen and other Risk Factors for Predicting Retinal Risk in ROP. Retinopathy of Prematurity Conference, Washington, 1981.
PETERSEN, R.A.: Six years of Experience with Retrolental Fibroplasia in the Joint Program for Neonatology at Harvard Medical School. Retinopathy of Prematurity Conference, Washington, 1981
POMERANCE, J.J.: Incidence of Retrolental Fibroplasia. Retinopathy of Prematurity Conference, Washington, 1981.
RUIZ, M.P.D. et al.: Early Development of Infants of Birth Weight Less than 1.000 Grams with Reference to Mechanical Ventilation in Newborn Period.Pediatrics 68, 330-335, 1981.
SACHS, L.M. et al.: Retrolental Fibroplasia and Blood Transfusions in Very Low-Birth-Weight Infants. Pediatrics 68, 770-774, 1981.
TERRY, T.L.: Extr. Prem. and Fibropl.Overgrowth of Pers.Vasc. Sheath beh.each Cr.L. Amer.J.Ophthal. 25, 203-204, 1942.

Hyperviskosität bei Neugeborenen

O. Linderkamp, H.J. Meiselman, P.Y.K. Wu

EINLEITUNG

Ein "Hyperviskositäts-Syndrom" wird bei Neugeborenen u.a. nach intrauteriner Mangelernährung [4,5], Hyperglykämie (diabetische Mutter) und intrauteriner Asphyxie [5,14] sowie bei Kindern mit nekrotisierender Enterokolitis [3] beobachtet. Dieser Viskositätsanstieg kann einerseits Folge des bei diesen Störungen häufig erhöhten Hämatokrits sein. Andererseits könnte die Viskosität durch verminderte Verformbarkeit der Erythrozyten, die bei Kindern und Erwachsenen mit vergleichbaren Störungen beobachtet wird [2,6,15], zunehmen.

PATIENTEN UND METHODEN

Untersucht wurden die Blutviskosität (Kegel-Platte-Viskosimeter) bei nativem und konstantem Hämatokrit (0,60 1/1) [6,11] und die Verformbarkeit der Erythrozyten im Rheoskop [7,9,15] (Scherkraftbereich 2,5 - 500 dyn/cm^2) von 10 Erwachsenen, 10 gesunden Neugeborenen [9,11], 10 Neugeborenen mit unkomplizierter Polyglobulie (Hämatokrit > 0,65 1/1), 10 mit intrauteriner Asphyxie, 10 Mangelgeborenen, 10 Kindern diabetischer Mütter (IDM) und 5 Neugeborenen mit nekrotisierender Enterokolitis (NEC).

ERGEBNISSE

Tabelle 1 zeigt den Hämatokrit, die Blutviskosität bei unverändertem Hämatokrit und einer Scherrate von 11,5/sec und die im Rheoskop bei einer Scherkraft von 500 dyn/cm^2 gemessenen Elongation. Die Elongation kann Werte zwischen 0 (keine Verformung) und 1 (maximale Verformung) annehmen. Im Vergleich mit den gesunden Neugeborenen lag der Hämatokrit in allen Gruppen (mit Ausnahme der Kinder mit NEC) höher. Die Blutviskosität war auch bei Kindern mit NEC erhöht. Wurde der Hämatokrit auf einen konstanten Wert von 0,60 1/1 eingestellt (nicht in Tabelle gezeigt), so ergaben sich signifikant ($P < 0,05$; t-Test) höhere Werte der Blutviskosität nur bei den IDM und denen mit NEC. Die Elongation zeigte ebenfalls nur bei den IDM und Neugeborenen mit NEC eine signifikante Verminderung (Tabelle 1).

TABELLE 1. Hämorheologische Daten ($\bar{x} \pm$ SD; *$P < 0,05$; zweiseitiger t-Test)

	Hämatokrit [1/1]	Viskosität [cP] Scherrate: 11,5/sec	Elongation Scherkraft: 500 dyn/cm^2
Gesunde Erwachsene	0,443 ± 0,051	7,0 ± 1,5	0,57 ± 0,03
Gesunde Neugeborene	0,493 ± 0,056	7,5 ± 1,6	0,57 ± 0,04
Unkomplizierte Polyglobulie	0,689 ± 0,023*	16,7 ± 1,4*	0,58 ± 0,05
Intrauterine Asphyxie	0,645 ± 0,034*	13,3 ± 2,0*	0,56 ± 0,06
Mangelgeborene	0,587 ± 0,047*	10,5 ± 2,2*	0,54 ± 0,06
Diabetische Mütter	0,570 ± 0,042*	11,1 ± 2,0*	0,53 ± 0,04*
NEC	0,436 ± 0,035	9,4 ± 1,6*	0,42 ± 0,06*

DISKUSSION

Die vorliegende Untersuchung zeigt, daß die Blutviskosität bei verschiedenen Erkrankungen des Neugeborenen beträchtlich erhöht sein kann. Messungen der Blutviskosität sagen aber wenig über die Einzelfaktoren aus, welche die Blutviskosität bestimmen und u.U. behandlungsfähig sind oder vielleicht sein werden.

Die Blutviskosität beeinflußt den Kreislauf wesentlich, da mit ihr der periphere Widerstand und die kardiale Belastung zunehmen [13]. Die Blutviskosität hängt vom Hämatokrit, der Plasmaviskosität, der Verformbarkeit und Aggregation der Erythrozyten ab [6,11]. Außerdem spielt die auf die Erythrozyten einwirkende Scherkraft eine wichtige Rolle, da sie über die Verformung und Aggregation der Erythrozyten entscheidet. Im Verhalten der einzelnen Faktoren, welche die Blutviskosität beeinflussen, bestehen wichtige Unterschiede zwischen Neugeborenen und Erwachsenen. Während der Hämatokrit bei Neugeborenen in der Regel höher liegt, sind Plasmaviskosität und Aggregation der Erythrozyten geringer. Die Verformbarkeit der Erythrozyten gesunder Neugeborener und Erwachsener unterscheidet sich nicht [9,11,12]. Der Hämatokrit spielt von diesen Faktoren die dominierende Rolle. Messungen der Vollblutviskosität haben daher in der Regel kaum mehr Aussagekraft als Messungen des Hämatokrits. Der Einfluß des Hämatokrits auf die Blutviskosität kann auf einfache Weise eliminiert werden, indem der Hämatokrit des Blutes auf einen konstanten Wert eingestellt wird. Mit dem Kegel-Platte-Viskosimeter kann außerdem die Scherrate konstant gehalten werden. In dem Scherratenbereich von 11,5/sec und höher ist zudem die Aggregation der Erythrozyten von geringer oder ohne Bedeutung für die Viskosität. Bei konstantem Hämatokrit beeinflussen also im wesentlichen nur noch die Verformbarkeit der Erythrozyten und die Plasmaviskosität die mit dem Kegel-Platte-Viskosimeter gemessene Blutviskosität.

Die eigenen Untersuchungen haben bei einem Hämatokrit von 0,60 l/l erhöhte Blutviskositäten nur bei Kindern diabetischer Mütter (IDM) und Neugeborenen mit nekrotisierender Enterokolitis (NEC) ergeben, die auf verminderter Verformbarkeit der Erythrozyten oder erhöhter Plasmaviskosität beruhen könnten. Das Rheoskop mißt direkt die Verformbarkeit der Erythrozyten. Somit besagen die eigenen Ergebnisse, daß die Verformbarkeit der Erythrozyten bei IDM und Neugeborenen mit NEC eingeschränkt, bei den übrigen untersuchten Erkrankungen aber normal ist (Tabelle 1).

Die Verformbarkeit der Erythrozyten wird von 4 Faktoren bestimmt [8,15]: (1) Morphologie; (2) Oberflächenüberschuß für das zu umschließende Volumen; (3) mechanische Eigenschaften der Membran; (4) innere Viskosität der Erythrozyten. Untersuchungen dieser Einzelfaktoren haben keine wesentlichen Unterschiede der Erythrozyten normaler Neugeborener und Erwachsener ergeben [9,10,12]. Es gibt allerdings indirekte Hinweise auf eine erhöhte Viskosität des Hämoglobins Neugeborener [18]. Welche Einzelfaktoren der Erythrozyten-Verformbarkeit bei IDM und Kindern mit NEC gestört sind, läßt sich aufgrund der vorliegenden Untersuchung nicht entscheiden. Erythrozyten von Kindern und Erwachsenen mit schlecht kontrolliertem Diabetes weisen eine erhöhte innere Viskosität auf [17]. Eigene Untersuchungen (nicht publiziert) ergaben bei IDM eine geringfügig herabgesetzte Membranelastizität.

NEC kann mit Zerstörung von Neuraminsäuren der Erythrozytenoberfläche durch von Mikroorganismen gebildete Neuraminidasen einhergehen [16]. Hierdurch geht die elektrische Ladung der Erythrozytenoberfläche verloren [1]. Die Erythrozyten agglutinieren oder fusionieren und sind nur durch hohe Scherkräfte trennbar. Andere direkte Wirkungen von Neuraminidasen auf die Erythrozytenmembran sind nicht bekannt. Die fusionierten Erythrozyten dürfter

Kapillaren verstopfen und fragmentiert werden. Neben der entstehenden Anämie könnte dies die Verformbarkeit der Erythrozyten herabsetzen. Zu diskutieren wäre auch die Freisetzung anderer Toxine aus Mikroorganismen, die möglicherweise wie Endotoxin die Flexibilität der Erythrozytenmembran vermindern [7].

LITERATUR

1. DUROCHER JR, PAYNE RC, CONRAD ME: Role of sialic acid in erythrocyte survival. Blood 45:11 (1975)
2. FONDU P, MOZES N, NEVE P, SOHET-ROBAZZA L, MANDELBAUM I: The erythrocyte membrane disturbances in protein-energy malnutrition: Nature and mechanisms. Br J Haematol 44:605 (1980)
3. HAKANSON DO, OH W: Necrotizing enterocolitis and hyperviscosity in the newborn infant. J Pediatr 90:458 (1977)
4. HAKANSON DO, OH W: Hyperviscosity in the small-for-gestational age infant. Biol Neonate 37:109 (1980)
5. LINDERKAMP O, BETKE K, GÜNTNER M, JAP GH, RIEGEL KP, WALSER K: Blood volume in newborn piglets: Effect of time of natural cord rupture, intra-uterine growth retardation, asphyxia, and prostaglandin-induced prematurity. Pediatr Res 15:53 (1981)
6. LINDERKAMP O, KLOSE HJ, BETKE K, BRODHERR-HEBERLEIN S, BÜHLMEYER K, KELSON S, SENGESPEIK C: Increased blood viscosity in patients with cyanotic congenital heart disease and iron deficiency. J Pediatr 95:567 (1979)
7. LINDERKAMP O, KLOSE HJ, KELSON S, FUHRMANN G, GALANOS C, MARGET W, RIEGEL KP, BETKE K: Effect of endotoxin and exchange transfusion on red cell deformability. Bibl Anat 20:174 (1981)
8. LINDERKAMP O, MEISELMAN HJ: Geometric, osmotic and membrane mechanical properties of density-separated human red cells. Blood 59:1121 (1982)
9. LINDERKAMP O, MEISELMAN HJ, WU PYK: Deformability of density separated red blood cells in normal newborn infants and adults. Pediatr Res (im Druck)
10. LINDERKAMP O, MEISELMAN HJ, WU PYK: Geometry of neonatal and adult red blood cells. Pediatr Res (im Druck)
11. LINDERKAMP O, MEISELMAN HJ, WU PYK, MILLER FC: Blood and plasma viscosity and optimal hematocrit in the normal newborn infant. Clin Hemorheol 1:575 (1981)
12. LINDERKAMP O, MEISELMAN HJ, WU PYK, MILLER FC: Deformability, geometry and mechanical properties of normal neonatal red blood cells. Pediatr Res 16:208A (1982)
13. LINDERKAMP O, STROHHACKER I, VERSMOLD HT, KLOSE H, RIEGEL KP, BETKE K: Peripheral circulation in the newborn: Interaction of peripheral blood flow, blood pressure, blood volume, and blood viscosity. Eur J Pediatr 129:73 (1978)
14. LINDERKAMP O, VERSMOLD HT, MESSOW-ZAHN K, MÜLLER-HOLVE W, RIEGEL KP, BETKE K: The effect of intra-partum and intra-uterine asphyxia on placental transfusion in premature and full-term infants. Eur J Pediatr 127:91 (1978)
15. MEISELMAN HJ: Morphological determinants of red cell deformability. Scand J Clin Lab Invest 41 (Suppl 156):27 (1981)
16. POSCHMANN A, FISCHER K: Exchange transfusion with heparinised fresh blood in necrotising enterocolitis. Lancet I:824 (1979)
17. TILLMANN W, LAKOMEK M, GAHR M, HEIDEMANN P, SCHRÖTER W: Deformability of erythrocytes in juvenile diabetes: The role of inorganic phosphate. Pediatr Res 15:1183 (1981)
18. TILLMANN W, WAGNER D, SCHRÖTER W: Verminderte Flexibilität der Erythrozyten von Neugeborenen Blut 34:281 (1977)

Schnelldiagnose des HMS durch Bestimmung der procoagulatorischen Aktivität (PCA) im hypopharyngealen Absaugsekret

W.Kachel, H.Schlicker, R.Felsenhorst, K.Loewe

Für den klinisch tätigen Neonatologen ist es von Wichtigkeit, Information darüber zu erlangen, ob ein von ihm behandeltes Frühgeborenes Gefahr läuft, an einem hyalinen Membran-Syndrom zu erkranken oder nicht. Die bisher angegebenen Methoden, wie beispielsweise die Bestimmung der L/S-Ratio, sind meist langwierig und kommen für therapeutische Folgerungen zu spät.(1,2,3,4, 6.7).
Ein Teil der Phospholipide, die für die Surfactant-Eigenschaften der NG-Lunge verantwortlich sind, stellen gleichfalls im Rahmen der Blutgerinnung einen wichtigen Katalysator der Prothrombinaktivierung dar. An der Oberfläche von "Single Bilayer" Vesikeln, ähnlich, wie sie auch für den pulmonalen Surfactant postuliert werden, reagieren Faktor V, Faktor X und Prothrombin miteinander. (Abb.1).

Fragestellung der Untersuchung:Korreliert die unterschiedliche Phospholipidzusammensetzung des Surfactants verschieden reifer Früh- und NG-Lungen mit der gerinnungsfördernden Eigenschaft dieser Substanz? Konkret: Kann man mit Hilfe eines einfach zu applizierenden Gerinnungstests ein hyalines Membran-Syndrom prognostizieren? (5, 10, 11).

Patienten: Bei 50 Früh- und Neugeborenen-Kindern untersuchten wir das unmittelbar nach Geburt gewonnene Absaugsekret. Das Geburtsgewicht der Patienten lag zwischen 820 und 3800 g; Ihr Gestationsalter lag zwischen der 28.und 42. SSW. - Patienten mit Sepsis wurden nicht in die Studie mit aufgenommen. Nach dem klinischen Verlauf wurden 3 Gruppen gebildet:
1. Patienten, deren Atmung unauffällig blieb,
2. Patienten, die ein leichtes bis mittelgradiges hyalines Membran-Syndrom entwickelten, sie erhielten ein erhöhtes O_2-Angebot im Inkubator oder benötigten trachealen CPAP,
3. Patienten mit schwerem HMS; bei ihnen wurde IPPV-Beatmung erforderlich.

Röntgenologisch erfüllten die Patienten der Gruppe 2 und 3 jeweils die Kriterien des HMS.

Bei 15 Patienten der Gruppe 3 - der Gruppe mit Respiratortherapie - wurde an 5 aufeinanderfolgenden Tagen Trachealsekret gewonnen, der erforderliche FIO_2 sowie der maximale Beatmungsdruck wurden erfaßt.

Methodik:Hypopharynxsekret wurde beim routinemäßigen Freisaugen der Atemwege nach der Geburt - Trachealsekret im Rahmen der beim Intubierten üblichen Bronchialtoilette gewonnen. Bei intubierten Patienten wurde der Spülflüssigkeit eine bestimmte Menge Bromthalein zugegeben, über die Konzentrationsabnahme konnte der Anteil des Trachealsekrets ermittelt werden.
Für die Bestimmung der PCA wurden Hypopharynx- und Trachealaspirat jeweils 50-fach mit physiologischer Kochsalzlösung verdünnt.

Leerwert: Der Versuchsansatz stellt eine modifizierte Recalcifizierungszeit dar, 0,1 ml eines plättchenarmen Poolplasmas (Behring-Standard-Humanplasma) und 0,1 ml NaCl (0,9%) werden für 2 Min. bei 37°C inkubiert,danach vermischt und nochmals 2 Min. inkubiert; nach Hinzufügen von 0,1 ml CaCl (0,02 mol/l) wird die Zeit bis zur Gerinnungsbildung gestoppt. PCA: Das physiologische Kochsalz des Leerwertansatzes wird ersetzt durch das verdünnte Hypopharynx- oder Trachealsekret. Die prokoagulatorische Aktivität ist die Verkürzung der Recalcifizierungszeit , ausgedrückt in Prozent der Recalcifizierungszeit des Leerwerts.

Ergebnisse: In der Patientengruppe, die nicht am HMS erkrankte, lag die durchschnittliche PCA bei 67,7%: - In der Patientengruppe mit leichter oder mäßig ausgeprägter Symptomatik - erhöhtes FIO_2 oder TCPAP - lag der Durchschnittswert mit 58,8 % deutlich niedriger. In der Gruppe der Patienten, die später an einem schweren HMS erkrankt waren die PCA-Werte im Hypopharynxsekret mit durchschnittlich 18,5 % erheblich niedriger. Zu den anderen beiden Gruppen ergab sich im Wilcoxon-Test ein signifikanter Unterschied (Abb.2).

Wenig prognostische Bedeutung scheint der PCA jenseits des 1.Lebenstages beim schweren Membran-Syndrom zuzukommen. Unabhängig vom weiteren Verlauf scheint die PCA auf Werte um durchschnittlich 80 % anzusteigen. (8,9).

Schlußfolgerung: Die prokoagulatorische Aktivität ist ein einfacher leicht zu handhabender Schnelltest. - Im unmittelbar nach Geburt gewonnenen hypopharyngealen Absaugsekret bestimmt, kommt ihr prognostische Bedeutung hinsichtlich der Schwere eines zu erwartenden hyalinen Membran-Syndroms zu.

1. Factor V (Va?)-Factor Xa association.
2. Factor Xa binding via Ca^{2+} ions to phospholipid.
3. Factor Xa-prothrombin (enzyme-substrate) association.
4. Prothrombin binding via Ca^{2+} ions to phospholipid.
5. Factor Va-prothrombin association.
6. Factor Va binding to phospholipid.

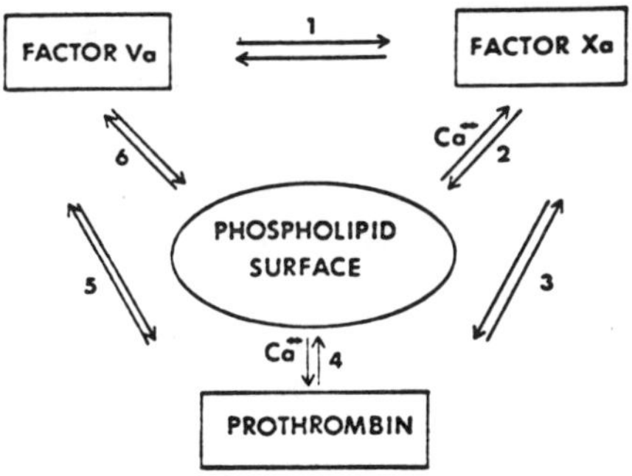

Abb.1: Prothrombinaktivierungskomplex-Interaktion der Komponenten (Suttie 1977)

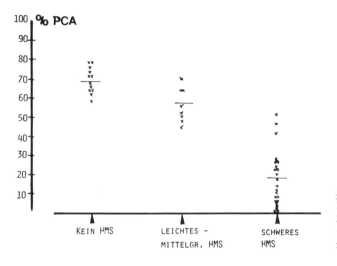

Abb. 2:
PCA-Werte bei hyalinen Membran-Syndromen unterschiedlichen Ausmaßes (n = 47)

Literatur

1. Blumenfeld, T.A., J.M. Driscoll, L.S. James: Lecithin/sphingomyelin ratios in tracheal and pharyngeal aspirates in respiratory distress syndrome. J. Pediatr. 85:403 (1974)
2. Cowett, R.M., E.J. Unsworth, D.O. Hakanson, J.R. Williams, W.Oh: Foam-stability test on gastric aspirate and the diagnosis of respiratory-distress syndrome. N. Engl. J. Med. 293:414 (1975)
3. Diedrich, K., S. Hepp, H. Welker, D. Krebs, H.O. Beutler, G. Michael: Die enzymatische Lecithin-Bestimmung im Fruchtwasser zur Beurteilung der fetalen Lungenreife.Geburtsh. Frauenheilk. 39:849 (1979)
4. Giudicelli, Y., R. Pecquery, C. Magyar, M. Lacasa, R. Nordmann: Studies on the phospholipids in tracheal aspirate from normal full term newborn infants. Comparison with amniotic fluid. Clinica Chemica 60:335 (1975)
5. Heyes, H., W. Leucht, K. Musch: Die Bedeutung der prokoagulatorischen Aktivität des Fruchtwassers für die fetale Lungenreifebestimmung. Fibrinolyse, Thrombose, Maematose: Verhandlungen des I. Kongresses für Thrombose und Blutgerinnung, 399 (1980)
6. Hobbins, J.C., W. Brock, L. Speroff, G.G. Anderson, F. and B. Caldwell: L/S ratio in predicting pulmonary maturity in utero. Obstet. Gynecol. 39:660(1972)
7. Jones, A.R., Facog, P., Sende: The newborn gastric aspirate. Obstet. Gynecol. 43:150 (1974)
8. Kanto, W.P., R.C. Borer, M. Barr, D.W. Roloff: Tracheal aspirate lecithin/spingomyelin ratios as predictors of recovery from respiratory distress syndrome. J. Pediatr. 89:612 (1976)
9. Obladen, M., L. Gluck: RDS and tracheal phospholipid composition in twins: Independent of gestational age. J Pediatr. 90:799 (1977)
10. Suttie, J.W., C.M. Jackson: Prothrombin structure, activation and biosynthesis. Physiol. Rev. 57:1 (1977)
11. Yaffe, H., A. Eldor, E. Sadovsky: Thromboplastic activity in aminotic fluid during pregnancy. Obstet. Gynecol. 50:454 (1977)

Hämoperfusion in der Intensivtherapie der Paraquat-Intoxikation

M. Bulla, B. Roth, A. Statz, T. v. Lilien, S. Okonek

Der Hämoperfusion (HP) kommt in der sekundären, systemischen Detoxikation bei akzidentellen und suizidalen Vergiftungen eine entscheidende Bedeutung zu. Intoxikierte Patienten sind vital bedroht durch primäre und sekundäre Giftwirkung. Daneben beinhaltet die HP selbst intensivmedizinisch relevante Risiken.
Am Beispiel des Verlaufs von zwei Patienten mit akzidenteller Paraquat-Intoxikation soll die HP-Behandlung dargestellt werden. Paraquat (PQA) ist ein weit verbreitetes Kontakt-Herbizid, welches bereits nach Aufnahme extrem kleiner Giftmengen zu akuten Vergiftungserscheinungen (Lungenoedem, Leber-, Nieren-Versagen) und, was besonders gefürchtet ist, nach Wochen zur Entwicklung einer irreversiblen tödlichen Lungenfibrose führt. Die intensive HP-Behandlung hat sich als einzig wirksame systemische Entgiftungsmaßnahme erwiesen (Okonek et al., 1979).

Pat. 1: 9 3/12-jähriger Junge, der einen Schluck aus einer Orangensaftflasche nahm, die eine unbekannte Flüssigkeit enthielt. Der Junge spuckte die Flüssigkeit sofort aus.
18 Stunden nach Intoxikation Aufnahme in ein auswärtiges Krankenhaus mit Erbrechen und Somnolenz. Erst am 2. Tag Identifikation des "Getränkes" als Paraquat. Verlegung in unsere Dialyseeinheit. 62 Stunden nach Intoxikation lag der PQA-Serumspiegel bei 1,2 µg/ml und damit in einem Bereich, der einen letalen Ausgang erwarten ließ. Weitere Befunde: generalisierte Krampfanfälle, Lungenoedem, Oligurie, Harnstoff 16,9 mmol/l, Kreatinin 248 µmol/l. Insgesamt wurden 4 kombinierte HP- und Hämodialyse (HD)-Behandlungen von 19 Stunden durchgeführt. Die Serum-PQA-Konzentration konnte von 1,2 µg/ml auf unter 0,2 µg/ml gesenkt werden. Allerdings blieb PQA im Urin noch für 3 Wochen in hoher Konzentration nachweisbar. Die mit dem Urin ausgeschiedene PQA-Menge blieb durch die HP weitgehend unbeeinflußt. Während der HP-Behandlung kam es trotz Antikoagulation zu einem erheblichen Abfall der Thrombozytenzahl, der Fibrinogenkonzentration und des Quick-Wertes (Abb. 1). Frischplasma und Thrombozytenkonzentrat mußten allerdings nicht gegeben werden. Nach 17 Tagen hatte sich die Nierenfunktion völlig normalisiert. Die Entwicklung einer Lungenfibrose blieb aus.
Pat. 2: 4 8/12-jähriger Junge, der sich im Spiel eine Gramoxone[R]-Verdünnung (20%ige PQA-Lösung) im Bereich des linken Oberschenkels über die Hose goß. 7 Tage nach Giftkontakt wurde uns der Patient mit einem nekrotischen Hautbezirk am linken Oberschenkel vorgestellt. Klinisch und laborchemisch keine krankhaften Befunde, jedoch mit 0,13 µg/ml sehr hohe PQA-Konzentration im Urin, die sich nur bei Patienten findet, die eine Lungenfibrose entwickeln. Im Serum war kein PQA mehr nachweisbar. Innerhalb von 10 Tagen wurden 13 kombinierte HP- und HD-Behandlungen von insgesamt 36 Stunden durchgeführt, die ohne Komplikationen vertragen wurden. Die Urin-Ausscheidung

von PQA konnte rasch unter die Nachweisgrenze gesenkt werden. Dies zeigt, daß die HP mit aktivierte Kohle in der Lage ist, PQA noch in sehr geringen Konzentrationen aus Gewebekompartimenten zu entfernen. Der Einfluß auf die Thrombozytenzahl, die Fibrinogenkonzentration und den Quick-Wert war deutlich geringer als bei Pat. 1 (Abb. 2). Die Entwicklung einer Lungenfibrose konnte verhindert werden. Im Verlauf ergab sich allerdings eine Erhöhung der Serum-Aktivität des Angiotensin-Converting-Enzyms (ACE), was auf eine Schädigung des Lungenparenchyms durch PQA hinweist (Hollinger et al., 1980). Am 50. Tag nach Intoxikation erreichte die ACE-Aktivität ihr Maximum.

Das <u>Prinzip der HP</u> (Graben, 1980) besteht darin, daß in einem extrakorporalen Kreislauf eine mit Adsorber-Material gefüllte Kartusche permanent mit Patientenblut perfundiert wird. Als Adsorber verwendeten wir in der Behandlung des ersten Patienten Amberlite XAD-4-Harz (Hämoresin^R-Kapsel, Fa. Braun, Melsungen). Beim zweiten Patienten setzten wir die bei der PQA-Vergiftung wirksamere biokompatible Aktivkohle ein (Hämosorba^R-Kapsel, Fa. Asahi, Tokio). Mit der HP gelingt es im Gegensatz zur HD, noch kleinste Giftmengen aus dem Blut durch irreversible Bindung an den Adsorber zu eliminieren. Im Gewebe, speziell in der Lunge aktiv angereichertes PQA (Rose et al., 1974) diffundiert unter wiederholter HP zurück ins Blut und wird entfernt. Zur HP müssen Gefäßzugänge gewählt werden, die einen Blutfluß zwischen 80 und 200 ml/min zulassen. Bei beiden Patienten benutzten wir die Femoralvenen veno-venös im Single-Needle-System. Entscheidend ist die Antikoagulation während der HP. Die extrakorporale Blutgerinnung in der Adsorber-Kapsel läßt sich nicht vermeiden, es kommt zur Adsorption von Heparin, Gerinnungsfaktoren und Thrombozyten. Diese Blutgerinnungsstörungen stellen den limitierenden Faktor der HP-Behandlung dar. Initial wurden zwischen 1000 und 5000 iE Heparin und während der HP zwischen 900 und 1200 iE/Std. verabreicht. Die Thrombinzeit wurde etwa auf das vierfache der Norm eingestellt. Zur Vermeidung von Wärmeverlusten des Blutes und zur Korrektur von Elektrolyt-Störungen kombinierten wir die HP stets mit einer HD. Gleichzeitig läßt sich so ein Nierenversagen behandeln.

<u>Schlußfolgerungen:</u> Durch eine intensive HP-Behandlung gelang es, zwei Patienten vor dem Schicksal einer sicher tödlichen Lungenfibrose nach PQA-Vergiftung zu bewahren.
In der Elimination sehr geringer PQA-Mengen ist die HP mit Aktivkohle besonders wirksam.
Trotz ausgiebiger Antikoagulation lassen sich extrakorporale Blutgerinnungsstörungen, welche die Anwendung der HP begrenzen, nicht vermeiden. Die Verabreichung von Frischplasma und Thrombozytenkonzentraten kann erforderlich sein.
Bei keinem der Patienten wurden weitere Nebenwirkungen der intensiven HP-Behandlung beobachtet, die eine Gefährdung beinhaltet hätten.

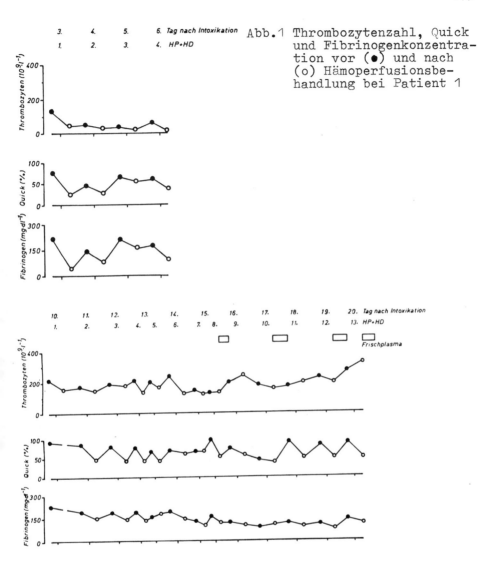

Abb. 1 Thrombozytenzahl, Quick und Fibrinogenkonzentration vor (●) und nach (o) Hämoperfusionsbehandlung bei Patient 1

Abb. 2 Thrombozytenzahl, Quick und Fibrinogenkonzentration vor (●) und nach (o) Hämoperfusionsbehandlung bei Patient 2

Literatur: GRABEN N., Bindernagel, Friedberg, 1980.
HOLLINGER M.A. et al., Amer.Rev.Resp.Dis. 121, 795, 1980.
JAROS F., Lancet 1, 275, 1978. OKONEK S. et al., Artificial Organs 3(4), 341, 1979. ROSE M.S. et al., Nature 252, 314, 1974. WIDDOP W. et al., Proc. Europ. Soc. Toxicol. 18, 156, 1977.

Nabelarterienkatheterismus und renaler Hochdruck
– Eine Nachuntersuchung –

M. Börnke und V. v. Loewenich

Über Fälle akuter renaler Hypertension als Komplikation des Nabelarterienkatheterismus wurde mehrfach berichtet (1, 4, 5, 6, 7, 9, 10). Alle diese Beschreibungen betrafen Frühkomplikationen. Über renalen Bluthochdruck als Spätkomplikation nach Nabelarterien-Katheterisierung wurde dagegen bislang nicht berichtet. Auch in der hier vorgelegten Studie konnte bei 100 ehemaligen Katheterträgern kein Fall von renalem Hochdruck nachgewiesen werden.

Methodik

100 ehemalige Patienten unserer Neugeborenen-Intensivstation aus den Jahren 1973 bis 1977 wurden im Alter von 1;1 bis 7;3 Jahren nachuntersucht. Bei allen diesen Patienten hatte der Nabelarterienkatheter mindestens 24 Stunden gelegen. Jedem Katheterträger wurde der nächste auf der Neugeborenen-Intensivstation aufgenommene Patient gleichen postmenstruellen Gestationsalters, der keinen Nabelarterienkatheter erhalten hatte, als Kontroll-Proband zugeordnet. Alle Paare bis auf eines stammten aus der gleichen Gestationswoche; bei letzterem hatte der Katheterträger ein Gestationsalter von 38 Wochen, der Kontroll-Proband eines von 40. Das Gestationsalter p. m. lag in nahezu symmetrischer Verteilung zwischen 29 und 41 Wochen (Mittelwert 35 Wochen, s = 3 Wochen). Die Liegedauer des Katheters lag in einer Verteilung mit positiver Schiefe zwischen 1 und 25 Tagen (Median 5,3 Tage). Alle Katheter wurden in sogenannter oberer Lage plaziert, d. h., die Katheterspitze lag ca. 1 cm oberhalb des Zwerchfells. Verwendet wurden ausschließlich SHERWOOD-Nabelarterienkatheter mit einer einzigen frontalen Öffnung. Kinder unter 1500 g Körpergewicht erhielten einen 3,5-F-Katheter, größere Kinder einen 5-F-Katheter. Alle Katheter dienten sowohl zur Blutentnahme als auch als Infusionsweg; der Infusionsflüssigkeit war immer 1 E Heparin/ml zugesetzt. Antibiotika wurde prophylaktisch nicht gegeben, sondern ausschließlich nach weit gestellter Indikation. Fälle akuter Hypertension im Neugeborenenalter waren nicht beobachtet worden; allerdings wurde in den genannten Jahren aus technischen Gründen nicht bei allen Patienten routinemäßig täglich Blutdruck gemessen.

Die Blutdruckmessung bei den Nachuntersuchungen erfolgte in klassischer Weise nach RIVA-ROCCI. Der diastolische Wert wurde in der Phase 4 nach KOROTKOFF, d. h. beim plötzlichen Leiserwerden des KOROTKOFF-Geräusches abgelesen.

Da die Probanden in ihrem Lebensalter um bis zu 6,2 Jahren auseinander lagen, wurden nicht die Drücke, sondern die Perzentilen zum Vergleich herangezogen. Es wurden die von der American Academy of Pediatrics herausgegebenen Kurven benutzt (2).

Bei der Erhebung der Anamnese ergab sich bei keinem der Probanden ein Hinweis auf eine Nierenerkrankung. Die zur Erkennung eventueller trophischer Störungen durchgeführten Umfangsmessungen der Beine in verschiedener Höhe ergaben keinerlei Seitenunterschiede.

Die einzelnen Daten sämtlicher Probanden können in der Inaugural-Dissertation von M. Börnke (3) nachgelesen werden.

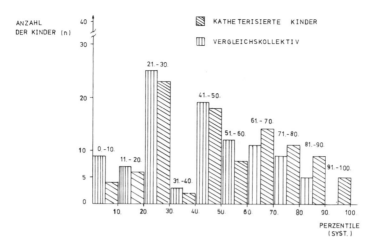

Abb. 1: Systolische Blutdruckwerte von Katheterträgern und Kontroll-Probanden, ausgedrückt in Perzentilen nach (2). Alle Probanden in der am weitesten rechts liegenden Säule hatten Druckwerte unter der 95er Perzentile.

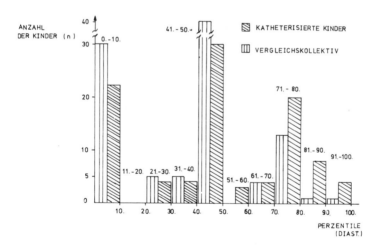

Abb. 2: Diastolische Druckwerte, dargestellt in Perzentilen, nach (2). Alle Probanden der beiden Säulen "91. bis 100. Perzentile" lagen mit ihren Druckwerten unterhalb der 95er Perzentile. Bei den Meßwerten unterhalb der 10er Perzentile handelt es sich um Kunstprodukte; hier war ein Leiserwerden der KOROTKOFF-Töne nicht festzustellen.

Ergebnisse:

Abbildungen 1 und 2 zeigen getrennt für Katheterträger und Kontroll-Probanden die systolischen bzw. diastolischen Drücke, altersunabhängig dargestellt in Form von Perzentilen (2). Kein Kind hatte einen systolischen Druck oberhalb der 95er Perzentile. Mithin ließ sich kein Fall von Bluthochdruck identifizieren. Allerdings lagen 11 ehemalige Katheterträger gegenüber 3 Kontroll-Probanden mit ihren systolischen Drücken auf oder über der 90er Perzentile. Dieser Unterschied ist statistisch signifikant ($p = 0,049$; exakter FISHER-Test). Auch die Verteilung der Druckperzentilen für Katheterträger und für Kontrollen unterschieden sich signifikant: p unter $0,04$ für die systolischen Drücke, p unter 0.02 für die diastolischen Drücke (WILCOXON-MANN-WHITNEY-Test zweiseitig): Es fanden sich mehr ehemalige Katheterträger in den oberen Perzentilenbereichen als Kontroll-Probanden.

Diskussion:

Weder bei 100 ehemaligen Katheterträgern noch bei 100 gepaarten Kontrollen ließ sich ein Fall von renalem Hochdruck identifizieren. Da auch sonst in der Literatur keine Hinweise auf renalen Hochdruck als Spätkomplikation des Nabelarterienkatheterismus gefunden werden konnten, darf mit Vorsicht geschlossen werden, daß eine renale Hypertonie als Folge des Nabelarterienkatheterismus nur akut auftritt.
Die Sorge, durch einen Aortenkatheter, der bis über die Abgangsstelle der Nierenarterien hinausreicht, würde das Entstehen einer renalen Hypertonie begünstigt, läßt sich nach unseren Ergebnissen nicht untermauern. Wir haben die sogenannte untere Katheterlage, bei der die Katheterspitze in Höhe des 4. bis 5. Lendenwirbelkörpers, d. h. in der Gegend der Aortenbifurkation liegt, nie gewählt. Wir gingen von der Überlegung aus, daß bei dieser tiefen Position der vasale Verteilungsraum für Infusionsflüssigkeiten erheblich kleiner ist als bei der oberen Katheterlage. 2 Arbeitsgruppen (8, 11) legten Ergebnisse vor, nach denen die untere Katheterlage eher komplikationsträchtiger zu sein scheint als die obere.

Nicht erklären können wir, warum die Blutdruckwerte von ehemaligen Katheterträgern häufiger im oberen Normbereich lagen als die von Kontroll-Patienten. Hoch normale Werte ließen sich in keinem einzigen Fall mit dem Gestationsalter, dem Gewicht des Kindes, der Liegedauer des Katheters oder irgendwelchen Komplikationen in Beziehung setzen.

Zusammenfassung:

Bei 100 ehemaligen Trägern eines Nabelarterienkatheters und 100 gepaarten Kontroll-Probanden konnte kein Fall von renaler Hypertension im Alter von 1; bis 7;3 Jahren nachgewiesen werden. Signifikant mehr ehemalige Katheterträger als Kontrollen zeigten Blutdruckwerte im oberen Normbereich. Hierfür ist eine Erklärung nicht möglich.

Literatur

1. BAUER, S.B., S.M. FELDMANN, S.S. GELLIS und A.B. RETIK:
   Neonatal hypertension. A complication from umbilical artery catheterization.
   N. Engl. J. Med. 293 (1975) 1032

2. BLUMENTHAL, S., R.P. EPPS, R. HEAVENRICH, R.M. LAUER, E. LIEBERMANN, B. MIKRIN, S.C. MITCHEL, V.B. NAITO, D. O'HARE, W. Mc.FATE SMITH, R.C. TARAZI und D. UPSON:
   Report of the Task Force an blood pressure control in children.
   Pediatrics (Suppl.) 59 (1977) 797

3. BÖRNKE, M.:
   Nabelarterienkatheterismus und renaler Hochdruck
   - Eine Nachuntersuchung-
   Inaugural-Dissertation, Frankfurt am Main (1982)

4. COCHRAN, W.D., H.T. DAVIS und C.A. SMITH:
   Advantages and complications of umbilical artery catheterization in the newborn
   Pediatrics 42 (1968) 769

5. COOK, G.T., V.W. MARSHALL und J.E. TODD:
   Malignant renovascular hypertension in a newborn.
   J. Urol. 96 (1966) 863

6. CORAN, A.G. und S.R. SCHUSTER:
   Renovascular hypertension in childhood.
   Surgery 64 (1968) 672

7. FORD, K.T., S.K. TEPLICK und R.E. CLARK:
   Renal artery embolism causing neonatal hypertension.
   A complication of umbilical artery catheterization.
   Radiology 113 (1974) 169

8. MOKROHISHY, S.T., R.L. LEVINE, J.D. BLUMENHAGEN, R.L. WESENBERG und M.A. SIMMONS:
   Low positioning of umbilical artery catheters increases associated complications in newborn infants.
   N. Engl. J. Med. 299 (1978) 561

9. PLUMER, L.B., G.W. KAPLAN und S.A. MENDOZA:
   Hypertension in infants- a complication of umbilical arterial catheterization.
   J. Pediat. 89 (1976) 802

10. REIMOLD, E.W.:
    Acute sudden hypertension in the newborn period (abstract).
    Kidney int. 10 (1976) 535

11. WESSTROEM, G., D. FINNSTROEM und G. STENPORT:
    Umbilical artery catheterization in newborn. I. Thrombosis in relation to catheter type and position.
    Acta paediat. scand. 68 (1979) 575

Wertigkeit der Bestimmung der herzspezifischen Kreatinphosphokinase (CK-MB) zur Erfassung von Myokardkontusionen bei Kindern mit Schädelhirntrauma und Polytrauma

H.Stopfkuchen, G.Salzmann, D.Schranz, B.-K.Jüngst, P.Emmrich

Einleitung:
Die Häufigkeit von Herzverletzungen im Zusammenhang mit einem isolierten stumpfen Thoraxtrauma wird in der Literatur mit 1-76 % angegeben. Diese extremen Schwankungen sind insbesondere auf die methodischen Schwierigkeiten zum Nachweis einer Herzkontusion zurückzuführen. Da jedoch der Herzkontusion zunehmend eine prognostische Bedeutung bei Thoraxverletzungen beigemessen wird, wurde in jüngster Zeit nach neuen zuverlässigen diagnostischen Verfahren gesucht. Große Bedeutung kommt dabei der Bestimmung des myokardspezifischen Isoenzyms der Kreatinphosphokinase (CK), der CK-MB als Hinweis für eine zelluläre Schädigung zu. Zahlreiche Untersuchungen belegen einen engen Zusammenhang zwischen dem Nachweis der CK-MB im Serum und einer traumatischen myokardialen Schädigung.

Fragestellung:
Kommt der Bestimmung der CK-MB auch eine Bedeutung zu bei der Erfassung von Myokardkontusionen bei Kindern mit Schädelhirntrauma (SHT) und Polytrauma (PT)?

Methode:
Bei 71 Kindern (26 Mädchen und 45 Knaben) mit isoliertem SHT oder mit SHT und PT (siehe Abb.1) wurden an den ersten drei Tagen nach dem Trauma eine Bestimmung der Gesamt-CK und des Isoenzyms CK-MB im Serum vorgenommen. Die Bestimmung der CK-MB mittels des Immuninhibitionstestes. Als Normalwerte gelten für die CK-Werte unter 70 IU, für die CK-MB unter 10 IU. Eine Erhöhung der CK-MB liegt dann vor, wenn der Absolutwert über 10 IU liegt und/oder wenn die CK-MB mehr als 6 % der Gesamt-CK ausmacht.
Bei 66 Kindern wurden ebenfalls an den ersten drei Tagen nach dem Trauma Elektrokardiogramme (Extremitäten- und Brustwandableitungen) abgeleitet.

Ergebnisse:
Wie Abb. 2 zu entnehmen ist, ist der prozentuale Anteil der CK-MB-Werte von über 6 % aber auch von über 10 % der Gesamt-CK bei den Kindern mit SHT ohne Thoraxtrauma gleich hoch wie bei den mit SHT und zusätzlichem Thoraxtrauma. Ähnliches gilt für die Häufigkeit des Auftretens von relevanten EKG-Veränderungen (Rhythmusstörungen; Erregungsrückbildungsstörungen; Infarktbilder), wobei diese jedoch insgesamt seltener registriert wurden als Erhöhungen der CK-MB. Zwischen der Höhe der CK-MB-Werte (über oder unter 6 % der Gesamt-CK) und dem Auftreten von relevanten EKG-Veränderungen läßt sich kein Zusammenhang nachweisen (siehe Abb.3).

Schlußfolgerung:
Die CK-MB-Bestimmung eignet sich demnach nicht zur Erfassung einer Myokardkontusion bei Kindern mit SHT und Polytrauma.

Spekulation:
Der Nachweis von CK-MB nach isoliertem SHT könnte methodisch bedingt sein: mit der angewandten Bestimmungsmethode wird nämlich auch die CK-BB erfaßt. Andererseits wäre es aber denkbar, daß es im Rahmen eines SHT auch zu myokardialen Läsionen kommt.

		PATIENTENGUT		
Gruppe	Trauma	Anzahl d. Patienten	Alter der Patienten in Jahren	Glasgow Coma Score (Mittelwert)
I a	Isoliertes Schädel-Hirn-Trauma	30	0,95–14,8 Mittel 8,6	8,3
I b	Schädel-Hirn-Trauma mit Polytrauma ohne Thoraxtrauma	11	1,80–16,2 Mittel 9,2	5,6
I a + I b		41	0,95–16,2 Mittel 8,8	7,6
II	Schädel-Hirn-Trauma mit Polytrauma einschließlich Thoraxtrauma	30	0,13–14,6 Mittel 8,1	7,2
I + II		71	0,13–16,2 Mittel 7,9	7,3

Abb. 1: Patientengut

Gruppe	Trauma	Anzahl d. Patienten	Anzahl der Patienten mit CK-MB > 6 %		Anzahl der Patienten mit CK-MB > 10 %		Anzahl der Patienten mit abgeleitetem EKG	Relevante EKG-Veränderungen	
			n	in %	n	in %		n	in %
I a	Isoliertes Schädel-Hirn-Trauma	30	17	56,7	10	33,3	24	2	8,3
I b	Schädel-Hirn-Trauma mit Polytrauma ohne Thoraxtrauma	11	3	27,3	0	0	11	4	36,4
I a + I b		41	20	48,8	10	24,4	35	6	17,1
II	Schädel-Hirn-Trauma mit Polytrauma einschließlich Thoraxtrauma	30	14	46,7	8	26,7	21	6	28,5
I + II		71	34	48,0	18	25,0	56	12	21,4

Abb. 2: Anzahl der Patienten mit CK-MB-Erhöhung über 6 % bzw. über 10 % der Gesamt-CK und Anzahl der Patienten mit relevanten EKG-Veränderungen in den einzelnen Untersuchungsgruppen.

BEZIEHUNG ZWISCHEN CK-MB-SPIEGELN UND EKG-VERÄNDERUNGEN		
	CK-MB < 6 %	CK-MB > 6 %
Unauffälliges EKG	24	20
Relevante EKG-Veränderungen	5	7

Abb. 3: Beziehung zwischen CK-MB-Spiegeln (prozentualer Anteil der Gesamt-CK) und EKG-Veränderungen.
Relevante EKG-Veränderungen sind Rhythmusstörungen und Erregungsrückbildungsstörungen.

Literatur:

1. Cane, R.D. and N. Buchanan (1978)
   The Electrocardiographic and Clinical Diagnosis of Myocardial Contusion.
   Intensive Care Med 4: 99-102
2. Hackl, J.M., B.Haid, B.Puschendorf, F.Dienstl und E.Dworzak (1978)
   Differentialdiagnose von Skelettmuskeln und Herzmuskeltrauma bei polytraumatischen Verletzungen durch Bestimmung der herzspezifischen Kreatinphosphokinase (CKMB)
   Wien Klin Wochenschr 90: 595-598
3. McLeod, A.A., G.Neil-Dwyer, C.H.Meyer, P.L.Richardson, J.Cruickshank, and J.Bartlett (1982)
   Cardiac Sequelae of Acute Head Injury.
   Br Heart J 47: 221-226

Konjunktivale Po$_2$-Messungen

Harald Schachinger und Dagwin Seiler

Seit etwa 10 Jahren gehört die nicht-invasive, transcutane Messung des Po$_2$ zur Standardmethode in der Diagnostik kranker Neugeborener. Als nicht belastende Überwachungsmethode ist dies ein wesentlicher Schritt zur patientengerechten, humaneren Medizin. Erst durch diese kontinuierliche Meßmethode konnten die physiologischen und pathologischen Schwankungen des Po$_2$ ausreichend gut erfaßt werden (3, 5).

Ohne diese bewährte Methode zu schmälern, findet man bei sehr kranken, kreislaufzentralisierten Patienten sowie bei solchen mit empfindlicher Haut, besonders bei kleinen Frühgeborenen, häufig nach längeren Messungen Verbrennungen 1. bis 2. Grades, auch wenn die Elektrodentemperatur auf 44°C heruntergeschaltet wurde und die Lage der Elektrode ein- bis zweistündlich gewechselt wurde (1, 2). Bei schwerstkranken Patienten ist auch häufig die Übereinstimmung von transcutan zu arteriell gemessenen Werten unzureichend (7).

Um bei diesen Kindern nicht vermehrt arteriell zu punktieren oder zentrale Katheter legen zu müssen, wurde versucht, Po$_2$-Messungen an Körperregionen vorzunehmen, an denen die Oberfläche so dünn ist, daß zur ausreichenden Diffusion keine zusätzliche, durch Hyperthermie bedingte Hyperämie notwendig ist. Dies ist an der Konjunktiva möglich aufgrund der dünnen und gut vascularisierten Schleimhaut.

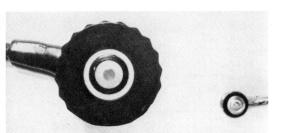

Abbildung 1:
Größenvergleich zwischen einer handelsüblichen transcutan messenden Po$_2$-Elektrode (Firma Dräger) und der eigenen 4 x 4 mm messenden Po$_2$-Elektrode (rechts).

Dazu wurde die herkömmliche Huch'sche tcPo$_2$-Elektrode weiterhin verkleinert. 1981 berichteten wir über erste Erfahrungen mit einer kleineren 5 x 6 mm messenden Elektrode an der Konjunktiva (6). Die jetzt vorgestellte neue Elektrode ist 4 x 4 mm groß (s. Abb. 1). Möglich wurde diese Verkleinerung durch die Verwendung eines neuen Heizdrahtes, der bei gleichem Durchmesser und 25 Ohm jetzt nicht mehr 100 cm, sondern nur noch 19 cm lang ist. Der Elektrolytraum wurde teilweise in den Anodenring verlegt (s. Abb. 2). Mit dieser Elektrode kann mit einer Kerntemperatur von 37° bis 45°C gemessen werden. An der Konjunktiva dürfen jedoch nur 37°C angewandt werden. Die Elektrode stellt für das Auge einen Fremdkörper dar; es reagiert mit erhöhter Tränensekretion. Auch sind Abwehrreaktionen des Patienten möglich. Da schwerstkranke, somnolente Patienten oft einen fehlenden Konjunktivalreflex haben, läßt sich diese Methode gerade bei diesen Fällen gut anwenden. Mit einer Temperatur von 37°C kam es bei keinem Kind zu einer thermischen Schleimhautreizung. Ohne Heizung war die Elektrode sehr träge und zeigte keine verläßlichen Werte an.

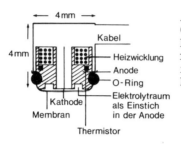

Abbildung 2:
Querschnitt durch die Mini-Elektrode. In den Anodenring wurde eine Vertiefung für die Elektrolytflüssigkeit eingefräst.

Unter dem Oberlid ist auch beim Neugeborenen genügend Platz für diese Minielektrode. Sie wird so eingeführt, daß die Membran auf der Sclera beziehungsweise der Conjunctiva bulbi im Bereich des Fornix conjunctivae superior liegt. Dies steht im Gegensatz zu früher beschriebenen Meßversuchen von Kwan und Fatt (4). Die Schleimhaut ist hier dünner als an der Conjunctiva palpebrae. Die Mini-Elektrode wird lediglich durch den Druck des Oberlides festgehalten.

Mit dieser Überwachungsmethodik läßt sich verfahren wie mit der üblichen transcutanen Technik. So können der Hyperoxietest ebenso durchgeführt werden wie Langzeitüberwachungen (s. Abb. 3).

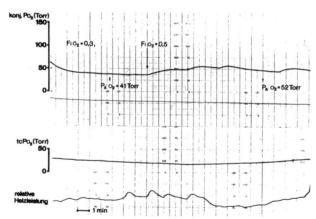

Abbildung 3:
Ausschnitt aus einer Langzeitregistrierung bei einem 3600 g schweren Neugeborenen mit starker Anpassungsstörung und Zeichen einer intrauterinen Infektion. Hier zeigten die transcutanen Messungen bei dem noch zentralisierten Kind zu tiefe Werte an.

Die Abbildung 4 zeigt den Unterschied zwischen den transcutanen und konjunktivalen Messungen im Vergleich zu den arteriellen Werten. Zusammen mit der größeren konjunktivalen Elektrode läßt sich feststellen, daß bei normalen Po_2-Werten die Übereinstimmung von arteriellen, transcutanen und konjunktivalen Werten gut ist. Bei niedrigen Po_2-Werten, z.B. wenn der Patient im Schock ist, stimmen die konjunktivalen Werte besser mit den arteriellen überein als die transcutanen.

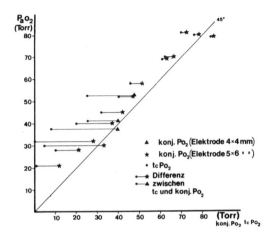

Abbildung 4:
Beziehung zwischen transcutanem, konjunktivalem und arteriellem Po_2. Für konj. Po_2/P_aO_2 gilt:
$y=3,69+1,01x$, $r=0,99$, $n=17$.
Für $tcPo_2/P_aO_2$ gilt:
$y=26,66+6,69x$, $r=0,97$, $n=16$.

Die konjunktivale Po_2-Messung wird die elegante und in keiner Weise den Patienten belastende transcutane Po_2-Messung nicht ersetzen. Sie wird eine Ausnahme bleiben und soll lediglich eine Alternative bei der Po_2-Überwachung von somnolenten und zentralisierten Patienten sein, wenn eine Gefahr für hypertherme Hautreaktionen besteht und wenn eine große Diskrepanz zwischen transcutanen und arteriellen Werten vorhanden oder zu erwarten ist.

Die konjunktivale Po_2-Methode hat auch Kehrseiten. Einmal sind es die Abwehrreaktionen der Patienten. Zum anderen macht die prophylaktische Gabe von Salben und Augentropfen auf die Bindehaut des Auges die Po_2-Messung hier unmöglich, wenn z.B. zwischen der Elektrode und der Schleimhaut sich eine Fettschicht gebildet hat.

Literatur:
1. Boyle, R.J., W. Oh: Erythema following transcutaneous Po_2 monitoring. Pediatrics 65 (1980), 333
2. Golden, St.M.: Skin craters - a complication of transcutaneous oxygen monitoring. Pediatrics 67 (1981), 514
3. Huch, R., A. Huch, M. Albani, M. Gabriel, F.J. Schulte, H. Wolf, G. Rupprath, P. Emmrich, U. Stechele, G. Duc, H. Bucher: Transcutaneous Po_2 monitoring in routine management of infants and children with cardiorespiratory problems. ediatrics 57 (1976), 681
4. Kwan, M., J. Fatt: A non-invasive method of continuous arterial oxygen tension estimation from measured palpebral conjunctival oxygen tension. Anesthesiology, 35 (1971), 309
5. Peabody, J.L., G.A. Gregory, M.M. Willis, W.H. Tooley: The Huch transcutaneous Po_2 electrode in sick infants. 5th European Congress of Perinatal Medicine, Uppsala, Sweden, June 1976, p 9
6. Schachinger, H., D. Seiler: First experiences with transconjuctival Po_2 measurement. Vortrag auf dem 2. Internationalen Symposium über "Continuous Transcutaneous Blood Gas Monitoring, 14. - 16. Oktober 1981, Zürich
7. Versmold, H.T., D. Onken, F. Höpner, and K.P. Riegel: Transcutaneous monitoring of Po_2 in the sick newborn. In: Intensive care in the newborn, 269, L. Stern, B. Friis-Hansen, P. Kilchberg (Eds.), Massen-Publicity, USA, Inc., New York 1976.

Sachverzeichnis

A
Aktivität, prokoagulatorische, Hypopharynxsekret 168
Albumin, Liquor cerebrospinalis 147
Alpha2-Makroglobulin, Liquor cerebrospinalis 147
Aminosäurengemisch, enterale Ernährung 28
AntithrombinIII-Kinetik 100
Atemnotsyndrom, Atemphysiologie 81
- IMV-Beatmung 68
- LFV 65
- Letalität 62
- Schnelldiagnose 168
- prokoagulatorische Aktivität 168
Atemphysiologie, Atemnotsyndrom 81
- Frühgeborene 81
- Neugeborene 81

B
Beatmung, maschinelle, Atelektasen 63
- - CO-Monitor 77
- - Compliance 81
- - Ductus arteriosus 63
- - Frühgeborene 62
- - HFPPV s. HFPPV
- - IMV-Beatmung s. IMV-Beatmung
- - Komplikationen 62
- - LFV s. LFV
- - Letalität 62
- - Lungenblutung 63
- - Mekoniumaspiration 62
- - Methodik 62
- - Neugeborene 62
- - Pneumomediastinum 62,84
- - Pneumoperikard 62,84
- - Pneumoperitoneum 84
- - Pneumothorax 62,84
- - Resistance 81
- - Verteilungsstörung 81
- - Zusatztherapie 62
- - Zwerchfellhernie 58,71,75
- - akute Komplikationen, Beatmungsdauer 84
- - - - Geburtsgewicht 84
- - - - Gestationsalter 84
- - - - inspiratorischer Spitzendruck 86
- - bronchopulmonale Dysplasie 63,88,92
- - extraalveoläre Luft 84
- - funktioneller Totraum 83
- - interstitielles Emphysem 62,84
- - intrakranielle Blutung 63
Behinderung, geistige, Frühgeborene 137
Bewegungsstörung, zerebrale, Frühgeborene 137
Bifidusflora, 15N-Einbaurate 33
- Harnstoffverwertung 33
Blutung, subarachnoidale s. Blutung, intrakranielle
- intrakranielle, Asphyxie 135
- - Komputertomographie 134

- - EEG 134
- - Frühgeborene, Apgar 130
- - - Aufnahmetemperatur 131
- - - Beatmung 131
- - - Geburtsgewicht 130
- - - Gestationsalter 130
- - - Letalität 131
- - - Pneumothorax 131
- - statomotorische Entwicklung 131
- - Gestationsalter 135
- - Hydrozephalus 63
- - Nachuntersuchung 134
- - maschinelle Beatmung 63
- - statomotorische Entwicklung 134
- intraventrikuläre 130
- subependymale 130
Blutzucker 21

C
CO_2-Monitore, Genauigkeit 77
Chlamydien-Antigen, Gegenstromimmunelektrophorese 157
- Pneumonie 157
Cholestase, intrahepatische, Hyperpigmentierung 14
- - Hypoglykämie 14
- - Kortisolmangel 14
- - Steroid-Therapie 14

D
Diarrhoe, Elementardiät 252
Dopamin, renale Wirkung 126
Druck, intratrachealer, HFPPV 51
Ductus arteriosus, IMV-Beatmung 69
- - Ligatur 66
- - Spontanverschluß 66
- - bronchopulmonale Dysplasie 90
- - maschinelle Beatmung 63
- - medikamentöser Verschluß 66
- - Indometacin, Nebenwirkung 112
- - Indometacin 108
- - pharmakologische Therapie 108,111
Dysplasie, bronchopulmonale, Atemphysiologie 81
- - Beatmungsdauer 88
- - Beatmungsfrequenz 90
- - Ductus arteriosus 90,94
- - Geburtsgewicht 88
- - HFPPV 55,58
- - IMV-Beatmung 69
- - Krämpfe 94
- - LFV 65
- - Langzeitbeatmung 92
- - PEEP 90
- - Pneumothorax 94
- - Prophylaxe 76
- - Rachitis 94
- - Sauerstoff 91
- - Therapie zu Hause, Elterntraining 95
- - - - - Geräte 95

- - Therapiekonzept 92
- - Vitamin E 76
- - hypertrophe/obstruktive Kardiomyopathie 117
- - inspiratorischer Spitzendruck 90
- - interstitielles Emphysem 90

E
EEG Neugeborene, intrakranielle Blutung,
    Komputertomographie 134
- - - - prognostischer Wert 135
- dissoziierter Hirntod 141
EKG, Myokardkontusion 178
Elementardiät 25,28
Emphysem, interstitielles 62,65,68,84,90
Enterokolitis, nekrotisierende 36
Entwicklung, neurologische, Frühgeborene 77
- - - Beatmungsdauer 79
- - Gestationsalter 139
Epidemiologie, Rotavirus-Infektion 152
Ernährung, enterale, Aminosäurengemisch 28
- - Elementardiät 25,28
- - native Muttermilch, Enteritis 37
- - - - Enterokolitis 37
- - - - Infektionen 37
- - - - Meningitis 37
- - - - Sepsis 37
Ernährung, parenterale, Fettemulsionen 2
- - Triglyzeride i.S. 2
- - cholestatischer Ikterus 10
- - freie Fettsäuren i.S. 2

F
Fettemulsionen, Verwertung 7
- cholestatischer Ikterus 10
- eutrophe Frühgeborene 2
- hypotrophe Frühgeborene 2
- parenterale Ernährung 2
Fettsäuren, freie, Sepsis 4
Fettsäuren, freie i.S. 2,21
Fibrinolyse-Therapie 104
Fibrinspaltprodukte 102
Fibroplasie, retrolentale 63,163
Frühgeborene, Atemphysiologie 81
- Liquorproteine 147
- Mehrfachbehinderung 137
- Mortalität 55,59,62,65,138
- Rachitis 94
- Retardierung 137
- Retinopathie 162
- geistige Behinderung 137
- intrakranielle Blutung, statomotorische Entwicklung 131
- maschinelle Beatmung, akute Komplikationen 84
- neurologische Entwicklung 137
- zerebrale Bewegungsstörung 137
- sehr unreife, HFPPV 59

G
Gefäßverschluß, Fibrinolyse-Therapie 104
Gegenstromimmunelektrophorese, Chlamydien-Antigen 157
Glukagon i.S. 21

H
HFPPV=High Frequency Positive Pressure Ventilation
- Frühgeborene, Mortalität 55
- - Nachuntersuchung 55
- - Pneumothorax 55
- - bronchopulmonale Dysplasie 55
- Hemmung der Spontanatmung 50
- Inspirationszeit 51
- Mortalität 60
- Phrenikusaktivität, pCO_2-Niveau 51
- Phrenikusaktivität 50
- Pneumothorax 60
- Vagusaktivität 64
- Zwerchfellhernie 58,75
- bronchopulmonale Dysplasie 60
- funktionelle Residualkapazität 50
- intrapleuraler Druck 51
- sehr unreife Frühgeborene, Mortalität 59

Hämoperfusion, Paraquat-Intoxikation 171
Hirntod, dissoziierter, Angiographie 141
- - Komputertomographie 141
- - Diagnostik 141
- - EEG 141
- - zerebrale Sequenzszintigraphie 141
Hochdruck, Therapie, Natrium-Nitroprussid 123
- renaler, Nabelarterienkatheterismus 174
Hydrops fetalis 145
Hydrozephalus, intrakranielle Blutung 63
Hyperviskosität, Diabetes mell. 165
- Polyglobulie 165
- intrauterine Asphyxie 165
- nekrotisierende Enterokolitis 165
IMV-Beatmung, Ductus arteriosus 69
- Lungenblutung 69
- Pneumothorax 68
- bronchopulmonale Dysplasie 69
- interstitielles Emphysem 68

I
Ikterus, cholestatischer 10,14
Immunglobuline, Liquor cerebrospinalis 147
Indometacin, Dosierung 108
- Halbwertzeit 109
- Nebenwirkung 112
- Nierenfunktion 112
- Nierenversagen 112
- Pharmakokinetik 108
- Proteinurie 115
- Serumelektrolyte 114
Infektion, cholestatischer Ikterus 10
- bakterielle, Komplikation, Leberabszeß 155
Infektionen, Ernährung mit nativer Muttermilch 37
Insulin i.S. 21

K
Kardiomyopathie, hypertrophe/obstruktive, EKG 117
- - Echokardiogramm 117
- - Herzkatheterbefunde 117
- - bronchopulmonale Dysplasie 117
Komputertomographie, Neugeborene, intrakranielle Blutung 134
- dissoziierter Hirntod 141
Kortisol i.S. 21
Kreatinphosphokinase-MB, Myokardkontusion 178
Kurzdarm-Syndrom, Elementardiät 25

L
LFV (Low Frequency Ventilation) 65
- Atemnotsyndrom, Beatmungsdauer 65
- - Ductus arteriosus 65
- - Letalität 65
- - Pneumothorax 65
- - bronchopulmonale Dysplasie 65
- - interstitielles Emphysem 65
Leberabszeß, Frühgeborene 155
Liquorproteine 147
Liquor cerebrospinalis, Albumin 147
- - Alpha2-Makroglobulin 147
- - Immunglobuline 147
- - Zellzahl 147
Luft, extralveoläre, maschinelle Beatmung 84
Lungenblutung, IMV-Beatmung 63,69

M
Mehrfachbehinderung, Frühgeborene 137
Mekoniumaspiration, maschinelle Beatmung 62
Membransyndrom s. Atemnotsyndrom
Meningitis, Ernährung mit nativer Muttermilch 37
Morbus haemolyticus neonatorum, intrauterine
    Transfusion, Prognose 144
Muskelrelaxantien, Nebenwirkung 120
- persistierende fetale Zirkulation 120
Muttermilch, Frühgeburt, Eiweiß 42
- - Fett 44
- - Kalorien 44
- - Laktose 44
- Gesamtkeimzahl 39
- Laktokult 39
- bakteriologische Schnelltestung 39
- koliforme Keime 39
- native, Keimzahl 37
Myokardkontusion, EKG 178
- Kreatinphosphokinase-MB 178

N
Nabelarterienkatheterismus, Nachuntersuchung, Blutdruck 175
- renaler Hochdruck 174
Narkose, Stoffwechselregulation s. Operation
Natrium-Nitroprussid, Zyanid-Intoxikation 123
Neugeborene, Atemphysiologie 81
- Liquorproteine 147
- Rotavirus-Infektion 152

- maschinelle Beatmung, akute Komplikationen 84
Nierenversagen, Indometacin 112

O
Operation, Blutzucker 21
- Glukagon i.S. 21
- Insulin i.S. 21
- Kortisol i.S. 21
- Stoffwechselregulation 21
- Triglyzeride i.S. 21
- freie Fettsäuren i.S. 21

P
paO_2, Korrelation zu transkutaner und konjuktivaler Messung 183
Paraquat-Intoxikation, Hämoperfusion 171
Phrenikusaktivität, HFPPV 50
Pneumomediastinum, maschinelle Beatmung 62,84
Pneumonie, Chlamydien-Antigen 157
Pneumoperikard, maschinelle Beatmung 62,84
Pneumoperitoneum, maschinelle Beatmung 84
Pneumothorax, Frühgeborene, intrakranielle Blutung 131
- IMV-Beatmung 68
- maschinelle Beatmung 62,84
pO_2-Messung, konjunktivale 181
Polytrauma, EKG 178
- Myokardkontusion, Kreatinphosphokinase 178
Prostaglandine, Ausscheidung Urin 111

R
Rachitis, bronchopulmonale Dysplasie 94
Residualkapazität, funktionelle, HFPPV 50
Resistance, maschinelle Beatmung 81
Retardierung, Frühgeborene 137
Retinopathie, Frühgeborene 162
Rotavirus, Mekonium 153
Rotavirus-Infektion, Epidemiologie 152
- Neugeborene, Isoliermaßnahmen 154

S
Sauerstoff, bronchopulmonale Dysplasie 91
Schädelhirntrauma, CK-MB 178
- EKG 178
- Gesamt-CK 178
Schocklunge, Atemphysiologie 81
Sepsis, Ernährung mit nativer Muttermilch 37
- Triglyzeride i.S. 4
- cholestatischer Ikterus 10
- freie Fettsäuren i.S. 4
Sequenzszintigraphie, zerebrale 141
Spitzendruck, inspiratorischer, bronchopulmonale Dysplasie 90
Spontanatmung, Hemmung, HFPPV 50
Streptokinase-Therapie 104

T
$tcpO_2$-Elektrode, konjunktivale Messung 181
Totraum, funktioneller, maschinelle Beatmung 140

Transfusion, intrauterine, Morbus haemolyticus neonatorum 144
Triglyzeride i.S. 2,21
- Sepsis 4
13C-Triolein-Atemtest 7

U
Urikult, Muttermilch 39

V
Vagusaktivität, HFPPV 50
Verbrauchskoagulopathie, AntithrombinIII-Kinetik 100
- Diagnostik 100
- Fibrinspaltprodukte 102
- Therapie 102
- Thrombozytopenie 101
Vitamin E, bronchopulmonale Dysplasie 76

W
Wasserverlust, transepidermaler 174
- - Gestationsalter 17
- - postnatales Alter 17
- - eutrophe Frühgeborene 17
- - hypotrophe Frühgeborene 17

Z
Zirkulation, persistierende fetale 120
Zwerchfellhernie, HFPPV 58,71
- maschinelle Beatmung 58,71